Die Haus-Apotheke

Franziska von Au

Die Haus-Apotheke

Bewährte Naturheilmittel zur Selbstbehandlung

Bassermann

Inhalt

Vorwort

Großmütter haben meist viel erlebt und viel erfahren. Sie haben in ihrem Leben viel gelernt und wissen sich auf Grund ihrer reichhaltigen Erfahrung in (fast) jeder Lage selbst zu helfen. In früheren Zeiten konnte man nicht immer und überall auf fremde Hilfe hoffen, wenn man einmal Beschwerden hatte, denn einen Besuch beim Doktor oder beim Bader, der im dörflichen Leben meist auch die Funktion des Arztes innehatte, konnte sich »in der guten alten Zeit« nicht jeder leisten. Deshalb musste man sich selbst helfen können: bei kleineren Verletzungen genauso wie bei ernsthafteren Krankheiten, bei Unpässlichkeiten ebenso wie beim Zipperlein, das manchen jedes Jahr aufs Neue plagte.

Man kurierte sich selbst – mit Mitteln aus der Natur, die schon seit vielen Generationen überliefert worden waren. Das Wissen um die Kraft der Pflanzen, um die Wirkung der Heilkräuter und Gewürze lag meist in der Hand der Frauen: Sie waren es ja, die Haus und Hof hüteten, die in der Küche mit Gewürzen und Kräutern hantierten und deren geheimnisvolle Rezepte oft seit Jahrhunderten, manchmal schon seit Jahrtausenden bis auf den heutigen Tag weitergegeben worden waren.
Nicht nur wir selbst entdecken in der heutigen Zeit, dass unsere Vorfahren doch eine ganze Menge an Wissen hatten; auch die »seriöse« Wissenschaft erkennt seit etlichen Jahren, dass manches Hausmittel besser, schneller und vor allem schonender auf den menschlichen Körper wirkt als eine »chemische Keule« der Pharmaindustrie.

Nicht alle Hausmittel unserer Groß- und Urgroßeltern überstehen zwar eine Untersuchung im Labor. Doch selbst wenn die Wirkung eines Rezepts aus Großmutters Tagen einer gründlichen wissenschaftlichen Überprüfung nicht standhält, was macht's, wenn es trotzdem hilft? Es mag ja auch die Einbildung eine Rolle bei der Heilung mancher Krankheiten spielen. Doch je weiter die Wissenschaft fortschreitet, desto öfter müssen die Forscher zugeben: Es ist durchaus etwas dran an der überraschenden Wirksamkeit alter, überlieferter Hausmittel!

Bewährtes hat sich nämlich schon immer erhalten, untaugliche Rezepte dagegen gerieten schnell wieder in Vergessenheit. Sie, liebe Leserin, lieber Leser, werden ganz einfache Heilmittel entdecken, die Sie sich ohne größere Zutaten aus den Gewürzen in Ihrer Küche »brauen« können. Für manches Rezept müssen Sie vielleicht in die Apotheke oder ins Reformhaus gehen, um sich die nötigen Ingredienzien zu beschaffen. Wenn Sie Freude an der

Natur haben, machen Sie sich vielleicht die Mühe und sammeln sich künftig so manches Kraut oder Gewürz selbst oder pflanzen es im Garten oder auf dem Balkon an.

Im ersten Kapitel wird beschrieben, wie Hausmittel bei innerlicher und äußerlicher Anwendung wirken und helfen können. Im zweiten Kapitel finden Sie über 130 Heil- und Gewürzpflanzen aufgelistet; wenn sie recht einfach selbst zu ziehen sind, habe ich das jeweils im »Pflanzensteckbrief« vermerkt. Wenn Sie selbst alte Hausmittel herstellen wollen, müssen Sie Bescheid wissen, wie man Heilkräuter und Gewürze richtig sammelt, trocknet, aufbewahrt und anwendet. Alles Wissenswerte dazu finden Sie im dritten Kapitel dieses Buches. Im vierten Kapitel habe ich Krankheiten und Beschwerden von A bis Z aufgelistet – und dazu jeweils die Naturheilmittel aus alten Rezeptschätzen, die die Beschwerden lindern oder gar heilen können.

Bitte bedenken Sie in jedem Falle, dass Hausmittel bei einer langwierigen oder schweren Krankheit den Arzt nicht zu ersetzen vermögen. Aber wenn Sie einen guten Hausarzt haben, wird er in den allermeisten Fällen Ihr Bestreben unterstützen, den Körper mit möglichst natürlichen Mitteln zu kurieren. Beachten Sie bitte auch ganz genau die vorschriftsmäßige Anwendung jedes Heilmittels, halten Sie sich immer an die Dosierungsvorschriften. Ein Zuviel der richtigen Heilpflanze oder ihre falsche Anwendung kann nämlich durchaus schädliche Wirkungen hervorrufen.

In diesem Buch gibt es einen wichtigen Anhang: die Körper- und Schönheitspflege. Vielen Beschwerden können Sie nämlich genau damit frühzeitig vorbeugen. Deshalb beschäftigen sich die Kapitel 5 und 6 weniger mit Krankheiten und Beschwerden als mit altbewährten Schönheitsmitteln. Ich stelle Ihnen darin die wichtigsten Pflanzenwirkstoffe vor, zeige Ihnen, wie man so manches Körperpflege- und Schönheitsmittel selbst herstellen kann und wie man sie dann anwendet.

Altbewährtes und Überliefertes, Hausmittel und traditionelle Heilpflanzen haben nichts mit der Modeerscheinung »Nostalgie« zu tun. Die Rückbesinnung auf die »gute alte Zeit«, in der man mit einfachen Mitteln Krankheiten und Beschwerden linderte, in der man mit Methoden aus der Natur Körperpflege betrieb und Schönheitsmittel herstellte, ist vielmehr ein Abwenden von unserer allzu technisierten, schnelllebigen Zeit mit all ihren negativen Auswüchsen. Vielleicht ist es auch ein Rückbesinnen und Wiederentdecken der Natur, unseres Körpers und seiner Selbstheilungskräfte, die man mit einfachsten Mitteln unterstützen kann. Dazu möchte dieses Buch ein Anreiz sein, dazu möchte es Hilfestellung geben.

Wie Hausmittel helfen können

So wirken Heilpflanzen und Gewürze

Früher hat man sich nur auf die Wirkung von Hausmitteln verlassen, ohne lange darüber nachzudenken, worauf diese Wirkung von Heil- und Gewürzpflanzen eigentlich beruht. Man wusste nur: Bestimmte Pflanzen lindern und heilen bestimmte Krankheiten und Beschwerden. Man wusste dies aus Überlieferungen und aus der praktischen Erfahrung. Heute dagegen müssen wir uns nicht mehr nur mit alten Überlieferungen abgeben, heute wissen wir genau, warum Heilpflanzen so wertvolle Arzneimittel sind.

Die moderne Wissenschaft hat uns dabei geholfen: Die Inhaltsstoffe jeder einzelnen Pflanze wurden analysiert und auf ihre Wirkung hin überprüft. Dabei sind in den vergangenen Jahrzehnten unendlich viele Stoffe entdeckt worden: wirksame und weniger wirksame, Stoffe, bei denen man große Mengen benötigt und manchmal nur winzige Spuren.

Nach und nach konnte man genau feststellen, welche Pflanzen für die Gesundheit des Menschen heilsam, welche eher ungeeignet als Arzneimittel sind. Doch nicht allein die Menge der Wirkstoffe ist entscheidend, ob man eine Pflanze zur Heilung einsetzt: Die ganze Pflanze ist dafür wichtig, nicht nur die einzelnen Inhaltsstoffe.

Wirkstoffe der Heilpflanzen nennt man alle jene Stoffe, die eine Pflanze während ihres gesamten Wachstums in sich bildet und speichert. Nicht alle benötigt man für die Heilung und Linderung von Beschwerden und Krankheiten; solche indifferenten Stoffe sind jedoch trotzdem wichtig – sie steuern oftmals die Wirksamkeit des Heilmittels in der Pflanze. Manchmal beschleunigen sie die Aufnahme des Wirkstoffs im menschlichen Körper, manchmal verlangsamen sie diese auch.

Bitterstoffe kommen in vielen Heilpflanzen vor. Sie regen besonders die Magensaftresektion an und haben darüber hinaus auch noch eine allgemein kräftigende Wirkung.

Als ätherische Öle bezeichnet man pflanzliche Inhaltsstoffe, die leicht flüchtig sind, die man jedoch in Wasser kaum oder nur wenig lösen kann. Ätherische Öle riechen meist sehr stark, überwiegend jedoch angenehm. Ätherische Öle kommen praktisch in jeder Pflanze vor – nicht immer jedoch gebraucht man sie zur Heilung.

Gerbstoffe nennt man solche Pflanzeninhaltsstoffe, die Eiweißstoffe der Haut und der Schleimhaut binden können. Sie überführen diese in widerstandsfähige, unlösliche Stoffe – und genau darauf beruht auch ihre Heilwirkung, denn sie entziehen so den Bakterien, die sich auf Haut oder Schleimhaut befinden, den Nährboden. Heilpflanzen mit Gerbstoffen verwendet man oft als Gurgelmittel, als Umschlag und als Arznei gegen Durchfälle. Auch für Badezusätze werden sie genommen. Manche dieser Heilpflanzen reizen den Magen, deshalb bereitet man aus ihnen einen Tee auf kaltem Weg, um den Magen nicht unnötig zu beanspruchen.

Kieselsäure nehmen manche Pflanzen über den Boden auf. Der menschliche Körper braucht Kieselsäure vor allem im Bindegewebe, in Haut, Haar und Nägeln.

Schleim nennt man in der Pflanzenkunde die kohlehydrathaltigen Stoffe, die unter dem Zusatz von Wasser aufquellen und eine Faden ziehende Flüssigkeit bilden. Schleim kommt in vielen Pflanzen vor, doch meist nur in sehr geringen Mengen, die man kaum nutzen kann. Er beeinflusst die Wirkung anderer pflanzlicher Wirkstoffe und mildert bestimmte Reizungen: Vor allem bei Entzündungen der Schleimhäute verwendet man Heilpflanzen, die Schleim enthalten (bei Husten z. B. Eibisch).

Vitamine, Mineralstoffe, Spurenelemente finden sich ebenfalls in allen Pflanzen. Sie sind für den menschlichen Körper unentbehrlich. Mit ihnen kann er Bindegewebe, Knochen und Zähne genauso aufbauen wie Zellstrukturen, körpereigene Enzyme und Hormone. Wasser- und fettlösliche Vitamine, Mineralstoffe wie Kalium, Kalzium und Magnesium sowie Spurenelemente wie Eisen, Jod und Zink sorgen auch dafür, den Stoffwechsel zu aktivieren, Organe funktionsfähig zu erhalten und den Wasserhaushalt zu beeinflussen.

Wenn man mit Heilpflanzen umgehen lernt, so wie unsere Vorfahren das über viele Generationen hinweg taten, so merkt man schnell, dass die heilenden Wirkstoffe in der Pflanze nicht gleichmäßig verteilt sind. Es gibt Pflanzen, bei denen man sie vor allem in den Blättern und Blüten findet; bei anderen sammelt man Samen und Früchte, bei manchen schält man die Rinde oder gräbt Wurzeln aus, um an die heilenden Wirkstoffe zu kommen. Auch kommt es darauf an, wo die Pflanze steht, zu welcher Jahreszeit man sie »erntet« und wie man sie trocknet.
Wenn man nicht selbst sammelt, ist man jedoch mit den Heilpflanzen aus der

Apotheke gut bedient, denn das sind immer gut vorbereitete Arzneipflanzen, die in der Regel richtig getrocknet und gelagert wurden. Sie haben deshalb ihre Wirkstoffe nur in äußerst geringem Maße verloren.

Die Zubereitung von Kräutertees

Die meisten Hausmittel nimmt man in Form von Tees zu sich. Das klingt ganz harmlos, doch auch Kräutertees sind – und das darf man nie vergessen – ein Medikament. Sie entfalten nur dann die bestmögliche Wirkung, wenn man sie gezielt anwendet und richtig dosiert. Auch wie man den Tee zubereitet, ist von entscheidender Bedeutung. Wichtig ist

- die verwendete Menge (an den Rezepturen sollte man auf keinen Fall etwas verändern!)
- die Wassertemperatur (man kann Tees mit kaltem, warmem, heißem oder kochendem Wasser übergießen)
- die Dauer des Ziehens (ob nur einige Minuten oder mehrere Stunden)
- die Art des Teetrinkens (ob heiß oder kalt, ob warm, ob schluckweise, ob über den Tag verteilt).

All das ist entscheidend für die Heilwirkung des Kräutertees. Sie sollten sich genau an die Rezepte halten, wenn Sie einen guten Erfolg bei Heilung und Linderung von Krankheiten und Beschwerden erzielen wollen. Kräutertees bekommen Sie in der Apotheke und im Reformhaus. Wenn Sie selbst Ihre Mischungen zusammenstellen wollen, so probieren Sie bitte nicht herum, sondern halten Sie sich ebenfalls genau an die Angaben der Rezepturen im vierten Kapitel. Wichtig für die Heilwirkung ist außerdem, ob Sie einen Tee ungesüßt oder gesüßt trinken. Halten Sie sich bitte auch hier an die Angaben. Erst wenn alles zusammen richtig stimmt, kann ein Kräutertee seine gesamte Heilwirkung entfalten.

Kräutertees: innerlich und äußerlich

Kräutertees für die innerliche Anwendung

werden in den meisten Fällen so zubereitet:

- Zwei gehäufte Teelöffel (Einzeltee oder Teemischung) in einem ausreichend großen Gefäß mit einem Viertelliter siedendem Wasser übergießen
- zugedeckt zehn Minuten ziehen lassen
- durch ein Sieb abseihen.

Man trinkt normalerweise zwei bis drei Tassen schluckweise und nicht allzu warm zwischen den Mahlzeiten. Man kann den Tee normalerweise mit Honig (nicht mit Zucker oder Süßstoff!) süßen.

▶ **Achtung:** *Wenn Sie Diabetiker sind, dürfen Sie Ihren Tee nicht süßen.*

Kräutertees für die äußerliche Anwendung

Ungemischte Tees, also Tees von nur einer Pflanzenart, wendet man äußerlich an für

Ansteigende Fußbäder

Sie sind ein wichtiges Mittel, um beginnende Erkältungskrankheiten abzuwehren, da sie entspannend auf die Bronchien wirken. Ansteigende Fußbäder erwärmen den ganzen Körper und sorgen für eine bessere Durchblutung. In eine hohe Fußwanne gibt man zur Teemischung heißes Wasser (zunächst etwa 37 °C), dessen Temperatur man nun langsam steigert (solange es für den Patienten problemlos erträglich ist). Nach etwa zehn bis 15 Minuten beendet man das Fußbad, trocknet die Füße gründlich ab und zieht sich warme Socken an.

▶ **Achtung:** *Ansteigende heiße Fußbäder sind für all jene Patienten verboten, die kranke Venen haben oder unter Herz- und Kreislaufstörungen leiden. Auf jeden Fall den Arzt befragen!*

Augenwaschungen

Sie sind gut zur Behandlung von Entzündungen geeignet. Dafür nimmt man (selbstverständlich ungesüßten) Kräutertee: Man wäscht die Augen mit einem Wattebausch (oder einem Mull-Läppchen) aus, das man vorher in Tee getränkt hat. Jedes Auge wird etwa drei Minuten lang behandelt. Man sollte darauf achten, immer von außen nach innen, also von der Schläfe zur Nase hin zu waschen. Für Augenspülungen kann man in der Apotheke eine Augenbadewanne kaufen. Dafür sollte der Kräutertee allerdings unbedingt gefiltert werden. Die gefilterte Flüssigkeit sollte man noch ein zweites Mal kurz aufkochen, um eine Infizierung der Augen durch eventuell noch vorhandene Keime komplett auszuschließen.

Dampfbäder

Sie dienen der Förderung der Durchblutung. Dabei lässt man die Dämpfe auf die Haut wirken. Steigen (nach kurzer Zeit schon) keine Dämpfe mehr auf, muss man den Kräuteransatz noch einmal erhitzen. Die gesamte Dauer eines Dampfbades sollte fünf bis zehn Minuten betragen.

Gurgellösungen und Mundspülungen

Sie hemmen Entzündungen im Mund-Rachen-Raum. Dafür verwendet man – natürlich ungesüßten – Kräutertee. Man muss darauf achten, dass man lange genug gurgelt: mindestens eine Minute lang. Mundspülungen sollte man fünf Minuten lang machen.

Inhalationen

Sie wirken beruhigend auf die Bronchien und lindern den Hustenreiz zu Beginn einer Erkältungskrankheit. Dafür braucht man eine kleine Handvoll

Teekräuter. Man gibt sie in einen Topf und übergießt sie mit einem halben bis einem Liter siedendem Wasser. Bei der Inhalation beugt man nun den Kopf über den Topf, deckt ein Tuch darüber und atmet die Kräuterdämpfe langsam durch Nase und Mund ein. Danach sollte man sich Ruhe gönnen und sich keinesfalls kalter Luft aussetzen.

Kräutersäckchen

helfen dabei, Geschwüre zu erweichen, sie zum Reifen zu bringen oder sie zu zerteilen. Die Wärme eines Kräutersäckchens wirkt außerdem schmerzlindernd. Man sollte es deshalb sehr warm oder sogar heiß auflegen (ganz wie der Patient es verträgt). Die Teemischung wird für das Kräutersäckchen in einen Leinenbeutel gefüllt, der etwa zehn Minuten in kochendem Wasser liegen muss. Danach sollte man es einfach nur abtropfen und abkühlen lassen und auf die erkrankte Stelle legen.

Teilbäder

sind meist bei verletzten Gliedmaßen anzuwenden. Die Herstellung ist einfach: Man bereitet einen Tee (35 bis 40 Grad Celsius) und badet darin die erkrankten Körperteile (etwa zehn Minuten lang). Für einen Liter Bad rechnet man einen Esslöffel Tee oder Teemischung. Diese übergießt man mit kaltem Wasser, kocht das Ganze auf und lässt es zehn Minuten ziehen. Danach sollte man es abseihen und auf die angegebene Temperatur abkühlen lassen.

Umschläge

Feuchte Verbände oder Wundumschläge macht man mit einem Wattebausch oder Mulltupfer. Man tränkt ihn mit dem Kräutertee, drückt ihn leicht aus und legt ihn auf die zu behandelnde Stelle. Der Wundumschlag sollte mehrere Stunden aufliegen, der feuchte Verband lediglich so lange, bis er trocken ist. Man kann ihn allerdings mehrmals mit Tee nachfeuchten.

Vollbäder

Bei Temperaturen zwischen 35 und 38 Grad Celsius badet man etwa zehn Minuten. Danach sollte man Bettruhe pflegen, weil dies die heilende Wirkung des Kräuter-Vollbades verstärkt. In der Apotheke oder Drogerie bekommt man medizinische Badeextrakte auf pflanzlicher Basis.

Waschungen

empfehlen sich vor allem bei Hautunreinheiten. Man taucht ein sauberes Tuch (oder Mull-Läppchen) in lauwarmen Kräutertee und wäscht dann die Hautstellen mit kreisenden Bewegungen. Will man Krusten aus Blut, Sekreten oder Eiter entfernen, drückt man zunächst ein mit Tee getränktes Mull-Läppchen auf die verkrusteten Stellen (so heiß wie es der Patient nur verträgt). Erst etwa nach zehn Minuten beginnt man dann mit der Waschung. Die Krusten sind in dieser Zeit normalerweise aufgeweicht und lassen sich schmerzlos abwaschen.

Andere Hausmittel

Innerlich angewendet werden

Ätherische Öle

In der Apotheke oder im Reformhaus kann man ätherische Öle kaufen. Dabei sind die Höhe der Dosis und ihre Anwendungsdauer angegeben.

Geiste

Darunter versteht man die Auflösung ätherischer Öle in Weingeist. Das bekannteste Beispiel dafür ist der Melissen- oder Karmelitergeist, der als probates Hausmittel zum Einreiben und gegen Verdauungsbeschwerden wohl jedem bekannt ist. Geiste erhält man in Apotheke, Reformhaus und Drogerie. Auch hier sind die Höhe der Dosis sowie ihre Anwendungsdauer immer angegeben.

▶ **Achtung:** *In Geisten ist immer Alkohol enthalten! Sollten Sie unter entsprechenden Unverträglichkeiten leiden, bleiben diese Mittel tabu. Prinzipiell heißt es hier bei der Dosierung vorsichtig sein!*

Homöopathische Hausmittel

sind ebenfalls in der Apotheke zu bekommen. Man kann sie als Streukügelchen (Globuli) oder in Tropfenform erhalten.

▶ **Achtung:** *In homöopathischen Tropfen ist Alkohol enthalten!*

Säfte

Es lohnt sich meist nicht, selbst Säfte aus Heilpflanzen herzustellen. Man kauft sie besser im Reformhaus, in der Drogerie und selbstverständlich auch in der Apotheke. Frische Fruchtsäfte dagegen kann man leicht selbst zubereiten: Ein Haushaltsentsafter (ob elektrisch oder »von Hand«) ist dabei hilfreich.

▶ **Achtung:** *Gesüßte Fruchtsäfte sind für Diabetiker verboten!*

Tropfen und Tinkturen

Einzeln oder gemischt sind diese beiden Darreichungsformen in der Apotheke erhältlich. Auch hier gilt: Die Höhe der Dosis und die Anwendungsdauer sind jeweils angegeben.

▶ **Achtung:** *In Tropfen und Tinkturen ist immer Alkohol enthalten!*

Äußerlich angewendet werden neben Tees und Teemischungen auch noch andere pflanzliche Heilmittel. Dazu gehören

Ätherische Öle

Sie eignen sich – äußerlich angewendet – für Dampfbäder, für Einreibungen und für Inhalationen (ausgenommen sind Säuglinge und Kinder unter fünf Jahren). Ätherische Öle bekommt man in der Apotheke und im Reformhaus. Die Zubereitung der äußerlichen Anwendung, die Höhe der Dosierung und auch die Anwendungsdauer sind immer angegeben.

▶ **Achtung:** *Auf ätherische Öle bekommt man manchmal eine Allergie mit Hautjucken. In diesem Fall muss das Öl sofort abgesetzt werden!*

Badeextrakte und Badeöle

Man kann aus Heilpflanzen beides herstellen. Badeextrakte wie auch Badeöle eignen sich für alle Arten von Bädern: für Voll-, Teil- und Sitzbäder. Man bekommt sie im Reformhaus oder in der Apotheke, man kann sie aber auch problemlos selbst zubereiten. Genaue Rezepturen finden Sie in Kapitel 4. Auch hier gilt: Genau auf Dosierung, Badetemperatur und Dauer der Anwendung achten.

Emulsionen und Salben

sind besonders gut für Einreibungen und Auflagen geeignet. Salben und Emulsionen bekommt man in der Apotheke und im Reformhaus. Es lohnt sich kaum, sie selbst herzustellen.

Fluide, Geiste und Spiritus

sind alkoholische Lösungen, die verschiedenartige Wirkstoffe beinhalten. Man verwendet sie für Einreibungen, Auflagen und Umschläge. Fluide, Geiste und Spiritus bekommt man in der Apotheke, im Reformhaus und in der Drogerie. Die Zubereitung, die Höhe der Dosis sowie die Anwendungsdauer sind hier ebenfalls genau vorgeschrieben.

Packungen, Umschläge und Wickel

sind ein beliebtes und bewährtes Heilmittel. Wer kennt nicht Großmutters probaten kalten Wadenwickel gegen Fieber oder den kalten Halswickel gegen Husten und Heiserkeit.

Unser Körper hat normalerweise eine Temperatur von etwas 36 Grad Celsius. Umschläge und Wickel, die mit Wasser gemacht werden, sollten etwa zehn bis 15 Grad Celsius darunter liegen und haben deshalb die direkte Einwirkung auf die feinen Kapillargefäße und damit das Blut, das den entsprechenden Körperteil durchströmt. Durch diese Kühlung der Hautoberfläche erreicht man einen Kältereiz – und damit wird die Durchblutung der Haut gesteigert.

Mit der Haut erwärmen sich auch die für den Umschlag oder Wickel verwendeten Tücher – es entsteht eine feuchte Stauwärme. Dabei werden Krankheitserreger und die Fremdstoffe, von denen der Körper sich zu befreien versucht, durch den Einfluss der feuchten Wärme gelockert und aufgelöst. Durch die Hautporen dringen sie nach außen. Manchmal kann man dann feststellen, dass Wickel beim Abnehmen einen starken Geruch ausströmen oder dass das Waschwasser der Tücher trüb wird. Vor allem Umschläge für einzelne Körperteile werden in kalter oder kühlender Form verwendet.

Anregende Umschläge macht man folgendermaßen:

- Das Tuch zwei-, vier- oder sechsfach zusammenfalten.
- In kühles (16 bis 22 Grad Celsius) Wasser eintauchen.
- Gut auswringen.
- Auf den zu behandelnden Körperteil legen.
- Diesen dann mit einem Wolltuch umhüllen.
- Liegen lassen, bis der Wickel trocken geworden ist.

Kühlende Umschläge werden so angelegt:

- Das Tuch vier- bis achtmal zusammenfalten, damit genügend Wasser gespeichert werden kann.
- Das Tuch in kaltes Wasser (also unter 16 Grad Celsius) legen.
- Das Tuch nicht auswringen, sondern
- nassfeucht auflegen.
- Nicht abdecken.
- Ein kalter Wickel sollte möglichst oft erneuert werden.

Kühlende Umschläge verwendet man z. B. gegen Nasenbluten. Dabei wird die kalt-nasse Auflage in die Nackengegend gelegt.

Armpackungen

Man macht sie bei akuten Krankheiten, z. B. der Lunge, des Brust- und Rippenfells, der Atmungsorgane. Es muss immer auch das Handgelenk mit eingewickelt werden. Die Armpackung wird in der üblichen Form durchgeführt: zunächst ein feuchtes Tuch, dann ein trockenes, zuletzt ein Wollwickel. Die Armpackung sollte man alle halbe Stunde wechseln.

Beinpackungen

wirken ableitend und werden bei chronischen Leiden (Blutandrang im Kopf, Kopfschmerzen, Schwindel, Hals- und Lungenbeschwerden, Gicht- und rheumatische Beschwerden, Blutstauungen in den Beinen) eingesetzt.

Beinpackungen sollte man mit einer Wassertemperatur von 18 bis 20 Grad Celsius durchführen. Das ganze Bein wird bis zur Mitte des Oberschenkels eingepackt, die Füße jedoch nicht. Zuerst kommt die feuchte, dann die trockene Unterlage und dann die Wollumhüllung. Man muss darauf achten, dass immer beide Beine eingepackt werden müssen – auch dann, wenn nur ein Bein erkrankt ist.

Fußpackungen

werden bei Gehörstörungen und bei Augen- und Kopfschmerzen (die auf Blutmangel im Gehirn zurückzuführen sind) angelegt. Man nimmt zur Fußpackung am besten baumwollene nasse Socken, die man mehr oder weniger auswringt, dann anzieht und darüber noch ein oder zwei weitere Paar wollene Strümpfe zieht. Fußpackungen legt man am besten während der Nacht an. Man kann sie (wenn sie nicht vorher lästig werden) bis zum nächsten Morgen tragen.

Fußwickel

Ungesunde Ablagerungen, besonders im Bereich der Beine, werden durch den Fußwickel ausgeleitet. Sie sollen auch bei Beingeschwüren helfen. Fußwickel kann man kalt oder warm anlegen. Dabei wird ein serviettengroßes Tuch ein- bis zweimal um den Fuß bis zur Höhe des Knöchels gewickelt. Das Tuch sollte sehr feucht sein, jedoch nicht tropfen. Anschließend wird es mit einem wollenen Tuch umhüllt und gut abgedeckt. Fußwickel werden ein bis zwei Stunden am Fuß gelassen.

Halswickel

verordnet man bei Husten und Heiserkeit, bei entzündeten Mandeln sowie Rachen- und Kehlkopfaffektionen. Für Halswickel faltet man ein Tuch zwei-, vier- oder sechsmal und taucht es in Wasser von 19 bis 22 Grad Celsius. Das ausgewrungene Tuch wird um den Hals gelegt, ein trockenes Tuch kommt darüber sowie ein Wollschal.

Handpackungen

haben einen erregenden oder beruhigenden Einfluss und wirken sich besonders auf die Durchblutung aus. Man kann die Handpackung mit der Fußpackung vergleichen. Sie wird ebenfalls warm oder kalt angelegt. Bei einer kalten Packung sollte es jedoch Voraussetzung sein, dass die Hände warm sind. Sind sie dagegen kalt, wird man immer eine warme Packung anlegen. Auch bei der Handpackung gilt: Immer werden beide Hände eingewickelt, niemals nur eine Seite.

Kopfwickel

sind besonders bei Kopfschmerzen, bei Migräne, bei allen Zuständen, die auf eine krankhafte Verengung der Blutgefäße zurückzuführen sind, ein leider sehr in Vergessenheit geratenes Hausmittel. Die Kopfpackung sollte mit einer Wassertemperatur von 18 bis 20 Grad Celsius durchgeführt werden. Vor dem Schlafengehen legt man ein nasses, gut ausgewrungenes Handtuch auf Stirn und Kopf und wickelt einen dicken, wollenen Turban darüber. Die Kopfpackung bleibt bis zum nächsten Morgen angelegt.

Schulter- und Brustpackung

hilft speziell bei Affektionen der inneren Brustorgane (Lunge, Luftröhre, Bronchien). Zur Schulterpackung wird ein langes, nicht zu nasses Handtuch wie ein Schal von den Schultern und über der Brust über Kreuz gelegt. Dann legt man die Brustpackung (18 bis 20 Grad Celsius Wassertemperatur) an. Die Schalenden des Schulterwickels reichen dabei unter den Brustwickel. Es gilt die übliche Regel: feuchter Unterwickel, trockener Leibwickel und Wollabdeckung. Bei dieser Packung sind Bettruhe und gute Zudecke besonders wichtig. Nach etwa einer Stunde kann man den Schulter- und Brustwickel abnehmen, sollte aber noch mindestens eine Stunde Bettruhe folgen lassen.

Wadenwickel

Er hilft als altbewährtes Hausmittel ganz besonders gut bei fieberhaften Zuständen und dient zur Ableitung von übermäßigem Fieber. Beim Wadenwickel wird nur die Wade vom Knöchel bis zum Knie eingepackt, Knie und Fuß bleiben somit frei. Das Wasser für den Wickel sollte 18 bis 20 Grad Celsius haben. Beim Wadenwickel ist es besonders wichtig, dass die Füße warm bleiben, deshalb sollte man in Pantoffel schlüpfen, warme Socken anziehen oder eine Wärmflasche unter die Füße legen. Besonders gut hilft ein Wadenwickel, wenn er zusammen mit einer Leib-, Brust- oder Halspackung – und dann über Nacht – gemacht wird.

▶ **Achtung:** *Fieberstillende Wickel und Packungen sollte man nicht unbedingt mit sehr kaltem Wasser anlegen. Bei fieberhaften Schüben und einer zu kalten Ganzpackung etwa kann es zu erheblichen Kreislaufbeschwerden kommen. Je höher das Fieber ist, je empfindlicher und erregter der Patient ist, desto höher sollte das Wasser temperiert sein.*

Spezielle Wickel

Man kann Wickel natürlich nicht nur mit Wasser machen, sondern dafür bestimmte Pflanzen und Produkte verwenden, die wir aus der Küche gut kennen und die unsere Großmütter als ganz natürliche, leicht verfügbare Heilmittel ansahen:

Die Kartoffelpackung wandte man gegen entzündete Hautstellen, schlecht heilende Wunden, Gelenkrheumatismus, Geschwülste und Quetschungen an. Je nach Größe des zu behandelnden Gebietes nimmt man bis zu einem halben Pfund gewaschene und geschälte mehlig kochende Kartoffeln, kocht sie weich und rührt sie danach mit der Hand, nicht mir dem Pürierstab, da sie sonst verkleistern, zu einem dicken Brei. Diesen Brei streicht man auf eine Leinen- oder Mullunterlage und legt sie dann so heiß wie nur möglich auf die kranke Körperstelle. Anschließend sollte man die behandelte Hautpartie gut mit Johannisöl abreiben und abdecken.

Den Kohlwickel setzte man überall dort ein, wo die Durchblutung gestört ist: bei schlecht durchbluteten Beinen, bei Geschwüren, bei rheumatischen Gelenkerkrankungen, aber auch bei Schmerzen im Bereich der Lendenwirbelsäule (Hexenschuss). Verwenden kann man für den Kohlwickel alle Kohlarten, besonders gut ist jedoch der Weißkohl. Die dicken Blätter werden vom Kohlkopf abgebrochen und gewaschen. Man entfernt die harten Rippen und walzt das Blatt mit einer Nudelrolle suppig (ohne dass jedoch seine Struktur zerstört wird). Diese feuchten Blätter legt man dann jeweils auf Gelenke, Beine, Brust, Bauch oder Schulter oder auf die Lendenwirbelsäule und fixiert sie mit einem Verband. Am besten macht man Kohlwickel abends vor dem Zubettgehen und belässt sie über Nacht am Körper.

Den Leinsamenumschlag verwendet man bei Entzündungen aller Art, bei Furunkeln, Eiterherden und zur Schmerzstillung. Man gibt gemahlenen Leinsamen in einen Beutel aus Gaze, der groß genug ist, um die entzündete Fläche komplett zu bedecken. Den Stoffsack lässt man aufkochen. Dann legt man ihn so heiß wie möglich auf die betreffende Stelle, bis er abgekühlt ist. Danach wird er entfernt, die Stelle wird aber weiterhin warm gehalten.

Der Heublumenwickel kommt bei Entzündungen, Muskelverspannungen und Hexenschuss, aber auch bei rheumatischen Erkrankungen, Gelenkbeschwerden und Gicht zu Anwendung. Heublumen sind eine Mixtur aus diversen Gräsern mit einem hohen Gehalt an ätherischen Ölen (siehe Seite 39). Diese werden in einen Leinenbeutel eingefüllt und mit Wasser aufgekocht. Dann lässt man sie zehn Minuten ziehen, drückt den Leinenbeutel aus, legt ihn sehr warm auf die schmerzende Körperstelle und deckt diese mit einem trockenen Wolltuch gut ab. Nach der Anwendung ist es ratsam, sich auszuruhen, da der Heublumenwickel sehr müde machen kann.

Der Milchwickel stammt aus Russland; er soll bei Entzündungen der Gallenblase helfen. Ein Tuch (groß genug, um den Raum zwischen Brustbein und rechter Körperhälfte zu überdecken) wird in frische, kalte Milch getaucht. Es soll gut feucht sein, aber nicht tropfen. Dieses Tuch wird dann so auf den rechten Rippenbogen gelegt, dass dieser etwa zwei Zentimeter überlappt wird. Der Milchwickel wird erneuert, wenn er warm geworden ist.

Der Senfwickel wurde bei Bronchialkatarrh, bei Erkältungskrankheiten, Lungenentzündungen und Lungenstauungen, bei Kreislaufstörungen oder Atemnot verwendet. Er wird auf Rücken oder Brust aufgelegt. Man nimmt gemahlene Senfkörner, rührt sie mit lauwarmem Wasser an. Diesen Brei streicht man direkt auf die Haut und deckt dann mit einem Handtuch und dieses wiederum mit einem Wolltuch ab. Der Wickel bleibt so lange auf der Haut, bis eine leichte Rötung entsteht (etwa fünf bis zehn Minuten).

▶ **Achtung:** *Empfindliche Menschen können von einem Senfwickel Blasen bekommen. Auf jeden Fall die Haut nach dem Wickel mit kaltem Wasser abwaschen. Danach sofort warme Kleidung anziehen oder gut abdecken. Man kann dem Senfwickel auf ein Drittel Leinsamenmehl beifügen, dann wirkt er nicht so stark.*

Der Quarkwickel ist ein altbewährtes Hausmittel bei Hautreizungen durch Sonnenbrand, Allergien oder Ausschläge. Er kühlt, lindert das Brennen sowie den Juckreiz und bringt die Rötung der Haut rasch zum Abklingen. Außerdem pflegt er die gereizten Hautpartien durch die Eiweißstoffe und Fette im Quark. Man trägt den Quark dick auf die betroffene Stelle auf und deckt sie mit einem leicht angefeuchteten Tuch ab. Um den Kühleffekt zu erzielen, wird kein trockenes Wolltuch darüber gelegt. Die Anwendung sollte 20 bis 30 Minuten dauern, wobei die Quarkauflage gewechselt werden sollte, wenn der Wickel warm geworden ist. Statt Quark kann auch Buttermilch oder Joghurt verwendet werden, dann muss die Auflage allerdings öfter gewechselt werden, da die kühlende Wirkung schneller nachlässt.

Der Zwiebelwickel wurde bei allen entzündlichen Zuständen (außer Nierenentzündungen und Zuckerkrankheit) eingesetzt. Er soll auch gegen Bronchialkatarrh, chronischen Husten, Lungenentzündung, Blasenentzündungen, Ohrenentzündungen sowie Stirnhöhlen- und Nasennebenhöhlenkatarrhen helfen. Für diesen Wickel schneidet man frische Zwiebeln in dünne Scheiben und legt sie in ein Säckchen aus porösem Stoff (z. B. Gaze). Über einem Wasserbad wird es stark erhitzt; das Säckchen sollte aber nicht mit Wasser in Berührung kommen. Das erhitzte Zwiebelsäckchen legt man sofort auf die entzündete Stelle und deckt sie mit einem Wolltuch gut ab. Damit es nicht verrutscht, sollte man es gut fixieren. Zwiebelwickel wirken besonders gut, wenn man erst im Anfangsstadium einer Krankheit ist, denn sie ziehen Giftstoffe aus dem Körper heraus. Der Zwiebelwickel wird etwa 15 bis 20 Minuten angelegt. Wenn die Zwiebeln kalt sind, wird er abgenommen.

Altbewährte Heilpflanzen von A bis Z

Unsere Großmütter haben die meisten Gewürze und Kräuter selbst angebaut, gesammelt und geerntet, die sie für ihre heilenden Säfte und Tees und sonstige Hausmittel benötigten. Sie können heute vieles davon in der Apotheke, in der Drogerie oder im Reformhaus kaufen. Doch Sie sollten die Pflanzen und ihre Wirkung trotzdem genau kennen. Deshalb finden Sie in diesem Kapitel mehr als 130 Pflanzen von A bis Z aufgelistet, beschrieben und erklärt. Wenn sie einen Balkon oder Garten Ihr eigen nennen, können sie so manches selbst anbauen und sich dann nicht nur an der heilenden Wirkung, sondern auch an der Blüte und dem Wachstum der Pflanze erfreuen.

Ackerschachtelhalm (Equisetum arvense)

wird auch Zinnkraut genannt, denn man kann das Sommerkraut sehr gut zum Putzen von Zinn verwenden.

Der Ackerschachtelhalm ist eine mehrjährige Pflanze ohne Blüten mit unterirdischen, schwarzen Wurzeln, die einen Frühlings- und einen Sommertrieb ausbilden. Die unfruchtbaren Sommertriebe ergeben den Schachtelhalm- oder Zinnkraut-Tee.

Die grünen Stängel werden im Sommer geerntet (Mai bis September) und an einem schattigen, luftigen Platz getrocknet, dann zu Tee geschnitten.

Man kann Schachtelhalm selbst im Garten anbauen: Ackerboden, eventuell etwas mit Lehm durchsetzt, reicht der Pflanze gut aus.

Schachtelhalm ist schon seit der Antike bekannt. »Hippuris« wurde er in Griechenland genannt, nach dem Aussehen der unfruchtbaren Triebe, die einem Pferdeschwanz gleichen. Schon um 50 v. Chr. berichtet Dioskorides, dass Schachtelhalm ein beliebtes harntreibendes und blutstillendes Mittel sei. Später hat Pfarrer Kneipp dies bestätigt, und noch heute gilt die Pflanze in der Volksmedizin als blutstillendes Mittel, aber auch als »Blutreinigungsmittel« für Frühjahrs- und Herbstkuren. Schachtelhalm-Tee soll außerdem zur Behandlung von rheumatischen Erkrankungen wie Gicht, als Husten- und Asthmamittel, gegen Wasserstauungen, bei Hautunreinheiten, brüchigen Fingernägeln und Haarschäden helfen.

Wissenschaftlich gilt folgende Empfehlung: Schachtelhalm-Tee dient der Erhöhung des Harnflusses. Er wird also dann von Nutzen sein, wenn der Arzt bei Blasen- oder Nierenleiden zur Durchspülung rät. Für einen Teeaufguss sollte man etwa 20 Gramm auf einen Liter Wasser nehmen. Über den Tag verteilt trinkt man dann zwei bis drei Tassen schluckweise.

▶ **Achtung:** *Wenn Wasserstauungen im Körper durch Leistungsminderung (Insuffizienz) von Herz oder Nieren hervorgerufen werden, sollte man keine harntreibenden Tees verwenden. In solchen Fällen lieber den Arzt befragen!*

Alant (Inula helenium)

ist ein ausdauerndes Kraut mit einer großen, verzweigten Wurzel; auf der ganzen Welt wird Alant als Zier- und Heilpflanze gezüchtet. Die Pflanze stammt ursprünglich aus Asien.

Alant blüht im Juli und August, die Wurzeln sammelt man für Heilzwecke von September bis November. Sie werden nach zwei- bis dreijähriger Zucht der Pflanze ausgegraben, von Erde und Grünteilen gesäubert und dann halbiert. Danach trocknet man die Wurzeln langsam.

Alant ist bei allen Stoffwechselvorgängen von großer Bedeutung: In der Volksmedizin wird Alant gegen Appetitlosigkeit, Verdauungsschwäche, Magen- und Darmbeschwerden, Völlegefühl und Leberstauungen eingesetzt. Aber auch bei Bronchialkatarrh soll Alant helfen. Der in der Wurzel enthaltene Wirkstoff Helenin wirkt gegen Darmparasiten und wurde früher in der Kindermedizin oft gegen Spul- und Madenwürmer verwendet. Für den Tee nimmt man 1 bis 2 Teelöffel auf einen halben Liter Wasser. Äußerlich wendet man Alant zur Zubereitung von Gurgelmitteln und Bädern für schwer heilende Wunden an, für Hautausschläge und Flechten.

Andorn (Marrubium vulgare)

ist ein mehrjähriges Kraut, das in Büscheln wächst. Die Blüten duften nach Äpfeln. Ursprünglich stammt die Pflanze aus Südeuropa und wurde zur Heilung von Tuberkulose und Malaria eingesetzt. Andorn blüht von Juni bis September, das Kraut wird von Juni bis August gesammelt. Man kann die Ernte mehrmals wiederholen. Das Kraut wird im Schatten an einem luftigen Platz getrocknet. Danach wird es zu Tee geschnitten.

Andorn war lange in Vergessenheit geraten. Dabei wird er in der Volksmedizin gegen Entzündungen im Bereich der Leber und der Gallenblase eingesetzt. Bei Hämorrhoiden soll eine Teekur helfen, ebenso bei schlecht heilenden Wunden.

Bei Rückenschmerzen kann ein Teeaufguss aus zehn Gramm Andorn auf einen Liter Wasser Linderung bringen. Diesen Tee sollte man täglich (etwa zwei bis drei Tassen) trinken. Tee aus Andorn hilft auch gegen Husten, Schnupfen, Asthma und Bronchialkatarrh. Äußerlich wird Andorn in Kompressen gegen Schmerzen im Rücken und bei entzündeten Wunden angewendet.

Anis (Pimpinella anisum)

kennen wir heute fast nur noch als Gewürz für Weihnachtsgebäck. Doch die einjährige Pflanze hat durchaus ihren Platz unter den Heilkräutern. Sie blüht von Juli bis August, die Früchte werden im August und September geerntet.

Die Anispflanze enthält wohlriechende ätherische Öle und ist schon von alters her für ihre Heilkräfte bekannt.

In der Volksmedizin wird Anis als krampflösendes Mittel bei Magen- und Darmbeschwerden sowie auch bei Bronchialkatarrh verwendet. Vor allem Kindern gibt man bei Blähungen und Husten Anistee. Man mischt Anis auch vielen Tees und Medikamenten bei, um den Geschmack zu verbessern.

Arnika (Arnica montana)

wird auch Bergwohlverleih, Fallkraut, Gemsblume, Kraftwurz oder Wolfsblume genannt.

Arnika ist eine der wichtigsten Heilpflanzen. Sie wächst ursprünglich auf Bergwiesen und Heideflächen – im Garten kann man sie kaum selbst anbauen. Arnika blüht im Juni bis Juli; die Blüten, Blätter und das Kraut werden in dieser Zeit gesammelt. Die Wurzelstöcke dagegen gräbt man im September und Oktober aus.

Pfarrer Kneipp soll täglich mit Arnikatee gegurgelt haben und hatte daher seine kräftige und gesunde Stimme.

In der Volksmedizin wurde Arnika innerlich als Anregungsmittel für die Schleimhäute des Magens und des Darms verwendet. Der Spiritusextrakt – eine Tinktur – wird nur äußerlich angewandt. Er desinfiziert Wunden und fördert die Heilung verletzter Stellen. Absud und Auszüge der Pflanze nimmt man auch als Gurgelmittel, für Bäder und Umschläge.

Wissenschaftlich wird von der innerlichen Anwendung von Arnika-Zubereitungen abgeraten. Es kann nämlich zu Herzschäden, Magen- und Darmentzündungen kommen.

Äußerlich dagegen hilft Arnikasalbe bei Zerrungen, Quetschungen, Verstauchungen, Blutergüssen, Muskel- und Gelenkschmerzen.

▶ **Achtung:** *Arnika steht unter Naturschutz. Man kann aber – wenn man Arnika im Garten selbst anbauen will – Samen kaufen.*

Augentrost (Euphrasia officinalis)

wird auch Augen- oder Augustinuskraut genannt.

Das einjährige Kraut blüht von Juli bis September; das Kraut wird im selben Zeitraum gesammelt.

Man schneidet den oberen blühenden und blättrigen Teil der Pflanze ab, beseitigt Verunreinigungen und verholzte Teile und lässt alles dann in dünnen Schichten ausgebreitet (das ist wichtig!) trocknen. Es dürfen nicht zu viele Pflanzen aufeinander liegen. Augentrost kann man kaum selbst im Garten anbauen.

Der Name weist schon darauf hin: Die Pflanze wurde vor allem für Augenkrankheiten verwendet. Im ersten gedruckten Kräuterbuch aus dem 15. Jahrhundert ist Augentrost bereits erwähnt. In der Volksmedizin verordnet man die Pflanze bei Augenentzündungen, aber auch bei Husten. Zudem gab man schwächlichen Kindern einen Tee, um sie zu kräftigen. Dabei wird aus eineinhalb Esslöffeln mit einer Tasse Wasser ein Auszug bereitet (25 Minuten ziehen lassen). Spülungen mit diesem Auszug helfen bei Augentränen, Bindehautentzündungen, Lichtempfindlichkeit und allgemeiner Müdigkeit der Augen. Tee aus Augentrost hilft bei Nervenleiden, bei Kopfschmerzen, Schlaflosigkeit und Krämpfen.

Baldrian (Valeriana officinalis)

wird auch Augenwurz, Hexenkraut, Katzenkraut, Stinkwurz, Mondwurz oder Dreifuß genannt. Der Duft des Baldrians lockt Katzen an. Baldrian ist ein uraltes Heilmittel.

Die mehrjährige Pflanze blüht von Juni bis August, die Wurzeln werden von August bis Oktober gesammelt. Man gräbt sie aus, wäscht sie und hängt sie zum Trocknen gebündelt auf.

Im Garten oder im Pflanzkübel auf dem Balkon kann man Baldrian gut selbst ziehen. Er mag einen sonnigen oder halbschattigen Platz und sollte immer feucht gehalten werden. Da man für die medizinische Anwendung nur die Wurzeln braucht, muss man die Blühtriebe regelmäßig zurückschneiden.

Im alten Griechenland verordnete man Baldrian hauptsächlich bei Frauenleiden. Hildegard von Bingen gab Baldrian bei Seitenstechen und Gichtschmerzen; später wurde er auch gegen Sehschwäche, Kopfschmerzen, Husten und Stichverletzungen verwendet. Die beruhigende Wirkung der Pflanze entdeckte man erst im 19. Jahrhundert.

In der Volksmedizin gilt Baldrian seither als eines der besten Schlaf- und Beruhigungsmittel. Das ist auch wissenschaftlich bestätigt: Baldrian wird daher bei nervösen Erregungszuständen, bei Einschlafstörungen und bei nervös bedingten, krampfartigen Schmerzen im Magen- Darmbereich verordnet.

Ein kalter Auszug aus einem halben bis drei Teelöffeln Baldrian und einer Tasse Wasser wird über den ganzen Tag verteilt getrunken. Heute kann man allerdings in allen Apotheken Baldrianextrakt kaufen, der ebenfalls als beruhigendes Mittel verwendet wird.

Bärentraube (Arctostaphylos uva-ursi)

wird auch Moosbeere genannt.

Der niedrige Strauch blüht im April und Mai, die Blüten werden von April bis Juni gesammelt. Bärentraube kann man gut im eigenen Garten anbauen; die Blätter erntet man – nach der ersten Blüte – das ganze Jahr hindurch.

Erst seit relativ kurzer Zeit – nämlich dem Beginn des 18. Jahrhunderts – sind die heilenden Kräfte dieser Pflanze bekannt. Aus den Blättern wird ein wirkungsvoller Tee gewonnen. Er hilft – nach Überlieferung der Volksmedizin – gegen entzündliche Erkrankungen der Harnwege, gegen Harngrieß, gegen Blasensteine und verschiedene Infektionen der Nieren. Wissenschaftlich erwiesen ist, dass Bärentrauben-Tee zur unterstützenden Behandlung von Nieren- und Blasenleiden geeignet ist. Man sollte ihn aber nicht über einen längeren Zeitraum hinweg anwenden. Im Allgemeinen ist dies auch nicht nötig, denn die Beschwerden klingen nach dem Genuss des Tees in wenigen Tagen ab.

▶ **Achtung:** *Die Bärentraube gehört zu den geschützten Pflanzen. Deshalb nicht selbst sammeln, sondern in der Apotheke kaufen!*

Basilienkraut (Ocimum basilicum)

kennen wir vor allem als Küchengewürz Basilikum. Es wird auch Suppenbasil, Herren- oder Königskraut oder Deutscher Pfeffer genannt.

Die einjährige Pflanze duftet stark. Man kann sie im Topf wie im Garten ziehen. Die Blütezeit ist von Juni bis September, die Sammelzeit des Krauts ebenfalls. Man trocknet Basilienkraut an einem luftigen und schattigen Platz.

Es ist leider nicht bekannt, woher Basilikum stammt; möglicherweise kommt es aus Südasien – es ist aber heute überall beliebt und wird vor allem im Mittelmeerraum kultiviert. Es ist sehr scharf und aromatisch.

Für Heilzwecke sammelt man – wie auch für die Küche – das Kraut. Zur Zeit der Vollblüte werden die oberen Stängelteile geschnitten, dann kann man sogar mehrmals im Jahr ernten. Die Wirkstoffe des Basilienkrauts wirken nach der Volksmedizin vor allem gegen chronische Magenkatarrhe und Schmerzen in der Magengegend. Ein Aufguss (zwei Teelöffel getrocknetes Kraut auf eine Tasse Wasser) hilft auch bei Beschwerden der oberen Atemwege, gegen Husten und Keuchhusten sowie bei Entzündungen der Darmwege. Äußerlich wird Basilikum – vor allem sein ätherisches Öl – für Erfrischungsbäder, für Umschläge auf schwer heilende Wunden und als Gurgelmittel verwendet.

Beifuß (Artemisia vulgaris)

wird auch Besen-, Jungfern- oder Sonnwendkraut genannt.

Die mehrjährige Pflanze gilt als Unkraut, obwohl sie heilende Kräfte hat – und dies ist auch schon seit langem bekannt. Beifuß ist dem Wermut sehr ähnlich. Die Pflanze blüht von Juli bis September, das Kraut wird im selben Zeitraum gesammelt. Dabei erntet man die oberen Triebspitzen der blühenden

Pflanze, die dann getrocknet werden. Man kann Beifuß auf dem Balkon und im Garten selbst ziehen.

In der Volksmedizin wird Beifuß bei Nervenschäden, Schlaflosigkeit, Frauenleiden, Magendrücken und Völlegefühl angewendet. Ein Aufguss aus einem Viertelliter kochendem Wasser und einem Teelöffel Beifuß muss zehn Minuten ziehen und wird dann über den Tag verteilt (zwei bis drei Tassen) getrunken. Bei schwer verdaulichen Gerichten (Gans, Ente, Hammel) gibt man bereits beim Kochen ein Zweiglein Beifuß zu.

▶ **Achtung:** *Bei Beifuß-Tee sollte man Überdosierungen vermeiden.*

Beinwell (Symphytum officinale)

wird auch Beinwurz, Himmelsbrot oder Speckwurz genannt.

Die mehrjährige Pflanze blüht von Mai bis September, die Wurzeln werden im März und von September bis November gesammelt. Die Wurzel wird aufgeschnitten und in der Sonne getrocknet. Man kann Beinwell auch im eigenen Garten pflanzen: Im Halb- oder Vollschatten fühlt er sich wohl.

Beinwell ist eine sehr alte Heilpflanze, die fast immer nur äußerlich angewandt wird. Im Mittelalter wurde sie zur Behandlung von Knochenschäden verwendet, eiternde Wunden sollten durch Umschläge mit Beinwell rascher heilen.

In der Volksmedizin wird Beinwell auch als Gurgelmittel zur Linderung von Zahnschmerzen und Zahnfleischentzündungen empfohlen. Auch trank man früher Beinwelltee gegen chronische Entzündungen der Atemwege, Magengeschwüre und Tuberkulose. Bäder mit Beinwellzusatz sollten gegen Krampfadern, Geschwürerkrankungen und Ekzeme helfen.

▶ **Achtung:** *Wissenschaftlich ist anzumerken, dass man Beinwell auf gar keinen Fall innerlich anwenden darf. Denn er enthält – wenn auch nur in geringen Mengen – giftige Pyrrolizidin-Alkaloide.*

Benediktenkraut (Cnicus benedictus)

ist ein einjähriges Kraut, das von Juni bis August blüht und im Juni sowie Juli gesammelt wird. Bis zu fünfmal im Jahr kann man die Blätter ernten. Sie werden dann im Schatten gut getrocknet und in geschlossenen Behältern aufbewahrt.

Die Pflanze stammt aus dem Mittelmeerraum und dem Nahen Osten. Benediktenkraut schmeckt bitter. Selten verabreicht man es daher pur in kleinen Dosen, sondern eher als Teegemisch. In der Volksmedizin wird Benediktenkraut gegen Störungen des Verdauungsapparates empfohlen, zur Appetitsteigerung und zur Bildung von Magen- und Gallensaft.

▶ **Achtung:** *Während der Schwangerschaft ist die Anwendung verboten!*

Berberitze (Berberis vulgaris)

wird auch Sauerdorn genannt.

Sie gehört zwar in jede Hausapotheke, aber man sollte die Pflanze auf gar keinen Fall selbst sammeln, denn mit Ausnahme ihrer Früchte und der Rinde ist sie giftig.

Die Beberitze wächst auf sonnigen Hängen überall in Europa bis hin zum Kaukasus. Sie blüht von Mai bis Juni, die Rinde wird im März, April und Oktober geerntet, die Früchte nur im Oktober.

Ihre Heilwirkung ist seit langem bekannt: Sie wurde in der Volksmedizin gegen Fieber und zur Behandlung von Magen-, Leber- und Herzleiden verwendet.

Im Reformhaus und in der Apotheke kann man Berberitzensirup fertig zubereitet kaufen.

▶ **Achtung:** *Die Berberitze ist giftig – nur ihre Früchte und ihre Rinde kann man verwenden.*

Bibernelle (Pimpinella saxifraga)

ist eine mehrjährige Heilpflanze.

Sie blüht von Juni bis September, die Wurzeln sammelt man im März und April sowie im Oktober und November. Man wäscht die Wurzeln, schneidet sie längs auf und trocknet sie dann im Schatten. Sie riechen stark aromatisch und werden leicht feucht: Deshalb muss man sie in geschlossenen Behältern aufbewahren.

In der Volksmedizin wurde Bibernelle als schleimlösendes Mittel bei asthmatischen Zuständen und Katarrhen der oberen Atemwege empfohlen. Bibernelle soll außerdem auch gegen Magenbeschwerden, Blähungen und Durchfälle helfen.

Ein Aufguss aus einem Teelöffel Bibernelle auf eine Tasse Wasser (zweimal täglich) ist die übliche Dosierung.

Äußerlich wendet man Bibernelle für Bäder gegen schlecht heilende Wunden und als Gurgelmittel an.

Birke (Betula pendula)

galt früher als Baum mit Zauberkräften, vor allem im germanischen und slawischen Brauchtum.

Als Heilmittel nutzt man in der Volksmedizin die Rinde, die Blätter und den Saft der jungen Birken. Verwendet werden die Blätter der Hängebirke. Sie werden etwa zwei Monate nach dem Ausschlagen im Schatten getrocknet.

Als Blasen- und Nierenmittel ist der Birkenblätter-Tee bekannt; er soll auch gegen rheumatische Beschwerden und als Blutreinigungsmittel helfen. In vielen Tees gegen solcherart Beschwerden sind Birkenblätter enthalten. Zusammen mit Lindenblüten haben Birkenblätter eine schweißtreibende Wirkung. Ein Aufguss aus ein bis zwei Löffeln Birkenblättern je Tasse Wasser mit einer zugefügten Messerspitze Speisesoda sollte zweimal täglich getrunken werden, wenn man Nierensteine beseitigen will.

Äußerlich wendet man Birkenblätter als Zusatz zu Erfrischungsbädern und zur Behandlung von Rheumatismus an.

▶ **Achtung:** *Bei Wasseransammlungen infolge verminderter Nieren- und Herztätigkeit darf man Birkenblätter auf keinen Fall anwenden!*

Bitterklee (Menyanthes trifoliata)

ist eine mehrjährige Sumpfpflanze. Sie blüht im Mai und Juni; die Blätter werden im selben Zeitraum gesammelt. Dabei werden sie geschnitten und nicht gerissen, denn ein Teil der Blätter muss an der Pflanze bleiben, damit diese nicht abstirbt. Sie werden anschließend an einer luftigen und schattigen Stelle getrocknet.

In der Volksmedizin wird die Heilpflanze bei Appetitlosigkeit verordnet. Sie soll aber auch bei Kopfschmerz und Migräne helfen.

Außerdem soll Bitterklee die Verdauung und die Gallentätigkeit anregen.

Ein Tee wird aus fünfzehn Gramm Bitterklee und einem halben Liter Wasser zubereitet. Davon sollte man täglich drei Gläser trinken.

▶ **Achtung:** *Bitterklee ist eine geschützte Pflanze.*

Blutwurz (Potentilla erecta)

wird auch Tormetill oder Ruhrwurz genannt.

Die mehrjährige Pflanze blüht zwischen Mai und September, die Wurzeln werden im September, Oktober oder März gesammelt. Sie werden zerschnitten und dann getrocknet.

Die Blutwurz ist weit verbreitet. Man kann sie aber trotzdem kaum selbst anbauen.

Der Name Ruhrwurz weist schon auf die Heilwirkung hin: Die Pflanze wurde in der Volksmedizin vor allem gegen Durchfälle verordnet. Innerlich wendet man Blutwurz als Tee an, äußerlich in Umschlägen und Salben gegen nässende Hautausschläge und Verbrennungen. Absud und Tinktur sollen auch als Gurgelmittel gegen Entzündungen der Mandeln und der Mundschleimhaut helfen.

Auch wissenschaftlich ist die positive Wirkung von Blutwurz gegen Durchfall abgesichert.

▶ **Achtung:** *Bei empfindlichen Menschen können nach dem Genuss von Blutwurz gelegentlich Magenreizungen und Erbrechen auftreten.*

Bockshornklee (Trigonella foenum-graecum)

ist schon seit sehr langer Zeit als einjährige Heilpflanze bekannt. Sie blüht im April/Mai, die Sammelzeit des wirkstoffreichen Samens ist von Juli bis August.

Ursprünglich stammt Bockshornklee aus dem Mittelmeerraum.

Die Samen sind reich an Eiweiß und Schleimstoffen. Nach der Volksmedizin wird Bockshornklee nur in grob pulverisierter Form verwendet. Den Aufguss, den man aus einem Teelöffel zerstoßenem Samen mit einem Viertelliter Wasser zubereitet, kann man zur Kräftigung für Rekonvaleszenten verordnen. Er wird dann zwei- bis dreimal täglich getrunken.

Bockshornklee riecht und schmeckt nicht sehr angenehm; deshalb wird dem Aufguss Menthol oder Orangenöl beigemengt.

Er soll bei Abszessen und Furunkeln als Umschlag aufgetragen werden; auch bei offenen Beinen, Neuralgien, Gelenkentzündungen und bei Ischias hat er sich bewährt.

Bohnenkraut (Satureja hortensis)

wird auch Kölle genannt. Wir kennen es meist als Gewürz, doch es hat durchaus auch Heilkräfte.

Die einjährige Pflanze stammt ursprünglich aus dem Mittelmeerraum; man sagte ihrer Würzkraft auch nach, dass sie sexuelle Aktivität unterstütze. Die Blütezeit des Bohnenkrauts ist Juli bis August, das Kraut wird von Juni bis September gesammelt und dann getrocknet. Bohnenkraut kann man im Garten aussäen und sogar im Topf auf dem Balkon ziehen. Karl der Große ließ das Bohnenkraut systematisch in Kloster- und Bauerngärten anbauen. Es ersetzt – zusammen mit Rosmarin, Basilikum und Thymian – das Salz. Für Heilzwecke sammelt man das Kraut zur Zeit der Blüte.

In der Volksmedizin gilt Bohnenkraut als Mittel gegen Magen- und Darmbeschwerden, zur Unterdrückung von Krämpfen, gegen Blähungen und Durchfälle. Ein Absud aus 2 Esslöffeln Bohnenkraut mit einem halben Liter Wasser (etwa 15 Minuten ziehen lassen) sollte zwei- bis dreimal täglich getrunken werden. Das regt an und kräftigt.

Bohnenschalen (Phaseolus vulgaris)

sind einfach nur die Schalen unserer allseits bekannten Gartenbohne. Sie wächst einjährig. Zwar stammt die Gartenbohne ursprünglich aus dem tropischen Amerika, ist aber heute auf der ganzen Welt verbreitet.

Die Blütezeit der Bohne ist von Juni bis August; die Fruchtklappen erntet man im August und September. Man sollte als Heilmittel nur solche Bohnen verwenden, die strohgelb und ohne bräunliche Flecken sind. Bohnen kann man im Garten und sogar auf dem Balkon anbauen.

In der Volksmedizin werden die Fruchthülsen vor allem gegen die Bildung von Harngrieß verordnet sowie als Mittel gegen Diabetes. Das Letztere ist jedoch nicht wissenschaftlich erwiesen. Doch als harntreibenes Mittel sind Tees mit Bohnenschalen gut geeignet. Aus Bohnenmehl bereitet man auch heiße Umschläge für nicht heilende Wunden und juckende Ekzeme zu.

Borretsch (Borago officinalis)

wird auch Gurkenkraut, Wohlmutsblume oder Liebäuglein genannt.

Die einjährige Pflanze blüht von Mai bis September, das Kraut sammelt man in derselben Zeit – und zwar am besten in Handschuhen – und lässt es dann in dünnen Schichten in der Sonne vorwelken und im Schatten völlig austrocknen.

Borretsch kann man gut im Garten und auf dem Balkon selbst ziehen. Auch Borretsch ist uns heute eher als Würzpflanze denn als Heilkraut bekannt; es riecht und schmeckt nach Gurke.

In der Volksmedizin weiß man, dass Borretsch eine stark entzündungshemmende Wirkung hat. Auch Erkältungskrankheiten, Husten und Heiserkeit kann man mit einem Aufguss (zwei bis drei Esslöffel auf je zwei Tassen Wasser) lindern.

Äußerlich wird Borretsch bei Ausschlägen und Entzündungen der Haut aufgetragen.

Brennnessel (Urtica dioica)

ist eine mehrjährige Pflanze, von der wir mehrere Arten kennen. Sie gilt als Unkraut, dabei ist sie eine Heilpflanze. Brennnesseln blühen von Juli bis September; das Kraut kann man von Mai bis September ernten, die Blätter ebenfalls. Sie werden getrocknet. Brennnesseln muss man nicht extra anbauen – sie wachsen praktisch überall.

Für Heilzwecke verwendet man in der Volksmedizin Blätter und Wurzeln. Sie sollen Harnwege und Atemorgane heilen, gegen Magen- und Darmkatarrhe helfen. Auch zur Blutreinigung, gegen Hautunreinheiten und sogar gegen rheumatische Beschwerden sollen Brennnesseln helfen. Ein Aufguss wird aus einem Teelöffel Brennnesseln pro Tasse Wasser zubereitet und dann täglich dreimal getrunken.

Wissenschaftlich ist lediglich erwiesen, dass Brennnesseln stark entwässernd wirken können.

▶ **Achtung:** *Bei Wasseransammlungen im Körper wegen eingeschränkter Herz- oder Nierentätigkeit darf man Brennnesseln nicht als Heilmittel anwenden!*

Brombeeren (Rubus fruticosus)

sind Rosengewächse. Der Strauch blüht im Mai bis August; die Blätter sammelt man in derselben Zeit, die Früchte von August bis Oktober. Brombeeren findet man teilweise noch im Wald, sie werden aber immer mehr auch im Garten angepflanzt. Schon seit uralter Zeit gilt die Brombeere als Heilpflanze.

In der Volksmedizin ist bekannt, dass die Blätter – als Tee genossen – gegen Durchfall und Darmkatarrh helfen. Auch gegen Grippe, Erkältungen, Husten und Schnupfen wird der Brombeerblätter-Tee verordnet. Äußerlich wendet man Badezusätze aus Brombeerblättern gegen Hautausschläge und Gurgellösungen gegen Schleimhautentzündungen an.

Bruchkraut (Herniaria glabra)

ist eine einjährige Pflanze. Sie blüht von Mai bis August; man sammelt das Kraut von Juni bis August. Die einzelnen Stängel werden sorgfältig gesäubert und dann getrocknet. Für den Hausgebrauch ist es nicht sonderlich gut geeignet, selbst wenn es – als Unkraut – in so manchem Garten wächst.

Bruchkraut hilft – nach der Volksmedizin – zur Desinfizierung der Harnwege und sorgt für vermehrte Wasserausscheidungen. Auch sollen krampfartige Schmerzen damit gemildert werden. Wissenschaftlich ist dies nicht erwiesen.

Brunnenkresse (Nasturtium officinale)

wird auch Bornkassen und Wasserkresse genannt.

Die mehrjährige Pflanze blüht von Mai bis Juli, das Kraut wird von Mai bis Juni gesammelt.

Für Heilzwecke muss man Brunnenkresse unmittelbar vor dem Erblühen ernten und dann trocknen. Es riecht sehr scharf, deshalb muss man es von anderen Kräutern und Heilpflanzen getrennt aufbewahren.

In der Volksmedizin wird Brunnenkresse als probates Mittel gegen Verdauungsstörungen und Gallenblasenbeschwerden. Sie wirkt außerdem appetitanregend. Auch der frische Saft hat eine gute Heilwirkung – etwa bei Ekzemen und Ausschlägen.

Brunnenkresse-Tee (aus ein bis zwei Teelöffeln auf eine Tasse Wasser) hilft – dreimal täglich eine Tasse – gegen Verdauungsstörungen und Gallenblasenbeschwerden.

▶ **Achtung:** *Brunnenkresse sollte man getrocknet zu sich nehmen, da frisches Kraut Schleimhautentzündungen der Harnblase und der Därme verursachen kann.*

Dill (Anethum graveolens)

wird auch Gurkenkräutel oder Tillkraut genannt.

Die einjährige Pflanze blüht von Juli bis September; die Früchte sammelt man im August und September, die Blätter im Juni und Juli. Man muss Dill bei Tau ernten, denn die Früchte fallen leicht aus. Sie werden – ebenso wie die Blätter – getrocknet.

Dill stammt aus dem östlichen Mittelmeergebiet und Westasien. Heute wird er überall angebaut; man kann ihn leicht im Garten oder auf dem Balkon ziehen.

In der Volksmedizin kennt man den Dill schon seit vielen tausend Jahren. Schon die alten Sumerer, Ägypter, Griechen und Römer schätzten ihn, denn Dill war ein bewährtes Mittel gegen Husten und Kopfschmerzen und wurde außerdem zur Herstellung von Salben verwendet.

▶ **Achtung:** *Dill ist ein Doldengewächs, von denen es sehr viele giftige Arten gibt. Vorsicht beim Sammeln in freier Natur, damit man die Heilpflanze nicht mit einer giftigen Art verwechselt!*

Eberraute (Artemisia abrotanum)

wird auch Stabwurz oder Stangenwurzel genannt.

Der Halbstrauch blüht im August und September, die Sammelzeit für das Kraut ist Juli bis August. Dann wird es – wegen seines starken Duftes – getrennt von anderen Kräutern im Schatten getrocknet. Man muss die getrocknete Eberraute in dunklen Gläsern gut verschlossen aufbewahren.

In der Volksmedizin wird Eberraute gegen Verdauungsstörungen, gegen Blähungen und gegen Darmparasiten angewendet. Das Heilkraut wirkt auch schweißtreibend: Dafür sorgt ein Aufguss aus zwei Teelöffeln Eberraute auf eine Tasse Wasser; zwei- bis dreimal täglich sollte man dies trinken. Warmer Eberrauten-Tee ist ein Stärkungsmittel – er schmeckt allerdings äußerst streng und bitter, selbst wenn man ihn mit Honig süßt.

Aus dem Absud kann man auch Bäder, Kompressen und Umschläge zur Heilung von Erfrierungen und Wunden zubereiten.

Ehrenpreis (Veronica officinalis)

ist eine mehrjährige Pflanze, die von Juni bis August blüht. Das Kraut wird ebenfalls von Juni bis August gesammelt. Man trocknet die oberen Stängelteile zur Zeit ihrer Vollblüte, muss allerdings darauf achten, dass die Blüten beim Trocknen nicht abfallen und die Blätter nicht braun werden. Im Garten gedeiht er gut.

In der Volksmedizin gilt Ehrenpreis als Mittel zur Appetitanregung, gegen Verdauungsbeschwerden und gegen Husten. Ein Aufguss aus einem Teelöffel Ehrenpreis auf eine Tasse heißes Wasser (sechs Minuten ziehen lassen, zweimal täglich trinken) soll dagegen helfen. Der Saft aus frischen Blättern (zwei Teelöffel in Milch oder Tee auf nüchternen Magen) verbessert den Stoffwechsel und hilft bei Nieren- und rheumatischen Erkrankungen.

Äußerlich wendet man einen Absud als Gurgelmittel und als warme Packung bei rheumatischen Beschwerden und Hautkrankheiten an.

Wissenschaftlich sind diese Wirkungen allerdings nicht nachgewiesen.

Eibisch (Althanea officinalis)

wird auch Hilfswurz und Samtpappel genannt.

Die Blütezeit dieser Staude ist von Juni bis August, Blätter und Blüten werden zur selben Zeit gesammelt. Die Wurzeln gräbt man im Oktober und November aus. Alles wird getrocknet. Man sollte die Blüten bei beständigem Wetter und frühmorgens, bevor sie sich entfalten, sammeln. Eibisch kann man gut im eigenen Garten anpflanzen.

Der Eibisch ist eine der wichtigsten, schleimhaltigen Heilpflanzen. Er war schon im Altertum bekannt. Und heute wie damals werden die gleichen Beschwerden behandelt: Eibischtee verordnet man in der Volksmedizin bei Rachenkatarrh, bei Husten und Heiserkeit, bei Halsweh und entzündeten Magen- und Darmschleimhäuten.

Wissenschaftlich ist die heilende Reizminderung im Mund- und Rachenraum, bei den oberen Luftwegen und auch im Magen- Darmtrakt anerkannt.

Innerlich nimmt man außer Eibischtee auch – vor allem bei Magen-Darmerkrankungen – einen Kaltauszug aus einem Teelöffel Eibisch auf eine Tasse Wasser zu sich.

Äußerlich wird Eibisch als Kompresse oder Umschlag bei Wundbehandlungen angewendet.

Eiche (Quercus robur)

nennt man auch Sommer- oder Stieleiche. Von diesem Baum ist für die Heilkunde die Rinde verwertbar. Sie wird im Frühling (März/April) von den jungen Bäumchen und Ästen geschält, solange sie noch glatt, glänzend und saftig ist und sich leicht löst. Man trocknet die Rinde in der Sonne oder – gebündelt – in der Zugluft.

In der Volksmedizin verwendet man Eichenrinde bei starken Durchfällen sowie Magen- und Darmkatarrh. Dafür trinkt man zwei- bis dreimal täglich einen Absud aus einem Teelöffel zerstoßener Eichenrinde in einer Tasse Wasser. Äußerlich wendet man Eichenrinde in Bädern an: Sie sollen gegen Erfrierungen, Verbrennungen, Hämorrhoiden und Pilzbefall helfen. Auch gegen Fußschweiß soll ein Absud helfen: etwa 500 Gramm Eichenrinde auf vier Liter Wasser.

Eisenkraut (Verbena officinalis)

ist ein mehrjähriges Kraut. Es blüht zwischen Juli und September und wird zwischen Juli und August geerntet und danach getrocknet.

Eisenkraut ist schon seit der Antike als Heilpflanze bekannt: Die römischen Soldaten trugen es mit sich, um gegen Verletzungen geschützt zu sein, Verliebte brauten sich daraus einen Liebestrank.

In der Volksmedizin wird Eisenkraut gegen Schüttelfrost und Kopfschmerzen verwendet. Ein Tee aus ein bis drei Teelöffeln Eisenkraut auf eine Tasse Wasser soll den Stoffwechsel anregen und gegen Schlaflosigkeit und Nervenschwäche wirken.

Äußerlich wird Eisenkraut zur Wundbehandlung angewendet.

Engelwurz (Angelica archangelica)

ist eine zweijährige Pflanze. Sie blüht im Juli und August. Die Wurzeln werden im September und Oktober gesammelt, die Früchte im September. Beides wird getrocknet.

In der Volksmedizin wird Engelwurz zur Beruhigung des Nervensystems angewendet; außerdem gibt man die Pflanze gegen das Auftreten von nervösen Zuständen und Migräne. Gegen einen »Kater« nach übermäßigem Alkoholgenus soll das Kauen der Engelwurz helfen.

Wissenschaftlich erwiesen ist, dass die Bitterstoffe der Engelwurz bei Magen- und Darmbeschwerden helfen.

▶ **Achtung:** *Engelwurz macht lichtempfindlich, wenn man ihn über einen längeren Zeitraum hinweg einnimmt. In dieser Behandlungszeit muss man auf Höhensonnen- und Solarienbestrahlung verzichten!*

Enzian (Gentiana lutea)

ist eine mehrjährige Pflanze mit einer verdickten Wurzel. Der Gelbe Enzian, der als Heilpflanze verwendet wird, kommt ursprünglich aus den Karpaten. Er ist in vielen Ländern geschützt.

Enzian blüht von Juni bis August, seine Wurzeln sammelt man im März sowie im Oktober und November. Sie sollten schnell gereinigt und getrocknet werden.

Enzian hat einen ausgesprochen bitteren Geschmack und wird zur Anregung der Magensaftbildung verwendet.

In der Volksmedizin verordnet man diese Heilpflanze gegen Blähungen, Völlegefühl und Verdauungsstörungen.

Wissenschaftlich erwiesen ist, dass Enzian Magenbeschwerden lindert. Er sollte aber dann nicht genommen werden, wenn Magen- und Darmgeschwüre vorhanden sind.

Erdrauch (Fumaria officinalis)

ist eine einjährige, giftige Pflanze, die von Mai bis Juli blüht. Das Kraut wird zur selben Zeit gesammelt und danach getrocknet.

Erdrauch wird schon seit der Antike als Heilpflanze angewendet, und zwar als wassertreibendes Mittel, als Gallenmittel und als Medikament gegen Verstopfung. Mit dem Aufkommen der Schulmedizin geriet der Erdrauch dann in Vergessenheit, bis ihn die Wissenschaft »neu« entdeckte: als Mittel gegen krampfartige Beschwerden der Gallenblase und der Gallenwege.

In der Volksmedizin wird Erdrauch auch äußerlich angewendet; er reinigt den Teint, beseitigt hartnäckige Ausschläge und heilt – in Verbindung mit Walnussblättern – Hämorrhoiden.

▶ **Achtung:** *Erdrauch ist eine giftige Pflanze. Er darf nur unter ärztlicher Aufsicht angewendet werden!*

Estragon (Artemisia dracunculus)

wird auch Eier- und Schlangenkraut genannt.

Die mehrjährige Staude blüht von Juli bis September; das Kraut wird im Juli und August gesammelt und getrocknet.

Estragon gibt es auf allen Kontinenten. Er galt früher als Heilmittel gegen die Pest und gegen Skorbut. Heute wird er meist als Würzgemüse gezüchtet, doch hat er durchaus auch Heilkräfte.

In der Volksmedizin wird ein Estragon-Tee verordnet, der appetitanregend wirkt und den Stoffwechsel günstig beeinflusst. Gegen Sklerose und bei Gefäßschäden wird empfohlen, frische Estragonblätter zu kauen oder einen Gesundheitswein mit Estragon zu trinken.

Eukalyptus (Eucalyptus globulus)

wird auch Fieberbaum genannt. Er kommt ursprünglich aus Südwestaustralien und Tasmanien zu uns. Heute wird aber auch im Mittelmeerraum Eukalyptus angepflanzt.

Arzneilich genutzt werden die Blätter, die nur noch selten echter Bestandteil von Erkältungstees sind; aus ihnen gewinnt man jedoch Eukalyptus-Öl – es wirkt antiseptisch, schleimlösend und kühlend. Eukalyptus-Öl ist in vielen Präparaten enthalten. Wir kennen ölhaltige Salben, Bonbons, Säfte und Einreibungen. Die Wirkung von Eukalyptus ist erwiesen.

▶ **Achtung:** *Bei Überdosierung kann es zu Übelkeit, Erbrechen und Durchfällen kommen.*

Faulbaum (Rhamnus frangula)

wird auch Gicht-, Grind-, Pulver- oder Schusterholz genannt.

Die Früchte sind giftig. Der Strauch blüht im Mai und Juni, die Rinde wird von März bis Mai gesammelt. Vor allem, wenn es geregnet hat, lässt sich die Rinde leicht von den jungen Ästen schälen. Sie wird in der Sonne getrocknet und danach entweder ein Jahr abgelagert oder etwa eine Stunde lang auf 100 Grad Celsius erhitzt.

Faulbaumrinde wird in der Volksmedizin als Abführmittel eingesetzt. Sie wird bei chronischen Verstopfungen verordnet, aber auch bei der Behandlung von Krankheiten der Galle, der Leber und der Bauchspeicheldrüse. Wissenschaftlich ist die abführende Wirkung bestätigt. Faulbaumrinde ist auch meist Bestandteil von Teegemischen, die zur Abmagerung benutzt werden. Man sollte höchstens zehn Teelöffel als Tagesdosis zu sich nehmen.

▶ **Achtung:** *Faulbaumrinde kann zur Gewöhnung führen; höhere ständige Tagesdosen wirken wie Gift. Kinder verwechseln die Früchte des Faulbaums manchmal mit Wildkirschen: Die Früchte lösen heftige, von Koliken begleitete Durchfälle aus.*

Fenchel (Foeniculum vulgare)

wird auch Langer Kümmel oder Fenikel genannt.

Die zwei- bis mehrjährige Pflanze blüht von Juli bis September, die Früchte werden im August und September gesammelt. Danach werden sie getrocknet und gut verschlossen gelagert. Fenchel ist in der Küche sehr beliebt als Würzkraut zu Fisch. Man kann ihn leicht im Garten ziehen.

Fenchel stammt ursprünglich aus dem Mittelmeerraum. Er ist schon seit vielen Jahrtausenden bekannt; man weiß dies aus altägyptischen Schriften, die um 1500 v. Chr. entstanden. Im Mittelalter entdeckte man neben seiner Wirksamkeit gegen Blähungen auch die Heilkräfte des Fenchels gegen Husten.

In der Volksmedizin gibt man Fenchel heute zur Lösung von Krämpfen, zur

Milderung von kolikartigen Schmerzen und gegen hartnäckige Verstopfungen.

Wissenschaftlich ist die Schleimlösung in den Atemwegen ausdrücklich empfohlen.

Innerlich wendet man Fenchel als Tee an; äußerlich nimmt man Fenchelwasser (das aus dem ätherischen Öl der Pflanze hergestellt wird) als Augenspülung bei Bindehautentzündung und gegen Augenmüdigkeit.

▶ **Achtung:** *Fenchel gehört in die Familie der Doldengewächse, von denen es viele giftige Arten gibt. Wenn Sie ihn in der freien Natur sammeln, müssen Sie die Pflanze eindeutig identifizieren.*

Fichte (Picea abies)

ist bei uns weit verbreitet. Die Knospen helfen gegen vielerlei Erkrankungen, z. B. bei Husten, rauem Hals und zur Desinfektion der Mundhöhle. Ein Absud aus Fichtenknospen wird in der Volksmedizin gegen Entzündungen, Wunden, Brandwunden als Umschlag empfohlen.

Gänseblümchen (Bellis perennis)

wird auch Gänseliese oder Tausendschön genannt. Es blüht von April bis Oktober, die Blütenkörbe werden von April bis September gesammelt und dann getrocknet. Die ausdauernde Pflanze ist überall zu finden.

In der Volksmedizin wird das Gänseblümchen bei Katarrhen der Atemwege und zur Erleichterung des Abhustens verordnet. Ein Aufguss aus zwei Teelöffeln Gänseblümchen in einer Tasse Wasser (20 Minuten ziehen lassen, zwei bis vier Tassen täglich trinken) soll jedoch auch bei Magen- und Darmkatarrh sowie Durchfall helfen.

Die Blüten verbessern das Aussehen von Teegemischen. Äußerlich werden Umschläge und Bäder aus Gänseblümchen gegen Entzündungen, blutende Wunden, Blutergüsse, Geschwüre und Ausschläge verwendet. Hier kann auch der Absud aus den grünen Blättern der Pflanze helfen.

Gänsefingerkraut (Potentilla anserina)

ist ein ausdauerndes Kraut. Es blüht von Mai bis Juli; die Sammelzeit des Krauts ist ebenfalls von Mai bis Juli, die Wurzelstöcke sammelt man im März oder Oktober.

Bei der Ernte darf das Kraut nicht verstaubt oder von Krankheiten befallen sein. Es wird im Schatten, im Luftzug und unter mehrfachem Wenden getrocknet.

In der Volksmedizin verordnet man Gänsefingerkraut bei Magen- und Darmkatarrh, bei starken Durchfällen, bei Koliken. Auch in der Frauenheilkunde wird Gänsefingerkraut verwendet, wenn starke Blutungen auftreten. Den Tee (aus zwei Teelöffeln Gänsefingerkraut, die mit einer Tasse Wasser überbrüht werden) sollte man zwei- bis dreimal täglich trinken.

Äußerlich wendet man das Gänsefingerkraut als Absud in Bädern an oder als Gurgelmittel bei Zahnfleischentzündung und Zahnschmerzen. Auch gegen Hautausschläge und Ekzeme soll es als Umschlag helfen.

Gamander (Teucrium chamaedrys)

ist ein Halbstrauch, der von Juli bis August blüht. Das Kraut wird zur selben Zeit bei trockenem, sonnigem Wetter gesammelt und an einem gut durchlüfteten Ort getrocknet.

In der Volksmedizin gilt Gamander als Mittel zur Anregung des Appetits und der Magentätigkeit. Gegen Durchfälle soll Gamander ebenfalls helfen. Zwei Tassen eines Aufgusses (aus zwei Teelöffeln Gamander in einem Liter Wasser) sollte stets vor dem Essen getrunken werden. Äußerlich wendet man Gamander für Bäder und als Umschlag für schlecht heilende Wunden und gegen Hämorrhoiden an.

Verwandt ist der Bittere Gamander (Teucrium amarum), der nachweislich galletreibend und krampflösend wirkt.

Geißraute (Galega officinalis)

ist ein dauerhaftes Kraut; es blüht von Juni bis August und wird in derselben Zeit gesammelt. An einer schattigen und luftigen Stelle wird es dann getrocknet. Die Pflanze stammt ursprünglich aus Süd- und Osteuropa sowie Westasien. Man kann – wenn man schon ältere Pflanzen hat – mehrmals im Jahr ernten.

In der Volksmedizin wird Geißraute eingesetzt, um den Blutzuckerspiegel zu senken. Sie hat eine leicht harn- und schweißtreibende Wirkung. Auch als Hustenmittel wird Geißraute verordnet: Von einem Aufguss von 30 bis 60 Gramm Geißraute auf einen Liter Wasser sollten dann täglich zwei bis drei Tassen getrunken werden.

Äußerlich wird Geißraute in Salben verwendet, die eine Vernarbung von Hautdefekten beschleunigen.

Giersch (Aegopodium podagraria)

wird auch Geißfuß genannt.

Im lateinischen Namen steckt allerdings ein Hinweis darauf, dass dieses »Gartenunkraut« zu früherer Zeit ein geschätztes Gichtmittel war: Podagra ist eine alte Bezeichnung für Gicht.

Die Pflanze blüht von Mai bis November; man sammelt die Blätter und macht daraus einen Tee, der gegen Rheuma helfen soll. Giersch wächst in fast jedem Garten.

In der Volksmedizin wendet man Giersch auch äußerlich an: Zerquetschte Blätter werden zur Schmerzlinderung auf die Gichtknoten gelegt. Auch ein Gemüse, aus frischen Gierschblättern zubereitet, soll den Patienten Linderung bringen.

► **Achtung:** *Giersch ist ein Doldengewächs, von denen es viele giftige Sorten gibt. Beim Sammeln in freier Natur bitte unbedingt darauf achten, dass man die richtige Pflanze erntet.*

Ginseng (Panax ginseng)

ist ein Efeugewächs. Er wird auch die »Königin der tonischen Mittel« genannt. Die Wurzel der Pflanze kommt aus Asien, wo sie seit alters ein volkstümliches Allheilmittel ist, zu uns und ist in Apotheken, Reformhäusern und Drogerien erhältlich.

In der Volksmedizin ist Ginseng ein Mittel gegen vielerlei Beschwerden: Er beruhigt und regt das zentrale Nervensystem an; er stärkt die Abwehrkräfte gegenüber geistigem und körperlichem Stress, wirkt antidepressiv und belebend. Er hilft auch bei Wechseljahresbeschwerden, da er Saponine enthält, die hormonell ausgleichend wirken.

Goldrute (Solidago virgaurea)

ist eine ausdauernde Pflanze; sie blüht von August bis Oktober, das Kraut kann man von August bis September sammeln. Es wird so schonend getrocknet, dass es Farbe und Geruch nicht verliert. Die Goldrute kann man leicht selbst im Garten anpflanzen.

Bei den alten Germanen soll Goldrute als Wundkraut verwendet worden sein. Seit dem Mittelalter ist sie als Blasen- und Nierenmittel bekannt.

In der Volksmedizin werden Tees aus Goldrute heute noch für die Frühjahrs- und Herbstkur verordnet. Auch bei rheumatischen Erkrankungen soll sie lindern wirken. Wissenschaftlich wird Goldrute zur Erhöhung der Harnmenge bei Entzündungen von Blase und Nieren empfohlen.

Gundermann (Glechoma hederacea)

wird auch Gundelrebe genannt.

Die ausdauernde Pflanze blüht von Mai bis Juli, das Kraut sammelt man zur selben Zeit. Es wird in dünnen Schichten an schattigen Plätzen getrocknet.

Gundermann wird als Heilmittel schon seit dem 12. Jahrhundert angewendet.

In der Volksmedizin verordnet man Gundermann zur Behandlung von Durchfällen und Magenkatarrh. Er soll aber auch beim Abhusten, bei Lungenerkrankungen und bei asthmatischen Anfällen hilfreich sein. Ein Aufguss (zwei Teelöffel pro Tasse Wasser, zwei bis drei Tassen täglich) soll den Appetit fördern und den Stoffwechsel im Körper anregen.

Äußerlich wendet man Gundermann als Gurgelmittel an; Bäder mit Gundermann-Zusatz sollen bei Hautkrankheiten helfen.

Hafer (Avena sativa)

wird auch Saathafer genannt.

Die einjährige Pflanze blüht im Juli; das Korn wird ebenso wie das Stroh im August und September geerntet. Hafer ist für den eigenen Anbau im Garten nicht geeignet.

Für Heilzwecke verwendet man hauptsächlich die Körner, manchmal auch das Stroh. Wir alle kennen Haferflocken und Haferschleim, die als Schonkost bei vielerlei Magenbeschwerden verordnet werden. Früher jedoch wurde Hafer in der Volksmedizin auch in Form von Tropfen, von Tees und als Bad genutzt. Appetitanregend soll ein Tee wirken, den man aus zwei bis drei Löffeln Haferflocken pro Tasse Wasser zubereitet (dreimal täglich). Er wirkt auch gegen Hals- und Brustschmerzen sowie kräftigend bei geistiger Erschöpfung, bei Nervosität und Schlaflosigkeit. Äußerlich wendet man Bäder aus Haferheu an. Sie helfen bei rheumatischen Schmerzen, Ischias, Lähmungen und Leberkrankheiten. Ein Absud heilt Ekzeme, Erfrierungen und Krätze.

Hagebutten (Rosa canina)

kommen vom Strauch der Heckenrose, die auch Hunds-, Hain-, Wilde Heide-, Hagrose, Hiefenstrauch oder Heinzerlein genannt wird. Die Heckenrose ist die Urform der unzähligen verschiedenen Zuchtrosen, die wir in unseren Gärten kennen.

Die Heckenrose blüht im Juni und Juli, die Hagebutten sammelt man von September bis in den Oktober hinein. Man trocknet sie dann in dünnen Schichten sehr schonend und lagert sie trocken ein, bewahrt sie jedoch nicht länger als ein Jahr auf.

Hagebutten wurden von den Menschen schon in grauer Vorzeit gesammelt. Am bekanntesten ist in der Volksmedizin der Hagebuttentee. Man trinkt ihn schon vorbeugend, denn er erhöht die Widerstandskraft gegen Krankheiten und Epidemien, unterstützt die Blutbildung und hat eine schwache harntreibende und abführende Wirkung. Hagebuttentee hat sich ausgezeichnet bei Erkältungskrankheiten bewährt.

Äußerlich wendet man einen Absud von Hagebutten bei Zahnfleischbluten und Zahnschmerzen an. Frische Früchte verarbeitet man zu Mus, Marmeladen und Gesundheitsweinen – sie sollen den Appetit anregen.

Heidekraut (Calluna vulgaris)

wird auch Besenheide genannt.

Der immergrüne, kriechende Strauch blüht von August bis Oktober; die Blüten sammelt man ebenso wie das Kraut von August bis September. Auf Hürden ausgebreitet wird es dann im Schatten getrocknet.

In der Volksmedizin wird Heidekraut gegen Entzündungen (vor allem der Harnwege) verordnet. Es hat sich auch bei Nierenleiden bewährt. Ein Tee aus Heidekraut (ein Teelöffel auf zwei Tassen Wasser – zwei- bis dreimal täglich eine halbe Tasse trinken) soll auch gegen rheumatische Beschwerden helfen.

Heidelbeeren (Vaccinium myrtillus)

sind ein niedriger Halbstrauch mit kriechenden Stängeln. Sie blühen im April und Mai; die Blätter werden im Juni bis Oktober gesammelt, die Früchte erntet man von Juli bis September. Die Blätter dürfen dabei nicht beschädigt werden, sie müssen in dünnen Schichten trocknen.

Getrocknete Heidelbeeren sind ein probates Mittel gegen Durchfälle. In der Volksmedizin werden Heidelbeeren auch gegen Zuckerkrankheit eingesetzt. Dies ist jedoch wissenschaftlich nicht gesichert. Anerkannt wird nur die Wirksamkeit der Beeren zur Unterstützung des Darms bei akutem Durchfall.

▶ **Achtung:** *Heidelbeerblätter sollten Sie nicht verwenden. Sie können bei längerer Anwendung chronische Vergiftungen hervorrufen!*

Herzgespann (Leonurus cardiaca)

ist ein ausdauerndes Kraut, das ursprünglich aus Sibirien stammt. Es blüht von Juni bis Oktober und wird von Juni bis September gesammelt. Man erntet die Pflanze von Hand, mehrmals im Jahr, wenn sie in voller Blüte steht. Schonend wird sie dann getrocknet.

In der Volksmedizin wird Herzgespann gegen nervöse Leiden verordnet. Auch soll es bei Herznervosität, Störungen des Herzrhythmus und zu hohem Blutdruck helfen.

▶ **Achtung:** *Herzgespann zählt zu den geschützten Pflanzen.*

Heublumen (Flores graminis)

sind ein Gemisch von Blütenteilen, Samen, kleineren Blatt- und Stängelstückchen verschiedener Gräser und Wiesenblumen, die mit Heu zusammen getrocknet wurden.

Neben typischen Wiesengräsern wie Quecke, Trespe, Wiesenlolch oder Wiesenschwingel findet man natürlich auch die Bestandteile anderer Wiesenpflanzen. Die heilende Wirkung war lange Zeit nicht anerkannt; Pfarrer Kneipp jedoch war von der heilsamen Wirkung der Heublumen überzeugt und verordnete sie häufig.

In der Volksmedizin gelten Heublumen als Mittel gegen Schmerzen; sie sollen beruhigend wirken, die Muskulatur entspannen, die Durchblutung steigern und den Gewebestoffwechsel erhöhen.

Heublumen werden äußerlich als Bäder angewendet; aber auch Heublumenwickel (siehe Seite 18) oder Heublumenhemden sind bekannt. Sie sollen die eigenen Abwehrkräfte des Körpers erhöhen und werden auch bei grippalen Infekten benutzt. Auch bei rheumatischen Beschwerden hat man mit Heublumen schon Erfolge erzielt. Selbst bei chronischen Hautleiden, bei Magen-, Darm-, Blasen- und Nierenbeschwerden können Heublumenauflagen oder Voll- und Teilbäder helfen.

Himbeere (Rubus idaeus)

ist ein zweijähriger Strauch, der im Juni blüht und von Juli bis August Früchte trägt. Blätter und Früchte erntet man von Juni (Blätter) bis August. Die Himbeere wird seit alters gesammelt und auch in Gärten gezüchtet.

In der Volksmedizin verwendet man die getrockneten Blätter. Sie sollen als Tee oder Teegemisch (ein bis drei Esslöffel auf eine Tasse Wasser) zur Behandlung von Magenbeschwerden und zur Unterstützung von Harn- und Galleabsonderung hilfreich wirken. Gemischt mit Kamille wirken Himbeerblätter gegen Blähungen bei Kindern.

Hirtentäschel (Capsella bursa-pastoris)

ist ein ein- oder zweijähriges Kraut; es blüht von April bis November, gesammelt wird es von Mai bis Juli. Man erntet den blühenden oberirdischen Spross und trocknet ihn in dünnen Schichten. Danach muss man Hirtentäschel in geschlossenen Behältern aufbewahren.

In der Volksmedizin wird dem Hirtentäschel eine kontraktile Wirkung zugeschrieben. Man gab es zum Stillen von Magen-, Gebärmutter- und Lungenblutungen. Es wirkt auch harntreibend. Äußerlich wendet man es zur Waschung von Wunden, Hautausschlägen und Brandekzemen an.

▶ **Achtung:** *In stärkeren Dosen ist Hirtentäschel giftig!*

Holunder (Sambucus nigra)

wird auch Holler genannt.

Der Schwarze Holunder ist in ganz Europa, Asien und Nordafrika allgemein verbreitet. Der Holunder blüht von Juni bis August; die Blüten werden im Juni gesammelt, die Früchte im August und September. Die Blütenstände werden insgesamt getrocknet, danach erst löst man die Blüten von den Stängeln und lagert sie trocken in geschlossenen Behältern. Holunder kann man leicht im Garten anpflanzen. Schon in Urzeiten soll Holunder als Arzneimittel genutzt worden sein.

In der Volksmedizin spielt der Holunder eine wichtige Rolle. Mit seinem Tee behandelt man rheumatische Erkrankungen; ein »Fliedertee« aktiviert die körpereigenen Abwehrkräfte und wird auch bei Hautunreinheiten verwendet. Wissenschaftlich sind keine besonderen Wirkstoffe bekannt, doch wird Holunder als schweißtreibendes Mittel bei fieberhaften Erkältungskrankheiten empfohlen.

Hopfen (Humulus lupulus)

kennt man als einen der wichtigsten Zusätze des Bieres. Er blüht von Juli bis September, die »Zapfen« werden im August und September geerntet. Hopfenkulturen bestehen bis zu 30 Jahre. Hopfen soll aus Osteuropa stammen, ist aber seit mehr als 1100 Jahren über ganz Mitteleuropa verbreitet.

Für Heilzwecke werden die Zapfen gesammelt. Man trocknet sie und gewinnt danach durch Sieben der Zapfen die Hopfendrüsen, das Lupulin. Dieses wird in dunklen, verschlossenen Behältern aufbewahrt.

Im Mittelalter verordnete man Hopfen nicht nur als Beruhigungsmittel, sondern vor allem als Arznei gegen Leber-

und Gallenblasenleiden, als Magen- und als Abführmittel. Hopfen schmeckt würzig und bitter. In der Volksmedizin wendet man ihn heute gegen Appetitlosigkeit, bei Magenschwäche und bei nervösen Magenbeschwerden an. Auch gegen Schlafstörungen, nervöse Unruhe und Überreiztheit der Nerven soll er wirken.

Man trinkt dann vor dem Schlafengehen einen Tee aus einem Teelöffel Hopfen in einem Glas Wasser. Dies wird auch von Wissenschaftlern empfohlen.

Äußerlich verwendet man Hopfen als Badezusatz und als Schlafkissen zur Beruhigung an.

Huflattich (Tussilago farfara)

wird auch Bachblümlein oder Tabakkraut genannt.

Er blüht im März und April; die Blüten sammelt man zur selben Zeit, die Blätter etwas später, nämlich von Mai bis Juli. Huflattich gilt als Unkraut und wächst überall.

Schon von alters her wird er als Heilpflanze angewandt, und zwar als Mittel zur Stillung von Hustenanfällen. Von dieser Eigenschaft zeugt auch der Gattungsname »tussis« – das bedeutet Husten.

Huflattich wird in der Volksmedizin meist als schleimlösendes Mittel in Brusttees gemischt. Äußerlich wendet man ihn in Bädern und Umschlägen an: sie sollen die Heilung hartnäckiger Wunden, Hautgeschwüre und Ausschläge unterstützen. Frische, gewaschene Huflattichblätter werden auf Geschwülste und rheumatische Gelenke gelegt.

Isländisches Moos (Cetraria islandica)

wird auch Lungen-, Husten- und Fiebermoos genannt.

Es ist kein Moos, sondern eigentlich eine Flechte, die man das ganze Jahr über sammeln kann, am besten jedoch von April bis September. Selbst anpflanzen kann man diese Flechte kaum.

Seit dem 17. Jahrhundert ist Isländisches Moos als Heilpflanze bekannt.

In der Volksmedizin wird es vor allem gegen Lungen- und Bronchialleiden eingesetzt.

Bei Reizhusten hilft ein Tee aus Isländischem Moos; die Tagesdosis sollte aber nicht mehr als einen Teelöffel betragen. Auch bei Gastritis, Appetitlosigkeit und Schwächezuständen ist Isländisches Moos wirksam. Wissenschaftlich erwiesen ist, dass die Flechte den Reiz bei Katarrhen der oberen Luftwege mildert.

Äußerlich wird Isländisches Moos gegen Hautunreinheiten angewendet: Man legt Packungen aus der Heilpflanze auf die betroffenen Stellen.

Johanniskraut (Hypericum perforatum)

wird auch Tüpfelhartheu genannt.

Das Kraut wächst an trockenen Hängen, auf Wiesen und Weiden und blüht im Juli und August, gesammelt wird es zur selben Zeit. Man sollte beim Sammeln darauf achten, dass die Pflanze in voller Blüte steht. Sie wird dann zu Garben gebunden und im Schatten bei Zugluft getrocknet. Man kann die Pflanze, die goldgelb blüht, gut im Garten halten.

Johanniskraut ist schon lange als Heilkraut bekannt. Paracelsus verordnete es gegen Ängste und böse Träume.

In der Volksmedizin wird vor allem Tee aus Johanniskraut verwendet. Er soll gegen leichte Depressionen, gegen Stressreaktionen und gegen Schlafstörungen helfen. Man macht sogar Teekuren von vier bis sechs Wochen Dauer. Wissenschaftlich ist Johanniskraut als Beruhigungsmittel anerkannt.

Äußerlich verwendet man Johanniskraut in Oliven- oder Sonnenblumenöl: Dieses Öl soll Brandwunden, Sonnenbrand und Hämorrhoiden heilen.

▶ **Achtung:** *Nach einer Teekur mit Johanniskraut können vor allem hellhäutige und rotblonde Menschen empfindlich auf Licht reagieren. Höhensonne und Solarium meiden!*

Johannisbeere (Ribes nigrum)

ist ein Strauchgewächs. Es blüht von April bis Juni; die Blätter sammelt man von Juni bis August, die Früchte werden von Juli bis August geerntet. Die Pflanze stammt ursprünglich aus Asien, wird aber jetzt überall angepflanzt, auch in unseren Gärten.

In der Volksmedizin verwendet man die getrockneten Blätter als Tee. Er soll gegen rheumatische Beschwerden und Durchfall helfen. Auch wird der Stoffwechsel unterstützt. Bei Frühjahrskuren wird Johannisbeerblatt-Tee deshalb gerne getrunken. Ein Absud aus 30 Gramm Blättern auf einen Liter Wasser (täglich zwei bis drei Tassen schluckweise trinken) soll gegen Nierenbeschwerden helfen. Auch die Beeren sind gesund: Sie haben einen sehr hohen Vitamin-C-Gehalt. Die körperlichen Abwehrkräfte werden durch heißen Johannisbeersaft gestärkt.

Kalmus (Acorus calamus)

ist eine mehrjährige Pflanze, ein Sumpfkraut, das im Juni und Juli blüht; die Wurzelstöcke sammelt man im März und November. Die Wurzeln werden aus dem Grund von Bächen und Teichen ausgegraben, gesäubert, geschält und dann vorsichtig getrocknet. Kalmus ist sehr aromatisch und brüchig: Er muss deshalb in verschlossenen Behältern gelagert werden.

Ursprünglich stammt der echte Kalmus aus Indien, kam im 16. Jahrhundert nach Wien, von da aus nach ganz Mitteleuropa. Seit alters wurde er als Heil- und Gewürzpflanze genutzt.

In der Volksmedizin wird Kalmus zur Beseitigung von Verdauungsstörungen, zur Magensaftsekretion und auch zur Linderung von Verdauungsbeschwerden verordnet. Äußerlich angewendet, bewirkt Kalmus eine überstarke Durchblutung; in Bädern ist er als Nervenstärkung wirksam.

Kamille (Chamomilla recutita)

ist ein einjähriges Kraut, dessen Blütezeit in den Monaten Mai bis Juni liegt; die Blütenkörbe werden im selben Zeitraum gesammelt. Drei- bis viermal jährlich kann man bei schönem Wetter ernten, die Blüten werden dann an gut belüfteten Stellen im Schatten getrocknet. Kamille kann man im Garten und auf dem Balkon problemlos anpflanzen. Sie ist schon von alters her als Heilpflanze bekannt.

In der Volksmedizin wendet man sie als entzündungshemmendes, desinfizierendes und schweißtreibendes Mittel an. Wissenschaftlich bestätigt ist die wohltuende Wirkung der Kamille bei Magen- und Darmbeschwerden.

Sowohl bei Grippeerkrankungen als auch bei Durchfall wird Kamillentee gereicht.

Äußerlich wendet man diese Heilpflanze mit Umschlägen und Bädern an, die bei schlecht heilenden Wunden, bei Hautausschlägen und Wundstellen helfen. Auch zur Spülung von Mund und Augen leistet die Kamille wertvolle Dienste.

Kapuzinerkresse (Tropaeolum magnum)

ist ein ausdauerndes Kraut, das von Mai bis Oktober blüht. Der Samen wird von Juni bis Oktober gesammelt.

Ursprünglich stammt die Kapuzinerkresse aus Peru und kam erst im 17. Jahrhundert nach Europa. Hier hat sie sich allerdings schnell verbreitet und ist heute in vielen Gärten zu finden. Ihre Heilwirkung wurde erst spät bekannt.

In der Volksmedizin wird Kapuzinerkresse bei Entzündungen der Bronchien und der Harnwege verordnet. Der frische Pflanzensaft (ein bis zwei Esslöffel täglich) hat dieselbe Wirkung wie Tabletten aus Kapuzinerkressesamen, den man im Reformhaus und in der Apotheke kaufen kann. Im Frühling isst man Blätter und Blüten der Pflanze als Salat.

Katzenminze (Nepeta cataria)

ist eine mehrjährige Pflanze. Sie blüht von Juni bis August, das Kraut wird im selben Zeitraum gesammelt. Es wird bei trockenem, sonnigem Wetter geschnitten; die verholzten Teile sondert man aus und trocknet das restliche Kraut dann an einer gut gelüfteten Stelle. Danach bewahrt man es in gut verschließbaren Gefäßen auf.

Die Katzenminze hat ihren Namen daher, dass ihr durchdringender Duft Katzen ganz besonders anzieht. Früher wurde die Pflanze auch in Landgärten gezüchtet, da man glaubte, ihr Geruch vertreibe Schlangen.

In der Volksmedizin gibt man Katzenminze vor allem zur Heilung von nervösen Störungen und Migräne, denn sie wirkt beruhigend. Auch die Verdauung soll durch sie gefördert werden.

Vom Tee aus Katzenminze (zehn Esslöffel auf einen Liter Wasser, 20 Minuten ziehen lassen) sollte man täglich zwei bis drei Tassen trinken.

Kerbel (Anthriscus cerefolium)
wird auch Kuchel- oder Suppenkraut genannt.

Die zweijährige Pflanze blüht im Mai und Juni, man kann sie das ganze Jahr hindurch sammeln. Danach wird das Kraut getrocknet. Man kann es gut selbst im Garten oder auf dem Balkon ziehen.

Schon seit dem Altertum ist Kerbel als Mittel zur Blutreinigung bekannt. In der Volksmedizin verordnet man auch einen harntreibenden Tee aus getrocknetem Kerbel. Frisch gepresster Kerbelsaft dagegen soll ein gutes Stärkungsmittel sein.

Klatschmohn (Papaver rhoeas)
ist ein einjähriges Kraut, das von Mai bis September blüht. Die Blüten sammelt man zwischen Mai und August, und zwar unmittelbar bevor sie sich entfalten, in der Mittagszeit. Danach trocknet man sie in dünnen Schichten sehr schonend im Schatten. Gelagert wird Klatschmohn in dunklen, gut verschließbaren Gefäßen.

In der Volksmedizin wird Klatschmohn als leichtes Beruhigungsmittel verwendet. Auch gegen Reizhusten und Heiserkeit soll er helfen. Man trinkt einen Aufguss, der aus zwei Teelöffeln Klatschmohn pro Tasse Wasser bereitet wird.

Klette (Arctium lappa)
ist eine zweijährige Pflanze; sie blüht zwischen Juli und September. Die Wurzeln werden in den Monaten März und April sowie September und Oktober gesammelt. Sie werden gründlich gesäubert, aufgeschnitten und dann vor dem Trocknen in kochend heißes Wasser getaucht: So behalten sie ihre Wirkstoffe besser. Die Klette wurde früher als harntreibendes Mittel, zur Blutreinigung und zur Heilung von Geschlechtskrankheiten verwendet.

In der Volksmedizin ist Klette in Teegemischen enthalten, die man zur ergänzenden Behandlung der Zuckerkrankheit verordnet. Außerdem hat sie auch harn- und schweißtreibende Wirkung.

Äußerlich wird die Klette bei Hauterkrankungen als Absud angewendet. Ölextrakte dienen heute noch als haarwuchsfördernde Mittel.

Knoblauch (Allium sativum)
ist ein ausdauerndes Kraut, das im Juli und September blüht. Man erntet die Zwiebel im August. Der reife Knoblauch wird getrocknet und dann trocken und frostfrei gelagert.

Die Heilwirkung der Knoblauchzwiebel liegt vor allem in ihrer blutdrucksenkenden Wirkung. In der Volksmedizin hat sich Knoblauch als stark antibiotische Pflanze bei Bronchialkatarrhen und bakteriellen Magen-Darm-Störungen bewährt. Knoblauchtee (aus etwa 30 Gramm gepresstem Knoblauch, der in einem Liter Wasser gekocht und dann warm über den Tag verteilt getrunken wird) fördert das Wohlbefinden. Äußerlich wird Knoblauch als Saft verwendet: Man reibt bei rheumatischen Beschwerden stark schmerzende Körperteile damit ein.

Königskerze (Verbascum densiflorum)

wird auch Wollblume genannt.

Sie ist eine stattliche, zweijährige Pflanze, die von Juni bis September blüht. Die Blüten sammelt man in genau dieser Zeit, ebenso Blätter und Wurzeln. Die Königskerze gibt es überall in Europa. Beim Sammeln der Blüten muss man darauf achten, dass dies nur bei sonnigem Wetter geschieht. Sie dürfen nicht gedrückt werden und müssen rasch im Schatten trocknen.

In der Volksmedizin gilt die Königskerze als schleimlösend und harntreibend. Sie ist ein wichtiger Bestandteil von Brusttees. Durch Königskerzen-Absud können Krampfzustände gelöst werden: Man nimmt dafür einen Teelöffel Königskerzenblüten auf eine Tasse Wasser.

Äußerlich wird die Königskerze für Bäder und Umschläge gegen Unterschenkelgeschwüre und Hämorrhoiden angewendet.

Koriander (Coriandrum sativum)

wird auch Wanzenkraut, Wanzendill oder Stinkdill genannt.

Er ist ein einjähriges Kraut, das im Juni und Juli blüht und dessen Früchte im Juli und August geerntet werden. Man trocknet sie und bewahrt sie dann in gut verschlossenen Behältnissen auf. Bei uns kann man Koriander nur schlecht selbst ziehen, das Klima ist zu rau. Koriander stammt aus dem östlichen Mittelmeerraum und aus Indien. Er war schon im alten Ägypten als Heil- und Opferpflanze bekannt. Korianderfrüchte enthalten ein ätherisches Öl, das nach alter Überlieferung gegen Blähungen und Völlegefühl helfen soll.

In der Volksmedizin wird Koriander heute ebenfalls zur Stärkung von Magen und Darm verabreicht, aber auch zur Appetitanregung und zur Einschränkung von Blähungen. Wissenschaftlich empfohlen wird Koriander ebenfalls zu diesem Zweck.

Auch äußerlich lässt sich das ätherische Korianderöl anwenden: Es ist in Salben enthalten, die man auf rheumatische Gelenke und Muskeln aufträgt.

▶ **Achtung:** *Koriander ist ein Doldengewächs, von denen es viele giftige Sorten gibt. Wenn man in der freien Natur sammelt, sollte man die Pflanze gut kennen.*

Krapp (Rubia tinctorum)

wird auch Färberröte genannt.

Die Wurzel des Krautes wird im September und Oktober gesammelt, von Grünteilen befreit und dann in der Sonne getrocknet. Krapp ist eines der ältesten Färbemittel, das wir kennen. Es wurde bereits in vorchristlicher Zeit von den Ägyptern, Persern und Indern benutzt. Auch als Heilpflanze ist Krapp bekannt. Ursprünglich wurde er als

Arznei gegen Durchfälle gebraucht, später dann als Medikament gegen alle möglichen Leiden.

In der Volksmedizin verwendet man ihn bei Nieren- und Blasenleiden und als Desinfektions- und Beruhigungsmittel. Der Tee aus der Krappwurzel schmeckt – auch wenn er hilft – nicht besonders gut. Deshalb reicht man diese Heilpflanze meist in pulverisierter Form in Kapseln.

Kümmel (Carum carvi)

wird auch Wiesenkümmel genannt.

Er blüht im Mai und Juni, die Früchte werden im zweiten Jahr im Juli und August gesammelt. Die Früchte müssen gründlich trocknen und werden dann gelagert. Kümmel ist eine der ältesten Heilpflanzen. Er wird schon in einer Schriftrolle aus dem alten Ägypten erwähnt – vor etwa 3500 Jahren.

Als Gewürz ist Kümmel heute genauso wertvoll wie als Heilpflanze. In der Volksmedizin gilt Kümmel als Anregungsmittel der Verdauungsorgane; er unterdrückt Krämpfe. Kümmel wird gemahlen als Pulver verwendet oder in ganzen Früchten gekaut. Wissenschaftlich empfohlen wird Kümmeltee bei Magen- und Darmbeschwerden sowie nervösen Herz- und Magenbeschwerden. Ein Aufguss aus zwei Teelöffeln Kümmel und einer Tasse Wasser sollte zwei- bis dreimal täglich getrunken werden. Man kann auch Kümmelöl (ein bis drei Tropfen auf ein Stück Zucker) nehmen.

▶ **Achtung:** *Der Kümmel gehört botanisch in die Familie der Doldengewächse – und es gibt viele giftigen Doldenarten. Wenn Sie die Pflanze nicht wirklich gut kennen, dürfen Sie wilden Kümmel zu Ihrer eigenen Sicherheit auf keinen Fall selbst sammeln!*

Labkraut (Galium verum)

wird auch Herrgottsstroh oder Magerkraut genannt.

Die mehrjährige Pflanze blüht von Juni bis August, das Kraut wird zur selben Zeit gesammelt und dann an einem luftigen Standort ausgebreitet und in der Sonne getrocknet. Man kann es auch in Garben zusammenbinden und aufgehängt trocknen.

Labkraut wächst überall in Europa. Es riecht allerdings unangenehm und schmeckt bitter. Früher wurde Labkraut bei der häuslichen Käsezubereitung verwendet, denn es enthält ein Enzym, das die Eiweißgerinnung der Milch bewirkt.

In der Volksmedizin gibt man Labkraut vor allem wegen seiner harntreibenden Wirkung. Der Tee aus ein bis zwei Esslöffeln Kraut in einem Liter Wasser sollte über den ganzen Tag verteilt getrunken werden. Er mildert krampfartige Anfälle und regt die Harnausscheidung an.

Äußerlich dient der Absud zur Zubereitung von Bädern und Umschlägen: Er hilft bei schlecht heilenden Wunden, bei Ausschlägen und Geschwürerkrankungen.

Lavendel (Lavandula angustfolia)
ist ein Halbstrauch, der im westlichen Mittelmeergebiet verbreitet ist.

Die Blütezeit ist im Juli und August; Kraut und Blüten werden zu dieser Zeit gesammelt und getrocknet. Man muss beim Ernten darauf achten, dass trockenes und warmes Wetter herrscht. Danach muss Lavendel an gut durchlüfteten Stellen im Schatten trocknen. Blüten und Kraut werden nach dem Trocknen getrennt und gesondert verwendet. Lavendel kann man im Garten pflanzen, auch auf dem Balkon gedeiht er gut.

Die wichtigsten Inhaltsstoffe des Lavendels sind ätherisches Öl und Gerbstoffe. Früher gab es Lavendel in jedem Ziergarten, unsere Großmütter schätzten den Duft dieser Heilpflanze und hängten sich Lavendelsäckchen in den Kleiderschrank, denn der Geruch vertreibt auch Motten. Lavendelbäder gelten zudem als begehrte Duftbäder.

In der Volksmedizin wird Lavendel wegen seiner beruhigenden Wirkung angewendet. Er wirkt auf Bronchien, Magen und Darm und das Zentralnervensystem. Lavendel ist meist Bestandteil von beruhigenden Teemischungen. Wissenschaftlich wird Lavendel ebenfalls beruhigende Wirkung bei Unruhezuständen, Einschlafstörungen und Oberbauchbeschwerden bescheinigt.

Äußerlich wird Lavendel in Bädern angewendet, die sehr erfrischend und entspannend sind. Lavendelspiritus (aus der Apotheke) wurde früher als Rheumamittel gebraucht.

Lein (Linum usitatissimum)
wird auch Flachs genannt.

Das einjährige Kraut blüht von Juni bis September, der Samen wird im August und September geerntet. Er ist vor allem für die Pharmazie von Bedeutung. Die Samen werden gründlich gesäubert und getrocknet. Ganz oder zerstoßen werden sie dann angewendet. Als Zierpflanze kann man Lein heute noch im Garten finden. Lein war schon den Menschen in der mittleren Steinzeit bekannt. Sie nutzten die Pflanze als Öllieferant, aber auch zur Fasergewinnung. In Ägypten kann man den Leinanbau bis ins Jahr 1300 v. Chr. verfolgen, Leinsamen wurden als Wegzehrung für die Toten mit ins Grab gegeben. Hippokrates (um 500 v. Chr.) schreibt zum ersten mal von der Heilwirkung der Pflanze.

In der Volksmedizin wird Leinsamen heute als Mittel gegen Verstopfung und gegen Magenbeschwerden angewendet. Dies ist auch wissenschaftlich nachgewiesen.

Äußerlich wird Leinsamen (die Samenkörner zerstoßen und mit Wasser zu einem Brei vermischen) als warmer Umschlag oder Kompresse auf entzündete Hautausschläge und Geschwüre gelegt.

Liebstöckel (Levisticum officinale)
wird auch Maggikraut oder Gebärmutterwurzel genannt.

Das ausdauernde Kraut blüht im Juli und August; die Wurzeln von mindestens zweijährigen Pflanzen sammelt man im Oktober, das Kraut im Juli und August. Die Pflanze darf dafür nicht aufblühen. Wurzeln und Kraut werden schnell und schonend getrocknet. Liebstöckel durftet würzig und wird in geschlossenen Behältern aufbewahrt. Er stammt aus dem östlichen Mittelmeergebiet. Man kann ihn im Garten und auf dem Balkon selbst ziehen.

In der Volksmedizin verordnet man Liebstöckel als wassertreibendes Mittel, das den Appetit anregt. Aber auch gegen Blähungen, bei Erkrankungen der Harnwege und der Blase, bei nervösen Erschöpfungszuständen, bei rheumatischen Erkrankungen und Schweißbildung soll Liebstöckel helfen: Ein Tee (aus einem bis eineinhalb Teelöffeln Liebstöckel auf eine Tasse Wasser) wird tagsüber getrunken. Die Dämpfe des heißen Aufgusses kann man inhalieren.

▶ **Achtung:** *Bei allergisch reagierenden Menschen kann Liebstöckel Unwohlsein und Schwindelgefühle auslösen.*

Lindenblüten (Tilia cordata oder Tilia platyphyllos)

stammen von der Winter- oder von der Sommerlinde.

Der Baum blüht im Juni und Juli (Winter- und Sommerlinde etwa im Abstand von zwei Wochen); man sammelt die Blüten in diesem Zeitraum und sollte darauf achten, dass beständiges, sonniges Wetter herrscht. Die Blüten werden an einer luftigen und schattigen Stelle so lange getrocknet, bis sie gelbgrün verfärbt sind. Die Linde wächst überall, im Garten genauso wie auf dem Dorfplatz oder im Stadtpark.

Bei den Germanen galt die Linde als heiliger Baum, aus ihrem Holz wurden später bevorzugt Heiligenfiguren geschnitzt. Um die Heilwirkung von Lindenblüten wusste auch Hildegard von Bingen. In der Volksmedizin gelten Lindenblüten als Vorbeugemittel gegen Erkältungskrankheiten. Tee aus Lindenblüten wirkt stark schweißtreibend; er soll aber auch die Appetitanregung unterstützen und die Nerven beruhigen. Lindenblütentee soll sogar gegen rheumatische Erkrankungen helfen.

Aus trockenen Lindenhölzchen wird Holzkohle gebrannt: Man setzt sie gegen Blähungen, Magenübersäuerung, bei Gallenblasen- und Leberleiden ein.

Wissenschaftlich empfohlen werden Lindenblüten zur Milderung des Hustenreizes bei Katarrhen der Atemwege und bei fieberhaften Erkältungskrankheiten.

Lorbeer (Laurus nobilis)

ist ein immergrüner, mehrjähriger Baum oder Strauch. Die Blätter kann man das ganze Jahr hindurch sammeln. Man verwendet sie in der Küche als Gewürz, hauptsächlich für Wildgerichte, aber auch zu Fisch. Lorbeer wurde in der Antike zu Kränzen gewunden und als Zeichen des Ruhmes an Sportler, Kriegshelden und Dichter verliehen.

Das Öl der Beeren kann man in Apotheken bekommen.

In der Volksmedizin wird es als unterstützendes Mittel für die Durchblutung der Haut verabreicht. Auch rheumatische Beschwerden werden damit behandelt.

Löwenzahn (Taraxacum officinale)

wird auch Gemeine Kuhblume, Kuhlattich oder Wilde Zichorie genannt.

Die ausdauernde Pflanze blüht von April bis Oktober. Die Wurzeln sammelt man im März sowie im September und Oktober. Das Kraut wird im März und April gesammelt, die Blätter von Mai bis September und die Blüten im April und Mai. Löwenzahn ist überall zu finden. Er gilt leider oft als Unkraut, obwohl er eine anerkannte Heilpflanze ist. Blätter und Blüten des Löwenzahns verwendet man für die Frühjahrskur, denn ein Tee daraus verbessert die Funktion von Leber und Nieren.

In der Volksmedizin wird Löwenzahn gegen alle möglichen Leiden verabreicht: Er soll gegen chronische Entzündungen der Atemwege helfen, bei der Heilung von Magengeschwüren, bei Tuberkulose und bei Durchfällen, auch gegen rheumatische Beschwerden. Wissenschaftlich erwiesen sind positive Auswirkungen bei Störungen des Gallenabflusses, bei Blähungen und Verdauungsbeschwerden. Auch äußerlich kann man Löwenzahn verwenden: als Bäder bei rheumatischen Beschwerden, gegen Krampfadern und Geschwüre. Löwenzahn soll als Gurgelmittel auch Zahnschmerzen und Parodontose lindern.

Lungenkraut (Pulmonaria officinalis)

ist eine mehrjährige Pflanze, die im April und Mai blüht; die Blätter sammelt man im selben Zeitraum, das Kraut etwas später, und zwar von Mai bis Juni.

Lungenkraut wird schon seit vielen Jahrhunderten zur Heilung von Lungenleiden verwendet. In der Volksmedizin gilt die Pflanze als probates Mittel bei Bronchialerkrankungen, bei Husten und bei Verschleimung.

Der Aufguss (zwei Teelöffel Lungenkraut pro Tasse heißes Wasser) sollte dreimal täglich getrunken werden: Er bringt den Patienten zum Schwitzen und wirkt gleichzeitig entzündungshemmend sowie harntreibend. Äußerlich kann man Lungenkraut für Umschläge und Bäder verwenden.

Mädesüß (Filipendula ulmaria)

ist eine mehrjährige Pflanze, die von Juni bis August blüht.

Die Blüten sammelt man zur selben Zeit, die Blätter im Mai und Juni, die Wurzelstöcke im April oder von Oktober bis November. Man trocknet die Blüten in dünnen Schichten im Schatten. Als Heilpflanze wird Mädesüß schon seit dem Altertum verwendet.

Aus den getrockneten Blüten wird ein Tee zubereitet, der in der Volksmedizin bei Grippeerkrankungen, zum Fiebersenken und bei rheumatischen Schmerzen verordnet wird. Blätter und Blüten wirken außerordentlich schweißtreibend – man gibt sie deshalb auch bei Harnblasen- und Nierenschmerzen.

Den Tee bereitet man entweder als Aufguss (ein Teelöffel Mädesüß je Tasse Wasser, zwei- bis dreimal täglich) oder als Auszug (ein Teelöffel Mädesüß je Tasse Wasser, zehn Stunden auslaugen lassen).

Mais (Zea mays)

ist eine einjährige Pflanze, die ursprünglich aus Amerika stammt. Mais blüht im Juli und August, die Sammelzeit der Narben ist zur selben Zeit. Für Heilzwecke werden die Griffel und Narben der weiblichen Blüten gesammelt, und zwar dann, wenn sie beginnen, aus der Spitze des Klöppels hervorzuwachsen. Die Narben werden dann im Schatten getrocknet.

In der Volksmedizin werden sie verabreicht, um den Herzmuskel anzuregen, den Blutdruck zu erhöhen. Auch sollen sie harntreibende Wirkung haben; deshalb gibt man Mais auch bei Reduktionsdiäten: Maistee (zwei Teelöffel Mais je Tasse Wasser als Aufguss) sollte jeden zweiten Tag getrunken werden.

Majoran (Origanum majorana)

wird auch Kuchelkraut, Blutwürze oder Wurstkraut genannt.

Majoran wächst ein-, manchmal auch zweijährig; er blüht von Juli bis August, das Kraut wird von Juni bis September gesammelt. Man sollte darauf achten, dass bei der Ernte trockenes und sonniges Wetter herrscht. Majoran lässt sich im Garten und auf dem Balkon leicht selbst ziehen. Majoran war in der Antike der Göttin Aphrodite geweiht, er galt als Aphrodisiakum, das man dem Wein beimischte. Seit mehr als 450 Jahren kennt man den Majoran auch bei uns nicht nur als Gewürz, sondern auch als Heilmittel.

In der Volksmedizin wird Majoran für die Bildung von Magensäften, gegen Blähungen und zur Beruhigung des Nervensystems gegeben. Tee aus dieser Heilpflanze sollte man bei solchen Beschwerden zweimal täglich trinken (ein Teelöffel auf eine Tasse Wasser). Majoran wird auch äußerlich angewendet: in Salben und Bädern, die rheumatische Beschwerden lindern sollen.

Malve (Malva sylvestris)

wird auch Wilde Malve oder Rosspappel genannt.

Sie blüht von Mai bis September; die Blätter sammelt man von Juni bis September, die Blüten (ohne Stiel) von Mai bis August, jeweils bei sonnigem und beständigem Wetter. Sie werden im Schatten getrocknet. Die richtig getrocknete Malvenblüte ist blau. Die Heilwirkung der Malve ist schon von alters her bekannt: Sie wurde fast wie ein Wundermittel gegen alle möglichen Krankheiten verordnet.

In der Volksmedizin verabreicht man Malven heute gegen Katarrhe der oberen Luftwege wie Husten, Heiserkeit, Halsweh und gegen Katarrhe im Magen-Darm-Bereich. Die positive Wirkung der Pflanze auf diesem Gebiet ist auch wissenschaftlich bestätigt.

Äußerlich kann man Malven für Bäder und Umschläge bei Hautausschlägen und Geschwürerkrankungen verwenden.

▶ **Achtung:** *Die Malve wird leicht mit Hibiskusblüten verwechselt. Sie werden auch Rote Malve genannt, sind zwar ein Malvengewächs, stammen jedoch aus Afrika, China und Mexiko. Bei der Roten Malve werden in Teemischungen vor allem der fruchtig-säuerliche Geschmack und das reichlich vorhandene Vitamin C geschätzt.*

Mariendistel (Silybum marianum)

ist eine zweijährige Sommerpflanze, die von Juni bis August blüht. Die Achänen (Früchte) sammelt man im August und September. Sie werden getrocknet. Ursprünglich war die Mariendistel im Mittelmeerraum beheimatet, heute wird sie in Gärten als Zier- und Heilpflanze ausgesät. Schon in der Antike war die Heilwirkung der Mariendistel bekannt: Sie wurde gegen Gallenblasen- und Leberleiden verwendet.

In der Volksmedizin verabreicht man heute Mariendistel gegen Gallenblasenleiden, Leberentzündung und Fettleber. Wissenschaftlich wird die Heilpflanze als Tee nur gegen leichte Verdauungsbeschwerden empfohlen.

Ein Absud (ein Teelöffel auf eine Tasse Wasser, acht Minuten kochen, einmal täglich) soll die Leberfunktion und die Gallensaftbildung unterstützen.

Meerrettich (Armoracia rusticana)

wird auch Kren, Beiß- oder Scharfwurzel genannt.

Das ausdauernde Kraut blüht von Mai bis Juli; die Wurzeln werden von März bis Mai und von September bis Oktober gesammelt. Man verwendet fast ausschließlich die frischen Wurzeln. Meerrettich kann man problemlos im eigenen Garten anpflanzen. Meerrettich stammt ursprünglich aus dem Süden und Südosten Europas. Während des Mittelalters wurde er dann überall verbreitet.

In der Volksheilkunde spielt Meerrettich eine wichtige Rolle: Die schleimlösende Pflanze wurde vor allem bei Husten angewendet; wird Meerrettich zu gekochtem Fleisch serviert, regt er die Magen- und Darmtätigkeit an. Er fördert aber auch die Nierentätigkeit, wirkt antibiotisch und hilft gegen Erkältungen.

Äußerlich wendet man Meerrettich gegen rheumatische Schmerzen an: Er wird dann im Verhältnis 1:5 mit Mehl und Talg vermischt und als Zugpflaster aufgelegt.

▶ **Achtung:** *Dieses Zugpflaster sollte nicht allzu zu oft an derselben Stelle aufgelegt werden; es kann sonst auf empfindlicher Haut Ausschläge hervorrufen.*

Melisse (Melissa officinalis)

wird auch Zitronenmelisse, Frauenkraut oder Herztrost genannt.

Die mehrjährige Pflanze blüht im Juli und August, die Blätter werden von Juni bis August – bis zu dreimal im Jahr – gesammelt. Man sollte darauf achten, bei trockenem Wetter zu sammeln und die Blätter dann im Schatten zu trocknen. Melisse kann man im Garten und auf dem Balkon gut selbst ziehen. Schon im Altertum ist die Melisse als Heilpflanze bekannt gewesen. In den Klostergärten der Benediktiner wurde sie angepflanzt.

In der Volksmedizin gilt die Melisse und ihre ätherischen Öle als Allheilmittel gegen alle möglichen Krankheiten und Beschwerden. Sie wird unter anderem gegen Magen- und Darmkatarrhe verordnet, zur Beruhigung, gegen Krämpfe, gegen Herzbeschwerden, bei Leber- und Gallenblasenleiden. Auch bei Frauenleiden und Erkältungskrankheiten tut die Melisse wohl. Wissenschaftlich ist die Melisse als krampflösende Pflanze anerkannt; auch ihre Wirkung gegen Schlaflosigkeit und Magen- und Darmbeschwerden steht fest.

Ein Aufguss (aus einem Teelöffel Melisse auf eine Tasse Wasser, zwei- bis dreimal täglich) hilft, Blähungen zu beseitigen.

Mutterkraut (Chrysanthemum parthenium)

wird auch Mutterkamille oder Fieberkraut genannt.

Es ist ein ausdauerndes Kraut, das von Juni bis September blüht. Die Blütenkörbe sammelt man von Juni bis August, das Kraut im selben Zeitraum. Beides wird in dünnen Schichten im Schatten getrocknet und dabei vorsichtig gewendet. Mutterkraut duftet durchdringend und muss in verschlossenen Behältern aufbewahrt werden.

Die Pflanze stammt ursprünglich aus dem Iran und Irak. Über das Mittelmeergebiet wurde sie dann bis zu uns verbreitet.

In der Volksmedizin wird Mutterkraut gegen Verdauungsstörungen, gegen Krampfzustände und zur Heilung von Frauenleiden verwendet. Man trinkt in solchen Fällen einen Aufguss aus zwei Teelöffeln Mutterkraut auf eine Tasse Wasser (15 Minuten ziehen lassen, drei Tassen täglich).

Äußerlich wendet man einen etwa zweimal stärkeren Aufguss (25 Minuten ziehen lassen!) gegen Schwellungen, offene Wunden und für Mundspülungen an.

Nelkenwurz (Geum urbanum)

ist eine mehrjährige Pflanze, die von Juni bis August blüht. Die Wurzelstöcke werden im März sowie von Oktober bis November gesammelt. Die Wurzeln werden gründlich gewaschen, von allen Grünteilen befreit und schonend getrocknet. Danach muss man sie in verschlossenen Behältern trocken lagern. Auch das Kraut kann man gebündelt und aufgehängt trocknen.

Nelkenwurz ist schon seit dem Altertum als Heilpflanze bekannt. Damals wurde es vor allem gegen Brustleiden verabreicht.

In der Volksmedizin gibt man Nelkenwurz heute vor allem bei Magen- und Darmkatarrhen, gegen Darmkoliken und zur Stillung innerer Blutungen. In solchen Fällen sollte man einen Absud aus zwei Teelöffeln Nelkenwurz auf eine Tasse Wasser trinken. Nelkenwurz wird auch vielen Gesundheitsweinen zugesetzt.

Äußerlich wendet man diese Heilpflanze als Zusatz bei Gurgelmitteln gegen Entzündungen der Mundhöhle, Zahnfleischbluten, Lockerung der Zähne und zur Beseitigung von Mundgeruch an. Als Umschlag oder Badezusatz hilft Nelkenwurz gegen Hautkrankheiten und Hämorrhoiden.

Odermennig (Agrimonia eupatoria)

ist ein ausdauerndes Kraut, das von Juni bis September blüht. Das Kraut wird von Mai bis August gesammelt, die Blätter von Mai bis Juli. Beides wird geschnitten, getrennt und auf Hürden an einem gut durchlüfteten Platz im Schatten getrocknet. Odermennig wächst fast überall. Er ist schon seit alters her als Heilpflanze bekannt. Er schmeckt und riecht angenehm bitter.

In der Volksmedizin wird Odermennig bei Magen- und Darmkatarrhen sowie zum Stillen von Durchfall angewendet. Die Heilpflanze soll die Sekretion der Magensäfte fördern und bei Leber- und Nierenleiden, besonders bei Nierensteinen, helfen (täglich eine Tasse des Absuds aus einem Teelöffel Odermennig auf eine Tasse Wasser).

Äußerlich nimmt man Odermennig als Gurgelmittel, als Umschlag bei Hautausschlägen sowie als Badezusatz.

Oregano (Origanum vulgare)

wird auch Dost oder Wilder Majoran genannt.

Die mehrjährige Pflanze blüht von Juli bis August; man sammelt sie im selben Zeitraum, sollte aber darauf achten, das Kraut um die Mittagszeit zu schneiden. Es treibt kurz nach der Ernte wieder aus. Dann wird es im Schatten in dünnen Schichten oder in Bündeln hängend schonend getrocknet und in verschlossenen Behältern trocken gelagert. Oregano kann man im Garten oder auf dem Balkon selbst ziehen. Früher sah man den Dost fast als Allheilmittel gegen alle möglichen Krankheiten an; heute ist er auch als Gewürz sehr beliebt.

In der Volksmedizin gibt man Oregano als krampflösendes Mittel; als Tee (ein Teelöffel auf eine Tasse Wasser) soll Oregano auch gegen Appetitlosigkeit, Magen- und Gallenblasenleiden sowie Durchfall helfen. Äußerlich wendet man Oregano als Gurgelmittel, für Bäder und zur Inhalation an.

Petersilie (Petroselinum crispum)

wird auch Peterling, Suppenwurzel oder Silk genannt.

Die zweijährige Pflanze blüht im Juni und Juli; die Wurzeln erntet man im März oder Oktober und November. Das Kraut wird von Juni bis November geschnitten, die Früchte sammelt man im August und September. Alles wird nach dem Waschen vorsichtig getrocknet. Petersilie kann man im Garten und auf dem Balkon gut selbst ziehen. Die Pflanze stammt ursprünglich aus dem Mittelmeerraum. Heute ist sie aber überall verbreitet.

In der Volksmedizin wird Petersilie zur Erhöhung der Harnausscheidung verwendet. Sie ist deshalb oft in diuretischen und urologischen Tees enthalten. Kleinere Dosen regen den Appetit an und unterstützen die Verdauung. Ein Aufguss (vier Teelöffel Petersilie auf eine Tasse Wasser) sollte dreimal täglich getrunken werden.

▶ **Achtung:** *Petersilie bewirkt eine verstärkte Durchblutung der Schleimhäute des Verdauungsapparats und löst Gebärmutterkontraktionen aus. Schwangere sollten daher Vorsicht walten lassen! Große Mengen der Petersilie können giftig wirken!*

Pfefferminze (Mentha piperita)

wird auch Englische Minze, Balsam oder Schmeckerts genannt.

Die mehrjährige Pflanze blüht von Juli bis September; Kraut und Blätter sammelt man in genau diesem Zeitraum. Sie werden in dünnen Schichten im Schatten getrocknet. Man kann Pfefferminze im Garten selbst ziehen. Pfefferminze ist ein beliebtes Hausmittel seit dem Altertum, das äußerst aromatisch duftet.

In der Volksmedizin wendet man diese Heilpflanze gegen alle möglichen Beschwerden an: Sie soll gegen Übelkeit, Erbrechen, Völlegefühl, Magen- und Darmbeschwerden sowie Appetitlosigkeit und Gallenblasenleiden helfen. Wissenschaftlich ist die Wirkung bei diesen Beschwerden ebenfalls nachgewiesen.

Man nimmt Pfefferminze meist in Form von Tee zu sich. Aber man kann sie auch äußerlich anwenden: zum Inhalieren oder als Zusatz zu Massageölen.

Pfennigkraut (Lysimachia nummularia)

ist eine mehrjährige Pflanze, die von Mai bis Juni blüht; im selben Zeitraum sammelt man auch das Kraut. Es wird im Schatten getrocknet und wird dann hellgrün. Pfennigkraut schmeckt bitter und wirkt kontraktil.

In der Volksmedizin setzt man diese Heilpflanze als beruhigendes Mittel bei Magen- und Darmkatarrhen sowie starken Durchfällen ein: Dann sollte man dreimal täglich einen Aufguss (ein Teelöffel Pfennigkraut auf eine Tasse Wasser) trinken. Auch äußerlich wird Pfennigkraut angewendet: Aus frischen, gestoßenen Blättern macht man Umschläge auf schlecht heilenden Wunden, auf Geschwürerkrankungen und auf Hautausschläge. Dieser Blätterbrei soll die Schmerzen bei Muskelrheumatismus und Gelenkentzündungen lindern.

Preiselbeere (Vaccinium vitis-idaea)

ist ein niedriger Halbstrauch, der im Juni und Juli blüht; Blätter werden von Juni bis August gesammelt, Früchte von Juli bis September. Man muss die Blätter von Hand ernten; werden sie nämlich einfach nur abgestreift, würde die ganze Pflanze vernichtet. Die Preiselbeerblätter werden im Schatten an luftigen Plätzen so getrocknet, dass sie keine braunen Stellen bekommen.

In der Volksmedizin hat man Preiselbeerblätter bei Entzündungen der Harn- und Gallenwege, bei Nierensteinen, gegen rheumatische Erkrankungen und gegen Durchfälle angewendet. Die Blätter sind oft in Teegemischen zur Behandlung von Zuckerkrankheit enthalten. Die reifen Beeren helfen bei Kindern gegen Appetitlosigkeit: Täglich zwei- bis dreimal sollte man einen Teelöffel Preiselbeermus geben.

Quecke (Agropyron repens)

ist ein Gras, das man bei uns überall findet. Es blüht von Juni bis Juli; die Wurzelstöcke werden im März und April sowie von September bis Oktober gesammelt. Die Wurzel wird gesammelt, gewaschen, sorgfältig gesäubert und dann noch im frischen Zustand zerkleinert. Erst dann trocknet man sie. Quecke ist schon in früherer Zeit als Heilmittel verwendet worden.

In der Volksmedizin hat man diese Pflanze als Kräftigungsmittel, gegen rheumatische Leiden, vor allem aber gegen chronische Hautausschläge verordnet. Auch als Hustenmittel ist die Quecke bekannt. Wissenschaftlich sind nicht alle diese Wirkungen nachgewiesen. Jedoch hat sich gerade bei Akne und anderen Hauterkrankungen ein Tee aus Queckenwurzeln bewährt. Äußerlich kann man den Absud für Waschungen verwenden.

Ringelblume (Calendula officinalis)

wird auch Butter- oder Studentenblume genannt, außerdem Goldblume, Marigold oder Sonnenblümli.

Die einjährige Pflanze blüht von Juni bis September; die Blüten sammelt man von Juli bis September, und zwar bei sonnigem Wetter. Danach werden die Blüten im Schatten ausgebreitet und bei guter Durchlüftung getrocknet. Die Ringelblume stammt ursprünglich aus dem Mittelmeerraum. Heute findet man sie auch bei uns überall, und man kann sie auch gut selbst im Garten ziehen.

In der Volksmedizin wird die Ringelblume heute vor allem äußerlich angewendet: In Salben und Tinkturen verordnet man sie bei Wunden und Hautausschlägen, bei Unterschenkelgeschwüren und Nagelbettabszessen. Auch bei Verstauchungen, Verrenkungen, Zerrungen und Blutergüssen sind die Wirkstoffe der Ringelblume lindernd. Man kann auch Ringelblumentee bekommen: Er soll gegen Gallenblasenbeschwerden helfen. Wissenschaftlich sind die Heilwirkungen der Ringelblume bei Entzündungen von Haut und Schleimhäuten, bei Riss-, Brand- und Quetschwunden anerkannt.

Rosmarin (Rosmarinus officinalis)

wird auch Rosmarie, Braut- oder Weihrauchkraut genannt.

Die immergrüne Pflanze blüht im Juli und August, und in diesem Zeitraum sammelt man die Blätter. Sie werden im Schatten getrocknet. Rosmarin kann man im Garten pflanzen; besser jedoch zieht man ihn im Blumentopf, denn er ist nicht winterhart.

Ursprünglich stammt Rosmarin aus dem Mittelmeerraum. Die Benediktiner brachten ihn über die Alpen. Im Mittelalter galt Rosmarin schon fast als Allheilmittel, Pfarrer Kneipp wusste natürlich auch um seine Heilwirkung.

In der Volksmedizin wurde Rosmarin vor allem in Tee oder Wein verordnet. Ein Wein aus zehn bis zwanzig Gramm Rosmarinblätter auf eine Flasche leichten Moselweins (fünf Tage stehen lassen, danach abseihen, zweimal täglich ein Gläschen) soll gegen Magen- und Darmbeschwerden, bei Appetitmangel, Krankheiten der Unterleibsorgane, Nieren-, Gallenblasen- und Leberleiden, Herz- und Kreislaufbeschwerden, rheumatische Leiden, vor allem aber bei nervöser Erschöpfung helfen. Äußerlich wird Rosmarin in Bädern und Umschlägen angewendet. Wissenschaftlich empfohlen wird Rosmarintee bei Völlegefühl, Blähungen und leichten Magen- und Darmbeschwerden. Äußerlich angewandt wird Rosmarin bei Muskel- und Gelenkrheuma sowie als aktivierender Badezusatz.

► **Achtung:** *Schwangere sollten keinen Rosmarintee trinken!*

Rosskastanie (Aesculus hippocastanum)

ist ein Baum, der von Mai bis Juni blüht. Die stacheligen Früchte werden von September bis Oktober geerntet. Diese Kastanien werden zerstoßen und getrocknet.

In der Volksmedizin verordnet man Rosskastanien zur Heilung von Herz- und Kreislaufleiden. Auch Beschwerden mit Krampfadern und Entzündungen der oberen Atemwege sollen von Kastanien gelindert werden. Der Absud von Kastanien wird außerdem äußerlich angewendet: um Erfrierungen, Flechten und Hämorrhoiden zu heilen. Ein Tee aus den Blüten der Kastanie (30 Gramm Blüten auf einen Liter Wasser, zweimal täglich eine Tasse schluckweise trinken) soll vorbeugend gegen Venenentzündungen helfen. Rosskastanien kennt man auch als Badezusatz.

Roter Klee (Trifolium pratense)

ist ein ausdauerndes Kraut, das von Juni bis September blüht. Die Blüten werden im selben Zeitraum gesammelt. Man sollte darauf achten, dass man die gesamten Blütenköpfchen bei schönem Wetter und zu Beginn der Blütezeit erntet. An einem schattigen Platz müssen sie anschließend gründlich durchtrocknen.

In der Volksheilkunde wird Tee aus Rotklee bei Bronchialkatarrh, Husten, Heiserkeit und Durchfällen verordnet. Dafür nimmt man sechs Teelöffel Rotklee und übergießt sie mit einer Tasse kochendem Wasser; zehn Minuten ziehen lassen und dann tagsüber davon trinken. Äußerlich verwendet man Roten Klee für Bäder und Umschläge bei Hauterkrankungen.

Salbei (Salvia officinalis)

wird auch Muskatellerkraut, Kreuz- oder Tugendsalbei genannt.

Er ist ein Halbstrauch, der von Juni bis Juli blüht. Die Blätter sammelt man von Mai bis Juli. Sie werden getrocknet und dann in geschlossenen Behältern aufbewahrt. Man kann Salbei zweimal jährlich ernten. Er lässt sich gut im eigenen Garten oder auf dem Balkon ziehen. Ursprünglich stammt der Salbei aus dem Mittelmeerraum. Er war schon in der Antike als Heilpflanze bekannt.

In der Volksmedizin wird Salbei vor allem bei Magen- und Darmkrankheiten verordnet; aber auch bei übermäßigem Schwitzen, bei Entzündungen der Atemwege und gegen Husten soll er helfen. Ein Aufguss (ein Teelöffel Salbei auf eine Tasse kochendes Wasser, acht Minuten ziehen lassen) soll die vorgenannten Beschwerden lindern. Wissenschaftlich wird Salbei auch zur äußerlichen Anwendung als Gurgellösung bei Entzündungen von Zahnfleisch, Mund- und Rachenschleimhaut sowie Prothesendruckstellen empfohlen.

▶ **Achtung:** *Bei Dauergebrauch von Salbeitee kann es zu Darmstörungen kommen.*

Schafgarbe (Achillea millifolium)

wird auch Bauchweh-, Achilles-, Frauenkraut, Tausendblatt, Grillenkraut oder Feldgarbe genannt.

Die mehrjährige Pflanze blüht von Mai bis August; in diesem Zeitraum sammelt man sowohl Blüten als auch Kraut. Danach wird beides getrocknet und dunkel gelagert. Schafgarbe kann man im Garten selbst ziehen. Schafgarbe ist schon in der Antike als Heilmittel bekannt gewesen. Der griechische Held Achilles soll sie durch den Zentauren Chiron kennen gelernt und weiter verbreitet haben. Im Mittelalter galt sie als Allheilmittel.

In der Volksmedizin wird die Schafgarbe bei vielerlei Beschwerden verordnet: Meist gibt man sie bei Magen-, Darm- und Gallenblasenbeschwerden, bei Appetitlosigkeit und Katarrhen der Verdauungsorgane. Dies ist auch wissenschaftlich nachgewiesen. Ebenso wirksam soll ein Aufguss aus Schafgarben (zwei Teelöffel Schafgarbe auf eine Tasse Wasser, tagsüber trinken) gegen Nervosität und Schlafstörungen sein. Bei Frauenleiden und rheumatischen

Beschwerden hat sich die Heilpflanze ebenfalls bewährt. Vor allem bei Letzteren kann man Schafgarbe äußerlich als Badezusatz verwenden.

▶ **Achtung:** *Manche Menschen reagieren allergisch auf Schafgarbe. Sie bekommen gerötete Haut sowie juckende Ausschläge. Wenn dies auftritt, sofort mit der Behandlung aufhören!*

Scharbockskraut (Ranunculus ficaria)

ist eine mehrjährige Pflanze, die von März bis April blüht; in dieser Zeit sammelt man auch das Kraut. Es wird im Schatten getrocknet. In der Volksmedizin wird Scharbockskraut als Tee gegen Skorbut verordnet. Äußerlich kann man Scharbockskraut als Badezusatz gegen Hämorrhoiden, gegen Warzen und Krätze verwenden.

Schlehdorn (Prunus spinosa)

wird auch Schwarzdorn genannt.

Er ist ein Strauch, der im April blüht. Die Blüten kann man von März bis April sammeln; die Früchte erntet man im Oktober. Sie müssen völlig ausgereift und außerdem leicht überfroren sein. Schlehdorn kann man gut im Garten anpflanzen, er wird oft als Heckenpflanze gebraucht.

In der Volksheilkunde verwendet man die Schlehdornblüten vereinzelt noch für Tees. Er soll den Stoffwechsel unterstützen und wirkt außerdem schwach abführend. Die trockenen Schlehenfrüchte dagegen haben kontraktile Wirkung und werden bei Erkrankungen der Harnblase, der Harnwege und bei Verdauungsstörungen angewendet. Schlehenmus wirkt – täglich morgens zwei Teelöffel genommen – appetitanregend.

Schlüsselblume (Primula veris)

wird auch Primel , Petriblume, Auritzel oder Himmelsschlüssel genannt.

Sie ist eine mehrjährige Pflanze, die von April bis Mai blüht. Die Blüten sammelt man in diesem Zeitraum, Wurzelstöcke und Wurzeln sticht man im März oder Oktober. Die Schlüsselblume ist eine geschützte Pflanze.

In der Volksmedizin wird Schlüsselblume besonders als Heilmittel gegen Husten und fest sitzende Verschleimungen verordnet. Ein Tee entwässert zusätzlich noch, was den Kreislauf entlastet. Wissenschaftlich empfohlen wird die Schlüsselblume bei Katarrhen der Luftwege.

▶ **Achtung:** *Schlüsselblumen stehen unter Naturschutz; man darf die Wurzeln in der Natur nicht ausgraben.*

Schöllkraut (Chelidonium majus)

ist eine mehrjährige Pflanze, die von Mai bis August blüht. Das Kraut wird von Mai bis Juli gesammelt. Man muss dies mit Handschuhen tun, denn der Saft des Schöllkrauts ist giftig und ätzt Haut und Augen. Das gesammelte

Kraut wird dann in dünnen Schichten getrocknet.

In der Volksmedizin wurde Schöllkraut von alters her gegen Gelbsucht, Leberleiden, Verstopfung und Gallensteine verabreicht.

Heute wird Schöllkrauttee alleine kaum mehr verordnet. Die Heilpflanze ist fast nur noch in Teemischungen enthalten. Wissenschaftlich nachgewiesen ist die Wirkung des Schöllkrauts bei krampfartigen Beschwerden im Bereich der Gallenblase sowie im Magen- und Darmtrakt.

▶ **Achtung:** *Der Saft des Schöllkrauts ist giftig. Beim Sammeln nur mit Handschuhen arbeiten – der Saft kann sonst Haut und Augen verätzen!*

Schwertlilie (Iris germanica)

wird auch Veilchenwurz genannt.

Sie ist eine ausdauernde Pflanze, die im Juni blüht. Die Wurzelstöcke werden im März und Oktober gesammelt und auf Schnüre aufgezogen getrocknet. Während des Trockenvorgangs riecht die Pflanze intensiv nach Veilchen. Die Schwertlilie stammt aus dem Mittelmeerraum.

In der Volksmedizin wird die Schwertlilie vor allem bei Gallenblasenleiden und bei Entzündungen der Atemwege verordnet. Dann soll ein Aufguss (ein halber Teelöffel Schwertlilie auf eine Tasse Wasser, nicht mehr als ein Teelöffel am Tag) helfen.

Silberdistel (Carlina acaulis)

ist eine mehrjährige Pflanze, die von Juni bis September blüht; die Wurzel sammelt man von September bis Oktober. Sie wird getrocknet und in geschlossenen Behältern gelagert. Die Pflanze ist geschützt. Schon in der Antike kannte man die Heilwirkungen der Silberdistel. Sie sollte gegen Hautausschläge, gegen Bandwürmer und sogar gegen die Pest helfen.

In der Volksmedizin wird die Silberdistel heute als harn- und schweißtreibendes Mittel verwendet. Ein Aufguss (ein bis zwei Teelöffel pro Tasse Wasser, 20 Minuten ziehen lassen, täglich drei Tassen) soll auch gegen Verdauungsstörungen, zur Appetitanregung und als Abführmittel wirken.

Äußerlich werden Silberdistelwurzeln, in verdünntem Essig oder in Wein gekocht, für Bäder verwendet. Sie sollen gegen Hautausschläge, Pilzerkrankungen, Ekzeme und Flechten helfen.

▶ **Achtung:** *Die Silberdistel ist eine geschützte Pflanze. Sie darf in freier Natur nicht gesammelt werden.*

Sonnenblume (Helianthus annuus)

ist eine einjährige Pflanze, die von Juni bis September blüht. Die Samen werden von August bis Oktober gesammelt, die Blütenkörbe von Juni bis August. Der Samen liefert Sonnenblumenöl. Ursprünglich stammt die Sonnenblume aus Amerika; heute wird sie in Gärten und auf dem Balkon gezogen und sogar in Kulturen angebaut.

In der Volksmedizin ist Sonnenblumenöl der Grundstoff für verschiedene Medikamente. Wunden und rheumatische Beschwerden werden durch das Auflegen von in Öl getränkten Tüchern behandelt. Die Blüten werden in manchen Ländern getrocknet und als Aufguss gegen Entzündung der oberen Atemwege, gegen Blähungen und Durchfälle sowie als harntreibendes Mittel getrunken.

Sonnentau (Drosera rotundifolia)

ist eine mehrjährige, fleischfressende Pflanze. Sie blüht von Juni bis August, das Kraut wird zur selben Zeit gesammelt und schonend im Schatten an gut durchlüfteten Stellen getrocknet. Sonnentau ist sehr selten und deshalb eine geschützte Pflanze.

Ein heißer Aufguss (zwei Teelöffel Sonnentau auf zwei Tassen Wasser, schluckweise trinken) soll das Nervensystem beruhigen und Krämpfe lösen.

In der Volksmedizin wird Sonnentau auch gegen starken Hustenreiz verabreicht.

▶ **Achtung:** *Sonnentau steht unter Naturschutz und darf in der freien Natur nicht gesammelt werden.*

Spitzwegerich (Plantago lanceolata)

ist eine ausdauernde Pflanze, die von Mai bis September blüht; die Blätter werden von Juni bis September gesammelt. Man trocknet sie schonend – sie dürfen nicht braun werden. Spitzwegerich ist überall zu finden. Er gilt sogar als Unkraut.

In der Volksmedizin gibt man Spitzwegerich bei Husten, Heiserkeit, Bronchialkatarrh und Keuchhusten. Ein Aufguss (ein Teelöffel Spitzwegerich auf eine Tasse Wasser) sollte dann getrunken werden. Wissenschaftlich empfohlen wird Spitzwegerich bei Katarrhen der oberen Luftwege.

Der frische Saft der Pflanze, mit Zucker oder Honig gesüßt, hilft Kindern gegen Husten. Äußerlich kann man die Blätter des Spitzwegerichs zerstoßen auf Blutergüsse, Prellungen, Verbrennungen und Bienen- oder Mückenstiche legen. Der Saft wird außerdem als Gurgelmittel bei Mandelentzündungen und zu Augenspülungen verwendet.

Stiefmütterchen (Viola tricolor)

ist eine ein- bis zweijährige Pflanze, die von Mai bis August blüht. Das Kraut wird im selben Zeitraum gesammelt. Man trocknet es im Schatten und bewahrt es danach dunkel in gut verschlossenen Behältern auf.

In der Volksmedizin wird Stiefmütterchenkraut vor allem als Aufguss gegen unreine Haut verwendet. Auch soll der Aufguss gegen Schuppenflechte und Akne helfen. Stiefmütterchentee (zwei Teelöffel pro Tasse Wasser, kurz aufkochen lassen) wirkt schleimlösend und erleichtert das Abhusten. Dieser Absud hilft auch bei rheumatischen Schmerzen und soll als Kräftigungs- und Vorbeugungsmittel gegen Erkältungskrankheiten dienen.

▶ **Achtung:** *Die Tagesdosis von zwei Teelöffeln sollte man nicht überschreiten, denn sonst kann Stiefmütterchentee Erbrechen verursachen.*

Süßholz (Glycyrrhiza glabra)

wird auch Lakritze genannt.

Süßholz ist eine ausdauernde Pflanze, die im Juni und Juli blüht. Die Wurzelstöcke sammelt man von September bis Oktober. Sie werden getrocknet, aus ihnen werden die schwarzen Lakritzen gemacht. Die Pflanze stammt ursprünglich aus Südeuropa und dem Orient. Schon von alters her ist die hustenlösende Wirkung des Süßholzes bekannt.

In der Volksmedizin wird Süßholz aber auch zur Heilung von Magen- und Zwölffingerdarmgeschwüren eingesetzt. Die Pflanze ist auch ein beliebtes Abführmittel.

Taubnessel (Lamium album)

wird auch Weiße Taubnessel genannt.

Sie ist eine ausdauernde Pflanze, die von April bis September blüht; die Blüten kann man von Mai bis September sammeln. Man trocknet sie im Schatten sehr schnell und bewahrt sie anschließend im Dunklen in verschlossenen Behältern auf.

In der Volksmedizin wird die Taubnessel traditionell als Mittel gegen Menstruationsbeschwerden gebraucht. Ein Aufguss (zwei bis drei Teelöffel Taubnessel auf eine Tasse Wasser) soll das Husten erleichtern, gegen Schlaflosigkeit helfen und auch Katarrhe der oberen Atemwege lindern.

Äußerlich wird ein stärkerer Aufguss als Bad und Umschlag oder Kompresse bei Ausschlägen, Ekzemen, zur Heilung von Verbrennungen und Krampfadern verwendet.

Tausendgüldenkraut (Centaurium erythaea)

wird auch Fieber-, Magen-, Bauchweh-, Laurin- und Sanktorikraut genannt.

Die ein- bis zweijährige Pflanze blüht im Juni und Juli; das Kraut wird von Juni bis August gesammelt. Danach wird es in dünnen Schichten im Schatten ausgebreitet und getrocknet. Tausendgüldenkraut muss in gut verschlossenen Behältern trocken und dunkel gelagert werden. Es ist eine geschützte Pflanze. Schon von alters her ist die Heilwirkung der Pflanze bekannt.

In der Volksmedizin sorgt das bittere Tausendgüldenkraut für eine bessere Verdauung. Ein Aufguss aus einem Teelöffel Kraut und einem Viertelliter Wasser sollte man abends und morgens auf nüchternen Magen trinken.

Wissenschaftlich empfohlen wird das Tausendgüldenkraut zur Förderung der Magensaftbildung und gegen Appetitlosigkeit.

▶ **Achtung:** *Tausendgüldenkraut gehört zu den Enzianpflanzen und steht unter Naturschutz. Man darf es also nicht selbst sammeln.*

Thymian (Thymus vulgaris)

hjat viele Namen; er wird auch Demut, Quendel, Gundelkraut und Kudlkraut genannt.

Der Halbstrauch blüht von Mai bis Juni, das Kraut wird von Juni bis August gesammelt und getrocknet. Thymian stammt eigentlich aus dem Mittelmeerraum, er ist aber auch bei uns im Kräutergarten heimisch geworden. Man kann ihn zweimal jährlich ernten.

Schon seit mehr als 4000 Jahren ist Thymian als Gewürz- und Arzneipflanze bekannt. Er wirkt besonders auf den Magen und die Verdauung, deshalb werden vor allem fette Braten mit Thymian gewürzt.

In der Volksmedizin gilt Thymian wegen seiner ätherischen Öle besonders als Hustenmittel, das eine schleim- und krampflösende Wirkung hat. Ein Aufguss (aus einem Teelöffel Thymian auf eine Tasse Wasser) soll bei Husten und Bronchialkatarrh besonders gut helfen. Wissenschaftlich wird Thymian empfohlen.

Äußerlich kann man Thymian ebenfalls anwenden: Bäder als Vorbeugung gegen Erkältungskrankheiten, Inhalationen bei Husten, Schnupfen und Stirnhöhlenkatarrh.

Tüpfelfarn (Polypodium vulgare)

wird auch Engelsüß genannt.

Das ausdauernde Kraut blüht nicht; die Wurzelstöcke sammelt man im März und April sowie im September und Oktober. Sie werden an der Sonne getrocknet und nur ein Jahr aufbewahrt.

In der Volksmedizin nimmt man Tüpfelfarn zur Herstellung von Tees mit schleimlösender Wirkung. Außerdem hilft Tüpfelfarn bei der Heilung von Bronchitis und bei Entzündungen der Harnblase.

Ulme (Ulmus minor)

wird auch Feldulme und Rüster genannt.

Die Rinde sammelt man von März bis April von jungen Ästen. In der Volksheilkunde verordnet man Ulmenrinde als entzündungshemmendes Mittel bei Magen- und Darmschleimhautentzündung sowie Mund- und Rachenentzündung. Äußerlich wird Ulmenrinde als Badezusatz gegen Hämorrhoiden und zur Wundbehandlung angewendet.

Veilchen (Viola odorata)

wird auch Märzveilchen genannt.

Die ausdauernde Pflanze blüht von März bis Mai. Das Kraut, die Blüten und die Blätter sammelt man im selben Zeitraum, die Wurzel im September und Oktober. Die einzelnen Teile werden in dünnen Schichten an einer luftigen, schattigen Stelle getrocknet.

In der Volksmedizin wird ein Aufguss aus Veilchen (zehn Gramm auf einen Liter Wasser, schluckweise trinken) gegen Bronchialkatarrh verordnet. Veilchen wirken harntreibend und sollen gegen rheumatische Schmerzen helfen. Äußerlich werden sie für Umschläge auf eitrige Wunden, Geschwüre und Ausschläge gelegt.

Vogelbeerbaum (Sorbus aucuparia)

wird auch Eberesche genannt.

Der Baum oder Strauch trägt weiße Blüten in Dolden, die sich bis September und Oktober in leuchtend rote Beeren verwandeln. Diese Früchte erntet man dann im November und trocknet sie an einem schattigen Platz.

In der Volksmedizin wird frischer Vogelbeerensaft oder -sirup (mehrmals täglich ein Teelöffel) zur Blutreinigung, Nieren- und Blasensteinprophylaxe, Verdauungsregulierung und bei rheumatischen Beschwerden angeordnet.

Vogelknöterich (Polygonum aviculare)

ist eine einjährige Pflanze, die von Juni bis September blüht; das Kraut sammelt man im selben Zeitraum. Im Schatten an gut durchlüfteten Stellen wird es dann getrocknet. Der Vogelknöterich ist schon von alters her als Heilpflanze bekannt und wurde im Mittelalter gegen Cholera und Tuberkulose eingesetzt.

In der Volksmedizin gilt Vogelknöterich als Pflanze mit stillender und kontaktiler Wirkung. Man setzt ihn gegen äußere und innere Blutungen ein, auch gegen Magen- und Darmkatarrhe und gegen starke Durchfälle. Ein Aufguss (zwei bis drei Teelöffel auf zwei Tassen Wasser) über den ganzen Tag verteilt getrunken, soll auch den Körperstoffwechsel regulieren.

Wacholder (Juniperus communis)

ist ein immergrüner Nadelbaum, der von April bis Mai blüht. Die Früchte erntet man von September bis November, das Holz schneidet man im Februar und März. Die Früchte werden getrocknet.

In der Volksmedizin hat vor allem Pfarrer Kneipp die Wacholderbeeren gegen rheumatische Leiden empfohlen. Der Wacholder wirkt stark harntreibend. Ein Aufguss (aus einem Teelöffel zerstoßener Früchte auf eine Tasse) wirkt außerdem auch desinfizierend. Wissenschaftlich empfohlen wird der Wacholder lediglich zur Behandlung von Verdauungsbeschwerden. Äußerlich fügt man Wacholder Bädern zu, die eine antirheumatische und erfrischende Wirkung haben. Auch das Holz des Wacholders hat die oben beschriebenen Wirkungen.

▶ **Achtung:** *Menschen mit Nierenleiden und Schwangere sollten Wacholder vermeiden.*

Walderdbeere (Fragaria vesca)

ist eine mehrjährige Pflanze, die im Mai und Juni blüht. Die Blätter sammelt man jung von Mai bis August, die Früchte im Juli. Die Blätter werden getrocknet und als Tee gebraucht. Die Früchte werden frisch verzehrt.

In der Volksmedizin verordnet man einen Tee aus Erdbeerblättern als Kräftigungsgetränk für Menschen, die an Blutarmut und Nervosität leiden. Ein Aufguss heilt auch Magen- und Darmkatarrhe und wirkt günstig bei Erkrankungen der Harnwege. Äußerlich wendet man überbrühte Erdbeerblätter auf entzündeten Wunden an; den Absud kann man als Gurgelmittel gegen Mundgeruch nehmen. Die frischen Früchte verbessern die Leber- und Gallenblasenfunktion.

Waldmeister (Galium odoratum)

wird auch Maikraut oder Maitee genannt.

Die mehrjährige Pflanze blüht im Mai und Juni, das Kraut wird zur selben Zeit gesammelt und schnell im Schatten getrocknet. Es darf sich dabei nicht braun verfärben und wird in dunklen, verschlossenen Behältern aufbewahrt. Waldmeister wurde schon im Mittelalter gezüchtet und gesammelt und dann Spiritusgetränken sowie Tabak beigefügt.

In der Volksmedizin wird Waldmeister gegen nervöse Gereiztheit, bei Krämpfen als Beruhigungsmittel und bei Herzklopfen, unregelmäßigem Pulsschlag und Schlaflosigkeit von Kindern und alten Menschen eingesetzt. Dann wird daraus ein Aufguss (zwei Teelöffel Waldmeister auf zwei Tassen Wasser, über den ganzen Tag verteilt trinken) bereitet. Man kann diesen Tee auch kalt durch Auslaugen herstellen.

Äußerlich verwendet man Waldmeister als Bad oder Umschlag zur Heilung von eitrigen Wunden, Ausschlägen und Geschwüren.

► **Achtung:** *Größere Dosen von Waldmeister sollte man vermeiden, denn diese können Schwindelanfälle, Erbrechen und Kopfschmerzen verursachen.*

Waldweidenröschen (Epilobium angustifolium)

ist eine mehrjährige Pflanze, die von Juni bis August blüht. Die Blätter sammelt man im selben Zeitraum. Sie werden bei trockenem, warmem Wetter geerntet und dann im Schatten an einer gut durchlüfteten Stelle getrocknet.

In der Volksmedizin wird der Aufguss als Beruhigungsmittel für die Nerven, gegen Kopfschmerzen und Migräne verwendet. Ein Tee soll gegen Frühjahrsmüdigkeit helfen.

Äußerlich wird ein Absud des Waldweideröschens als Umschlag auf Wunden angewendet.

Walnuss (Juglans regia)

ist ein Baum, der im Mai blüht. Die Fruchthüllen sammelt man im August und September, die Blätter im Juni und Juli. Beides wird getrocknet.

In der Volksmedizin wird Walnuss bei Magen- und Darmbeschwerden angewendet. Die Pflanze soll auch nervenberuhigend wirken und Krämpfe lösen. Äußerlich wendet man die Walnuss zur

Behandlung von Erfrierungen und als Gurgelmittel an.

Wegwarte (Cichorium intybus)

ist eine ausdauernde Pflanze, die von Juli bis September blüht. Die Wurzeln werden im September und Oktober gesammelt. Man trocknet sie in Scheiben geschnitten. Schon im alten Ägypten galt die Wegwarte als Heil- und Gemüsepflanze.

In der Volksmedizin verordnet man einen Absud (zwei Teelöffel Wegwarte auf eine Tasse Wasser, zweimal täglich) für Gallensaftproduktion und zur Appetitanregung. Auch soll die Wegwarte bei Lebererkrankungen, Gallen- und Nierensteinen sowie Entzündungen der Harnwege helfen.

Weißdorn (Crataegus)

wird auch Hagedorn, Heckendorn und Zaundorn genannt.

Er gehört zur Familie der Rosengewächse. Es gibt mehrere Arten, die in der Heilkunde Verwendung finden. Weißdorn ist eine mehrjährige Pflanze; sie blüht von Mai bis Juni. Gesammelt werden Blüten, Kraut und Blätter im selben Zeitraum, die Früchte von September bis November. Alles wird getrocknet. Der Weißdorn spielt erst seit Anfang des 20. Jahrhunderts eine Rolle als Heilpflanze.

In der Volksmedizin wird er älteren Menschen als Herzstärkungsmittel verabreicht; er schützt vor nachlassender Leistungsfähigkeit. Tee aus Weißdornblüten kann kurmäßig bei Herzüberlastung angewendet werden. Wissenschaftlich empfohlen wird Weißdorn bei leichten Herzrhythmusstörungen sowie bei Druck- und Beklemmungsgefühlen in der Herzgegend.

▶ **Achtung:** *Weißdorn darf nicht ohne Befragen eines Arztes angewendet werden!*

Wermut (Artemisia absinthium)

wird auch Magen- oder Wiegenkraut genannt. Auch unter den Namen Absinth, Artenheil, Bitterer Beifuß oder Heilbitter ist der Wermut bekannt.

Die mehrjährige Pflanze blüht von August bis September. Das Kraut sammelt man dagegen schon ab Juli bis September. Es wird getrocknet. Wermut kann man im Garten oder sogar auf dem Balkon selbst ziehen. Schon seit dem Altertum kennt man die heilende Wirkung des Wermuts. Vor allem gegen Magenbeschwerden wird er verordnet.

In der Volksmedizin hat sich daran nichts geändert. Ein Aufguss (aus ein bis zwei Teelöffeln Wermut auf eine Tasse Wasser) soll gegen Darmkoliken, zur Appetitanregung, zur Unterstützung der Magensäfte und gegen Blähungen angewendet werden. Wissenschaftlich empfohlen wird Wermut bei Magenbeschwerden und zur Appetitanregung. Äußerlich kann man Wermut als Gurgelmittel und als Umschläge für Prellungen anwenden. Aus dem frischen Kraut gewinnt man ein ätherisches Öl, das für Tinkturen gegen Krämpfe gebraucht wird.

▶ **Achtung:** *Bei länger anhaltendem Genuss von alkoholischen Getränken mit Wermut (etwa französischem Absinth) kann es zur Abhängigkeit kommen.*

Wiesenkopf (Sanguisorba officinalis)

ist eine mehrjährige Pflanze, die von Juni bis August blüht. Die Wurzelstöcke sammelt man im März und April sowie von August bis Oktober, das Kraut von Juni bis August.

Wiesenkopf wirkt kontraktil, antiseptisch und blutstillend. In der Volksheilkunde nimmt man den Absud der Pflanze gegen Magen- und Darmkatharre sowie zur Stillung von Nasen- und Zahnfleischbluten. Den Absud verwendet man als Badezusatz bei offenen Wunden, Ausschlägen und Geschwüren, als Gurgellösung bei Zahnfleischleiden und eitriger Angina.

Ysop (Hyssopus officinalis)

wird auch Ysopkraut oder Iosop genannt.

Der mehrjährige Halbstrauch blüht von Juni bis September; das Kraut sammelt man im selben Zeitraum. Schneidet man Ysop möglichst weit oben an den Zweigen bereits Anfang Mai, dann kann man durchaus zwei- bis dreimal im Jahr ernten. Das Kraut wird im Schatten getrocknet und dann in verschlossenen Behältnissen gelagert. Ysop war ursprünglich im Mittelmeerraum beheimatet und wurde früher zur Heilung von Magen- und Brustkrankheiten verwendet.

In der Volksmedizin hat sich Ysop gegen Husten, entzündete Bronchien und Asthma bewährt. Ein Aufguss (aus zwei Teelöffeln Ysop auf einen Viertelliter Wasser, stündlich ein Löffel) soll auch bei Entzündungen der Harnwege, der Nieren und der Gallenblase helfen.

▶ **Achtung:** *Ysop sollte bei nervöser Reizbarkeit nicht angewendet werden. Höhere Dosen, vor allem Ysopöl, können Krämpfe hervorrufen.*

Zaunwinde (Calystegia sepium)

wird auch Ackerranke, Feldwindling, Teufelsdarm oder Uferzaunwinde genannt.

Sie blüht von Juni bis September; das Kraut wird zur gleichen Zeit gesammelt und im Schatten an einer luftigen Stelle getrocknet.

In der Volksmedizin gibt man die Zaunwinde als Abführmittel. Auch bei Blähungen und Bauchschmerzen soll sie lindernd wirken.

Ziest (Stachys officinalis)

wird auch Betonie, Heilziest, Pfaffenblume, Zahn- oder Zehrkraut genannt.

Die Pflanze blüht von Juni bis September; das Kraut sammelt man von Juni bis August. Man trocknet es an gut belüfteten Stellen im Schatten.

In der Volksheilkunde verordnet man Ziest bei Erkrankungen der Atemwege und bei Asthma sowie bei Darm- und Magenbeschwerden.

Zwiebel (Allium cepa)

ist eine ausdauernde Pflanze, die von Juni bis Juli blüht. Zwiebeln erntet man von Juni bis September. Man lässt sie auf dem Feld trocknen und lagert sie anschließend trocken und frostfrei. Schon von alters her wurden die Heilkräfte der Zwiebel erkannt: In Mesopotamien, in Indien und dann im Mittelmeerraum wurden Zwiebeln als Gemüse- und Heilpflanze gezüchtet. Heute gehört die Zwiebel mit ihren verschiedenen Arten zu den am meisten verbreiteten Gemüsearten.

In der Volksmedizin wird die Zwiebel bei Erkrankungen der oberen Atemwege, vor allem bei Husten und Schnupfen verordnet. Heilend wirkt sie auch im Verdauungsapparat: Magen- und Darmbeschwerden können durch Zwiebeln gemildert werden.

Äußerlich angewendet hilft die Zwiebel gegen Insektenstiche.

Kräuter & Gewürze
richtig sammeln, trocknen und aufbewahren

Das Wissen um die heilenden Kräfte, die in vielen Pflanzen schlummern, ist uralt. Immer mehr Menschen besinnen sich wieder auf die Heilkräfte der Natur – und sind sogar bereit, die alten Hausmittel wieder anzuwenden. Auch wenn das vielleicht mehr Mühe macht, als einfach nur eine Pille zu schlucken, die der Arzt verordnet hat. Mehr Mühe auch deshalb, weil man sich mit den Hausmitteln aus alter Zeit ein bisschen beschäftigen muss, bevor man sie erfolgreich anwenden kann.

Sie können natürlich Ihre Heilpflanzen für alle möglichen Hausmittel auch in der Apotheke oder im Reformhaus kaufen. Apotheker sind gesetzlich verpflichtet, alle Heilpflanzen auf Reinheit und Qualität zu überprüfen. Doch vielleicht macht es Ihnen Freude, selbst ein wenig zu gärtnern. Viele Pflanzen und Kräuter können Sie nämlich selbst im Garten oder sogar auf dem Balkon im Blumenkasten ziehen. Es macht nur wenig Arbeit, und Sie haben dann die Gewissheit, wirklich Pflanzen zu bekommen, deren heilende Wirkstoffe nicht durch Insektenvernichtungsmittel oder Kunstdünger beeinträchtigt wurden. Im vorhergehenden Kapitel haben wir Sie immer extra darauf hingewiesen, wenn sich eine Heilpflanze leicht selbst ziehen lässt.

Viele Heilpflanzen finden Sie noch in freier Natur. Sie müssen nur mit offenen Augen durch Wald und Wiesen und durch Felder gehen – dann entdecken Sie so manches Kraut, das heilende Kräfte hat. Doch bevor Sie Heilkräuter selbst sammeln, sollten Sie sich fragen:

- Können Sie die gesuchte Pflanze wirklich zweifelsfrei erkennen? Wenn nicht, lassen Sie lieber die Finger davon. Es gibt eine ganze Reihe Pflanzen, die sich ähneln, die aber in der Wirkung sehr unterschiedlich, ja sogar giftig sein können. Lassen Sie sich lieber von einem Fachmann beraten (vielleicht gibt es in Ihrem Wohnort ja einen Kräuterdoktor, der Ihnen behilflich ist).
- Sind Sie sicher, dass die Pflanzen, die Sie selbst sammeln, auch gesund und unbelastet sind? Viele wachsen neben dem Straßenrand oder in der Umgebung von Feldern, die mit Kunstdünger »verseucht« sind. Dann sollten Sie besser auf gekaufte Pflanzen aus der Apotheke zurückgreifen oder aber einige Heilkräuter und Gewürze selbst auf dem Balkon ziehen.

- Wissen Sie, welche Pflanzen giftig sind? Welche Sie deshalb auf gar keinen Fall für Ihre eigene Hausmittelapotheke pflücken dürfen? Sie müssen sich absolut sicher sein, dass Sie giftige Heilpflanzen auf den ersten Blick erkennen. Sonst geraten Sie beim »Brauen« Ihrer Hausmittel in Lebensgefahr!
- Kennen Sie alle Heilpflanzen, die unter Naturschutz stehen? Dann dürfen Sie sie nämlich nicht sammeln, schon gar nicht die Wurzeln ausgraben.
- Ist Ihnen bekannt, zu welcher Jahreszeit die gesuchte Heilpflanze ihre größte Wirkung entfaltet? Es hat nämlich keinen Sinn, eine Pflanze dann zu sammeln, wenn sie noch (oder schon wieder) ohne Wirkungskräfte ist. Dann bringt sie Ihnen und Ihrer Gesundheit kaum Nutzen.
- Wissen Sie genau, welcher Teil der Pflanze die größte Heilkraft enthält? Denn was nützt es Ihnen, wenn Sie die Blüten und Blätter eines Heilkrauts sammeln, die größte Heilkraft aber in der Rinde oder den Wurzeln steckt.

Nur wenn Sie alle diese Fragen positiv beantworten können, dürfen Sie guten Gewissens selbst in freier Natur nach Heilpflanzen suchen und diese auch sammeln. Im anderem Falle sollten Sie sich wirklich lieber auf den eigenen Garten oder Balkon beschränken. Aber auch hier gelten einige Regeln, die Sie unbedingt beachten müssen:

- Ernten Sie immer nur frische und gesunde Kräuter.
- Die Pflanzen sollten nicht von Schnecken angefressen, vom Schimmel befallen oder in anderer Form geschädigt sein.
- Vermischen Sie die einzelnen Kräuter nicht.
- Sortieren Sie schon beim Sammeln nach den einzelnen Arten – dann müssen Sie daheim nicht alles mühsam aussuchen.
- Zum Sammeln von Pflanzen eignet sich am besten ein Korb.
- Plastikbehälter sind völlig ungeeignet, denn die Kräuter dunsten darin und liegen in feuchter Luft.
- Sammeln Sie Heilpflanzen nicht an Regentagen und nicht bei Nebel. Sie sollen auch nicht mehr vom Tau benetzt sein.
- Die beste Sammelzeit ist der späte Vormittag oder der Mittag.
- Lediglich Wurzeln sollten Sie frühmorgens sammeln. Allerdings: In freier Natur sollten Sie Wurzeln lieber belassen: Graben Sie nämlich die Wurzel einer Heilpflanze aus, so gefährden Sie damit den Bestand.
- Wenn Sie wirklich die Wurzel einer Heilpflanze für ein Hausmittel benötigen, sollten Sie in die Apotheke gehen. Hier verkauft man Wurzeln, die aus Anbaukulturen stammen.
- Heilpflanzen müssen (schauen Sie auch noch einmal im zweiten Kapitel nach) zur rechten Zeit geerntet werden.
- Sammeln Sie niemals mehr Pflanzen oder Pflanzenteile, als Sie verarbeiten können.

Früher war das Trocknen der einzige Weg, Kräuter für den Winter zu konservieren. Küchenkräuter – die ja zum Teil durchaus auch Heilkräfte haben – kann man aber auch sehr gut in die Gefriertruhe geben. Dann behalten sie ihren guten Geschmack und lassen sich außerdem noch zum Würzen und Kochen verwenden. Heilpflanzen aber gehören nicht in die Tiefkühltruhe. Sie müssen – möglichst schonend! – getrocknet werden. Hierfür gibt es einige Regeln:

- Heilpflanzen dürfen weder in der Sonne noch zu nah an einem heißen Ofen trocknen.
- Der Trockenplatz sollte nicht zugig sein, wohl aber luftig.
- Am besten geeignet ist ein trockener Dachboden oder ein gut belüfteter Kelleraum.
- Tradition hat die Methode, Kräuterbündel zusammenzustellen und diese auf einem Gestell über dem Ofen zu trocknen. So taten es jedenfalls unser Urgroßmütter auf dem Lande.
- Wild wachsende, aber auch Gartenkräuter trocknen Sie heute am besten bundweise auf großen Tabletts.
- Heilpflanzen werden in nur einer Schicht auf dem Tablett ausgelegt und mit Mull abgedeckt, damit sie nicht verstauben.
- Die Gestelle oder Tabletts können Sie in der Nähe des Ofens aufstellen – aber nicht zu nah.
- Die Kräuter müssen knisternd trocken, aber noch grün sein.
- Wenn sie braun werden, war die Hitze zu groß und sowohl der Geschmack als auch die Heilwirkung sind beeinträchtigt.
- Wenn die Pflanzen getrocknet sind, müssen sie so schnell wie irgend möglich an ihrem endgültigen Platz gelagert werden.
- Sie dürfen auf gar keinen Fall mit Feuchtigkeit in Berührung kommen: Sie werden sonst modrig und können sogar schimmeln; in diesem Fall können sie nicht mehr verwendet werden.
- Zerreiben Sie die Kräuter zwischen den Händen auf einem Stück sauberen Papiers.
- Geben Sie sie dann in Gläser, Dosen oder Pappschachteln zur Aufbewahrung.
- Wenn die Gläser aus durchsichtigem Glas sind, müssen Sie sie in einen dunklen Schrank stellen: Licht kann die Wirkung der Pflanzen nämlich beeinträchtigen.
- Am besten legen Sie sich für Ihre Heilpflanzen dunkle Glasgefäße oder Weißblechdosen zu. Darin sind die wertvollen Kräuter vor Lichteinfall und Feuchtigkeit geschützt.
- Wichtig ist es, die Aufbewahrungsgefäße genau zu beschriften. Denn getrocknete und zerkleinerte Heilpflanzen, vor allem die wichtigen Tees, können Sie nur schwer von einander unterscheiden.
- Das Datum der Ernte (oder des Einkaufs) ist genauso wichtig wie das Datum der Zubereitung.

Wenn Sie künftig sich selbst und auch Ihre Familie mit Hausmitteln behandeln, sollten Sie genau Buch führen:

- Wer hat das Mittel bekommen?
- Welche Beschwerden lagen vor?
- Wann hat der Kranke das Hausmittel genommen?
- Wie oft wurde der Tee (oder ein anderes Mittel) verabreicht?
- In welcher Dosis wurde das entsprechende Mittel gegeben?
- Wie schnell hat es geholfen?

Sie erkennen natürlich, wie wichtig eine solche Buchführung ist: nicht nur für Sie selbst und Ihre Familie, sondern auch für Ihren Hausarzt.

Und damit kommen wir zum nächsten Kapitel: Darin erfahren Sie, welche Hausmittel Sie gegen alle möglichen Krankheiten und Beschwerden einsetzen können.

Naturheilmittel gegen Krankheiten und Beschwerden von A bis Z

Wenn Sie zum erstenmal anfangen, sich mit Hausmitteln selbst zu behandeln, müssen Sie über einige Dinge Bescheid wissen:

- Hausmittel ersetzen nicht den Arzt oder Therapeuten.
- Hausmittel sind zwar Naturheilmittel. Aber sie haben – genauso wie alle anderen Arzneien – auch ihre Nebenwirkungen. Sie dürfen nicht glauben, dass alles, was die Natur uns bietet, immer nur heilend und niemals schädlich ist.
- Hausmittel erreichen manchmal – genauso wie »richtige« Arzneien – ihre Wirkung in kleinster Dosierung.

Deshalb beachten Sie:

- Hausmittel müssen Sie genauso sorgfältig anwenden wie andere Medikamente.
- Sie müssen genauestens auf die Dosierung achten.
- Sie dürfen sie nicht länger als nötig zu sich nehmen.
- Sie sollten über die eigene Hausapotheke genau Buch führen.
- Gerade wenn Sie Anfänger sind, wenn Sie erst beginnen, sich selbst und Ihre Familie mit Hausmitteln zu behandeln, sollten Sie aufschreiben,

– welches Mittel jemand genommen hat,
– aus welchem Grund er es genommen hat,
– wie lange er es genommen hat,
– ob es geholfen hat.

- Nur dann haben Sie einen Überblick über die Wirkung der Hausmittel.
- Nur wenn Sie dies beachten, können Sie genau feststellen, was Ihnen und Ihrer Familie hilft.
- Dann haben Sie – wenn Sie über einen längeren Zeitraum hinweg Buch führen – irgendwann einmal Ihr ganz persönliches »Hausmittelbuch«. Auch die Erfahrungen, die in dieses Buch eingeflossen sind, stammen aus solch alten und wertvollen Familienbüchern. Bewährte Erfahrungen sind über Jahrhunderte hinweg für die nachfolgenden Generationen gesammelt und aufgeschrieben worden.

▶ **Extrahinweis:** *Natürlich kann man in der Schwangerschaft Kopfweh statt mit Tabletten besser mit einem Tee kurieren, soll man bei Halsweh lieber mit Salbei gurgeln als Medikamente einzunehmen. Grundsätzlich jedoch muss gelten: Schwangere sollten bei stärkeren Beschwerden unbedingt ihren Arzt oder Therapeuten zu Rate ziehen, bevor sie zu einem Hausmittel greifen.*

Haben Sie einmal angefangen, Beschwerden und Krankheiten mit Hausmitteln zu behandeln, so beachten Sie bitte:

- Sie können Ihren Hausarzt informieren, dass Sie sich künftig mit Hausmitteln behandeln wollen. Viele Ärzte sind heute bereit, neben dem schulmedizinischen Wissen wieder alte Hausrezepte zu akzeptieren und als Unterstützung ihrer eigenen Therapie zuzulassen.
- Jedes Hausmittel muss sofort abgesetzt werden, wenn sich Magenschmerzen, Übelkeit, Durchfall oder allergische Hautreaktionen zeigen.
- In diesem Fall gilt: Sind diese Beschwerden nicht zwei Tage nach dem Absetzen des Mittels verschwunden, suchen Sie bitte unverzüglich Ihren Arzt oder Therapeuten auf!
- Hausmittel müssen – ich erwähnte es schon – genauso vorsichtig eingesetzt werden wie »richtige« Arzneien. Sie sind nicht unbedingt für eine Dauerbehandlung geeignet. Deshalb achten Sie darauf, wie Linderung oder Heilung eintritt. Sicher wollen Sie ja nicht zu einer überflüssigen »Dauertherapie« kommen, sondern im Gegenteil zu einer gesunden Lebensweise, die mit Hausmitteln wie mit Medikamenten bedachtsam umgeht.
- Tritt eine Linderung oder Heilung nicht ein und sind Ihre Beschwerden nach spätestens drei Tagen nicht abgeklungen oder sogar ganz verschwunden, so müssen Sie unbedingt einen Arzt zu Rate ziehen.
- Dasselbe gilt, wenn Ihre Beschwerden nach Absetzen des Hausmittels wieder auftreten: Gehen Sie dann unverzüglich zum Arzt!
- Ein wichtiges Alarmsignal sind starke Schmerzen und hohes Fieber: Auf jeden Fall sofort den Arzt aufsuchen!
- In sehr seltenen Fällen kann es bei jedem fremden Heil-, Nahrungs- oder Pflegemittel vorkommen, dass sich ein Hautausschlag am ganzen Körper ausbreitet, dass die Schleimhäute anschwellen, dass Atemnot eintritt. Bei einer solchen allergischen, den ganzen Körper betreffenden Reaktion informieren Sie bitte sofort Ihren Therapeuten, Ihren Hausarzt oder einen diensthabenden Notdienst.

Im nachfolgenden Text finden Sie für die häufigsten Beschwerden und Leiden des Alltags verschiedene Hausmittel. Auch die genaue Zubereitung und Anwendung ist dort nachzulesen. Bitte achten Sie genau auf die Dosierung – nur dann können diese Rezepte ihre Wirkung entfalten. Und merken Sie sich die Hinweise auf Allergien und Unverträglichkeiten.

Abszesse

Abszesse und Geschwüre werden von alters her mit Mitteln aus der Natur erfolgreich behandelt. Furunkel und Abszesse müssen sich öffnen, ehe sie abheilen können. Dies erreicht man mit mancherlei Hausmitteln.

Bockshornklee-Auflagen

sind besonders gut in der Wirkung zum »Aufziehen« von Abszessen und Furunkeln. Auch wenn feste Geschwüre »aufweichen« sollen, nimmt man eine Bockshornklee-Auflage.

▶ **Zubereitung:** Ein Esslöffel gemahlener Bockshornsamen wird mit etwas abgekochtem, warmem Wasser zu einem dicken Brei verrührt (abgekocht muss das Wasser deshalb sein, damit beim Auflegen auf das Furunkel keine zusätzlichen Keime eindringen können.). Man streicht den Brei auf ein Mull-Läppchen.

▶ **Anwendung:** Das mit Bockshornklee bestrichene Mull-Läppchen wird – so warm es der Patient gut aushält – auf die zu behandelnde Stelle gelegt. Man lässt es etwa 15 bis 20 Minuten einwirken. Den Umschlag sollte man mehrmals täglich wiederholen, auch nach dem Aufgehen des Eiterherdes, so lange, bis die Haut an der Oberfläche glatt, weich und normal gefärbt ist.

Buchsbaumsaft-Mixturen

Buchsbaumsaft heilt Ekzeme von innen nach außen ab. Etwa eine Woche lang »reinigt« man den Körper innerlich, danach sollte man mit der äußerlichen Behandlung der Haut beginnen.

▶ **Zubereitung:** Ein Teelöffel Buchsbaumsaft wird mit 30 Millilitern Rosen-Tinktur, 70 Millilitern Süßholzsaft (etwa im Verhältnis 1:1 verdünnt) sowie 250 Millilitern Wein gemischt und erhitzt.

▶ **Anwendung:** Täglich sollte man – acht Tage lang – dreimal ein Likörgläschen des Buchsbaumsaft-Wein-Gemischs trinken.

▶ **Achtung:** *Bei Bluthochdruck sollte man keinen Süßholzsaft einnehmen, denn er wirkt drucksteigernd.*

Buchsbaum-Olivenöl wendet man nach der Buchsbaum-Trinkkur äußerlich an.

▶ **Zubereitung:** Drei Teelöffel Buchsbaumsaft werden mit 4 Teelöffeln Olivenöl vermischt.

▶ **Anwendung:** Die Hautausschläge und Ekzeme werden mit dieser Mischung vorsichtig abgetupft und dann verbunden. Man sollte dies dreimal am Tag wiederholen.

Eisenkraut-Kompresse

Man lässt diese Kompresse etwa eine Stunde lang auf der wunden Stelle einwirken; ist die Kompresse ausgetrocknet, so sollte man die Auflage erneuern. Bis der Eiterherd verschwunden ist, kann man dieses alte Hausmittel zweimal pro Tag anwenden. Eisenkraut-Kompressen helfen auch bei Nagelbett-Vereiterungen.

▶ **Zubereitung:** Ein Esslöffel getrocknetes Eisenkraut wird – in einem Mullsäckchen – für etwa drei Minuten – in Wasser aufgekocht. Man kann es auch in den Dampf hängen.

▶ **Anwendung:** Das warme Kraut legt man dann in einer Mullbinde mindestens eine Stunde lang auf die Wunde.

Kohlblätter

Kohlblätter legt man auf Geschwüre, Schwellungen, Verhärtungen und eitrige Nagelbettentzündungen auf. Sie heilen dann besser ab. Allerdings darf man Kohl wegen seines Enzymgehaltes nicht in offene Wunden legen.

▶ **Zubereitung:** Frische Blätter aus dem Inneren eines Weißkohlkopfes werden fein gehackt. Leidet der Patient an sehr trockener Haut, kann man den gehackten Kohl mit dickem Rahm (Schmand) verrühren.

▶ **Anwendung:** Die gehackten Kohlblätter wickelt man in ein Stück Gaze und legt dies auf die betroffenen Stellen auf. Man umwickelt alles locker mit einer Mullbinde oder mit Bandagen und Pflastern. Nach und nach werden Eiter und Verhärtungen durch das Kohlpäckchen aus der Wunde gezogen. Man sollte den Kohlwickel täglich mehrmals wechseln.

Lärchensalbe

Lärchensalbe kann helfen, Ekzeme, Hautausschläge und Hautflechten zu lindern.

▶ **Zubereitung:** Zehn Gramm frische Lärchenbaumspitzen werden im Mixer zu einem Brei verarbeitet, den man dann – nach kurzem Erwärmen – in 100 Gramm frisches Schweineschmalz oder Vaseline einrührt. Pflanzenteile muss man in Fett immer hoch erhitzen, damit keine Infektionsgefahr entsteht. Das heiße Fett (oder die Vaseline) wird dann durch ein Mulltuch abgeseiht.

▶ **Anwendung:** Die Lärchensalbe sollte mehrmals täglich direkt auf trockene, rissige Haut oder juckende Stellen gegeben werden.

Leinsamensäckchen

helfen ebenfalls, Furunkel und Geschwüre »aufzuziehen« und Schmerzen zu lindern.

▶ **Zubereitung:** Ein Mull- oder Leinensäckchen in der dem Geschwür oder Furunkel entsprechenden Größe wird mit ganzen Leinsamen gefüllt und für zehn Minuten in siedendes Wasser oder den Wasserdampf gehängt. Bei sehr trockener Haut kann man unter die erhitzten Leinsamen noch einen Teelöffel Olivenöl rühren. Das Kochwasser des Leinsamens kann man – mit einem Esslöffel Essig vermischt – zur Wundbehandlung nehmen.

▶ **Anwendung:** Man lässt das Leinsamensäckchen auf etwa 42 Grad Celsius abkühlen (oder auf eine niedrigere Temperatur, falls der Patient 42 Grad Celsius als zu heiß empfindet. Das Säckchen muss aber so warm wie nur möglich aufgelegt werden!) und legt es dann auf die schmerzende Stelle. Mit einem Wolltuch wird es so umwickelt, dass es fest am Körper anliegt. Man lässt das Leinsamensäckchen etwa 30 Minuten einwirken.

Berufstätige, die dieses Hausmittel auch tagsüber anwenden möchten, können den Leinsamen mit einem Teelöffel Olivenöl sowie einem Esslöffel Honig verrühren und das Ganze auf einem

Pflaster verstreichen und tagsüber auf die entsprechende Körperstelle legen. Gut wirkt dieses Hausmittel außerdem, wenn man das Pflaster über Nacht (dann noch je zwei Tropfen Thymian- und Rosmarinöl zufügen) auflegt.

Salzwasser

hilft bei Geschwüren und Abszessen, vor allem dann, wenn diese hartnäckig jucken. Ein Umschlag mit Salzwasser lindert den Juckreiz.

▸ **Zubereitung:** Fünf Teelöffel Kochsalz werden in einem Liter kaltem, aber zuvor abgekochtem Wasser aufgelöst.

▸ **Anwendung:** Man tränkt einen Wattebausch mit dieser Salzwasserlösung und reibt die betroffenen Stellen damit ein. Als Umschlag kann man auch einen mehrlagigen Mull-Lappen mit Salzwasser tränken, auf die betroffenen Stellen legen und mit einer Mullbinde befestigen. Ist dieser Verband trocken, gießt man neue Salzlösung darüber. Bei Eiterungen darf man auf keinen Fall reiben, weil sonst auch noch andere Hautstellen infiziert werden könnten.

Schafgarbentee

Schafgarbentee wird innerlich und äußerlich bei Ekzemen angewandt.

▸ **Zubereitung:** Ein Esslöffel Schafgarbentee aus Blüte und Kraut wird mit einem Viertelliter kochendheißem Wasser überbrüht und soll darin etwa drei Minuten ziehen. Dann seiht man ab.

▸ **Anwendung:** Man trinkt diesen Tee schluckweise. Er hat sich als Vorbeugungsmittel für Infektionen bei Operationen bewährt: Dann sollte man drei Tage vor und zehn Tage lang nach einer Operation diesen Tee zu sich nehmen.

Schafgarben-Kompressen

Schafgarben-Kompressen beschleunigen die Heilung.

▸ **Zubereitung:** Ein Esslöffel Schafgarbenblätter (oder ein Esslöffel Hirtentäschelkrauttee oder je eine halbe Hand voll der frischen Kräuter) wird in einem Viertelliter kochendem Wasser für eine Minute aufgekocht. Man kann den Tee auch in einem Säckchen in den Dampf hängen.

▸ **Anwendung:** Man legt diese Blätter warm und feucht über einem Verbandmull direkt auf die Wunde. Ist dieser Verband trocken, sollte man ihn mehrmals täglich erneuern.

Thymian

Thymian wirkt bei Furunkeln und Hautentzündungen antiseptisch. Er hilft außerdem, starke Narbenbildungen bei schlecht heilenden Wunden zu vermindern.

▸ **Zubereitung:** Man gibt drei Tropfen Thymian-Öl in eine Tasse lauwarmes, zuvor abgekochtes Wasser.

▸ **Anwendung:** Die betroffenen Körperstelle wird sofort mit dieser Thymian-Öl-Mixtur betupft. Diese Mischung kann man nicht aufheben, denn das ätherische Öl verdunstet relativ schnell. Nach sechs Stunden ist kein Thymian-Wirkstoff mehr enthalten.

Vogelmieren-Kompressen und -Salbe

Vogelmieren-Kompressen und Vogelmieren-Salbe (gibt es in der Apotheke) wirken bei Ekzemen ebenfalls lindernd.

▶ **Anwendung:** Man tränkt eine Mull-Kompresse mit dem Aufguss des Vogelmierenkrauts und legt diese dann auf die entsprechende Hautstelle. Das frische Kraut ist besonders wirksam.

Zugpaste

Eine Zugpaste, die angeblich von den Sinti und Roma verwendet wird, hat auch in der Volksmedizin Verwendung gefunden.

▶ **Zubereitung:** Eine kleine Hand voll Schwarzer-Holunder-Blätter werden im Mörser zerrieben; man gibt sieben Bärlauch-Blätter (kann man im Frühjahr bis Juni nur noch in feuchten Auwäldern finden) hinzu und zerreibt diese ebenfalls. Anschließend gibt man so viele Tropfen Aloesaft dazu, dass ein Brei entsteht, den man gut auftragen kann.

▶ **Anwendung:** Man bestreicht ein sauberes Mull- oder Leinentuch mit diesem Brei und bedeckt den Abszess damit. Diese Zugpaste sollte höchstens zwei Stunden einwirken; man kann die Behandlung allerdings nach drei Stunden wiederholen.

Altersbeschwerden

Während des ganzen Lebens sterben ständig Zellen im Körper ab und werden durch neue ersetzt. Im Alter jedoch reduzieren sich diese Erneuerungsprozesse. Wenn der Mensch ein höheres Alter erreicht hat, laufen manche Körperfunktionen langsamer ab, und man erkennt, dass so manches »Zipperlein« das Wohlbefinden beeinträchtigt. Man muss sich bewusst werden, dass man »auf Reserve« lebt, und mit seinen Kräften haushalten.

Selbstverständlich muss das Alter nicht automatisch eine Zeit des Schmerzes oder der Kraftlosigkeit sein, es ist eher – wie in der Natur der Herbst – eine Zeit der Besinnung auf Altbewährtes. Hausmittel sind deshalb bei Altersbeschwerden hauptsächlich darauf ausgerichtet, Schwächen zu lindern oder zu beheben oder ganz allgemein den Organismus zu entlasten und zu stärken.

Zur allgemeinen Stärkung

Zur allgemeinen Stärkung gibt es allerlei probate Mittel, die aus dem Schatzkästlein der guten alten Zeit stammen und bis heute nichts von ihrer Aktualität verloren haben.

Bärlauch

Bärlauch gilt – ebenso wie Knoblauch – als gutes Heilmittel. Er wirkt stärker als Knoblauch, weil der Anteil an Allicin etwa zwölfmal höher ist. Wer die Gelegenheit hat, frische Bärlauchblätter zu sammeln – im Frühjahr bis etwa Juni –, sollte dies unbedingt tun. Man kann Bärlauchblätter als Vorrat auch problemlos einfrieren.

Brennnesselsamen-Wein

Brennnesselsamen-Wein ist als schnell wirkendes Entlastungsmittel – leider – nicht jedem bekannt. Weißwein gibt es in Apotheken und Reformhäusern mit den unterschiedlichsten Zusätzen, die stärkend wirken sollen. Brennnesselsamen-Wein kann man jedoch ganz leicht selbst herstellen:

▶ **Zubereitung:** 50 Gramm Brennnesselsamen werden im Mörser zerstoßen und dann mit einem Dreiviertelliter naturreinem Weißwein übergossen. Man lässt diese Mischung etwa zehn Tage lang stehen und schüttelt sie immer wieder kräftig durch. Danach seiht man den Wein ab (am besten durch einen Kaffeefilter oder einige Lagen Mull oder Leinen. Pflanzenteile trüben den Wein leicht ein. Wird diese Mischung tatsächlich trübe, so kann man sie nochmals sofort aufkochen und erneut abfiltern. Die Flaschen spült man dann vorher mit heißem Wasser aus, dem man einen Teelöffel Zitronensäure – auf einen halben Liter Spülwasser – zugesetzt hat) und gibt noch 100 Gramm reinen Bienenhonig oder Fruchtzucker dazu. Gut verschlossen im Kühlschrank aufbewahren, dann hält sich der Brennnesselsamen-Wein etwa einen Monat lang.

▶ **Anwendung:** Täglich trinkt man ein bis drei Likörgläser von diesem Wein.

▶ **Achtung:** *Diabetiker dürfen diese Mischung nur mit Fruchtzucker süßen. Sie müssen diese auf die Broteinheiten anrechnen.*

Knoblauch

Knoblauch ist ein Heilmittel, das schon den alten Ägyptern bekannt war. Wegen des starken Geruchs ist der Knoblauch bei uns lange Zeit nicht verwendet worden, doch heutzutage kann man sich – will man keinen frischen Knoblauch zu sich nehmen – mit Knoblauch-Pillen behelfen. Knoblauch wird heute vor allem zur Behandlung von Arterienverkalkung, Durchblutungsstörungen und zur Senkung des Blutdrucks gegeben. Knoblauch wirkt nämlich gefäßreinigend und stellt die natürliche Gefäßspannung wieder her.

▶ **Anwendung:** Täglich zwei frische Knoblauchzehen (z.B. auf einem Butterbrot) essen. Man kann Knoblauch auch als Präparat in Apotheken und Reformhäusern bekommen. Dann hält man sich an die Angaben auf der Verpackung.

Rosmarin-Salbei-Rotwein-Elixier

Rosmarin-Salbei-Rotwein-Elixier ist nur eines von vielen altbewährten Rotweinrezepten, die zur allgemeinen Stärkung dienen sollen.

▶ **Zubereitung:** Je eine Hand voll frischer Rosmarin und Salbeiblätter werden gemischt und in einem Tontopf mit einem Liter herbem, naturreinem Rotwein übergossen. Gut zugedeckt soll alles gut 12 Stunden ziehen und wird anschließend – im Tontopf und im Wasserbad – erhitzt. Eine halbe Stunde lang soll die Rotwein-Kräuter-Mischung unter dem Siedepunkt ziehen und wird dann auf Körpertemperatur abgekühlt. Man rührt einen Esslöffel Fruchtzucker unter und lässt die Mischung nochmals eine Stunde zugedeckt stehen, bevor man sie durch ein Mulltuch abseiht und dann in eine dunkle Glasflasche füllt.

▶ **Anwendung:** Zweimal täglich sollte man vor dem Mittag- und Abendessen ein Likörglas des Rosmarin-Salbei Rotwein-Elixiers trinken.

Altersherz

Ein altes Herz ist eben alt – man kann es nicht verjüngen. Aber man kann durch Hausmittel bei Beschwerden helfen. Schon unsere Vorfahren wussten, dass man sich bei so mancherlei Beschwerden – etwa auch im Herzbereich – mit den richtigen Gewürzen helfen kann. Nicht nur die Verdauung wird dadurch besser geregelt. Scharfe Gewürze wie etwa Ingwer, Muskat, Rettich, Paprika, Pfeffer oder Senf können auch das Altersherz wieder in Schwung bringen.

Galgantwurzel

Galgantwurzel hilft bei leichten Herzstauungen mit Kurzatmigkeit oft verblüffend. Das Mittel ist schon seit den Zeiten der Hildegard von Bingen gut bekannt. Galgant-Mus kann man als Kur einige Wochen, ja sogar Monate zu sich nehmen.

▶ **Zubereitung:** 6 Gramm Galgantwurzelpulver werden mit je 12 Gramm Majoran- und Selleriesamenpulver gemischt; dazu gibt man noch 4 Gramm weißen Pfeffer. Man mischt alle Pulver in 400 Gramm abgeschäumten Honig, erwärmt alles zusammen langsam im Wasserbad und verrührt es zu einem Mus.

▶ **Anwendung:** Als Kur – vier bis sechs Wochen – nimmt man täglich dreimal je einen halben Teelöffel zu sich, am besten in einem Honig-Petersilie-Wein.

Herzgespannkraut-Quecken-Teemischung

Herzgespannkraut-Quecken-Teemischung ist bei Herzenge hilfreich.

Man mischt 50 Gramm Herzgespannkraut mit jeweils 30 Gramm Gänsefingerkraut, Königskerzenblüten, Queckenwurzel, Melissenkraut sowie Arnikablüten. Alle Pflanzenteile sind getrocknet.

▶ **Zubereitung:** Zwei gehäufte Esslöffel der Mischung werden mit einem halben Liter Wasser überbrüht, sollten eine Viertelstunde lang ziehen und werden dann abgeseiht.

▶ **Anwendung:** Man trinkt diesen Tee über den Tag verteilt. Als Kur kann man ihn bis zu vier Wochen lang ohne Pause zu sich nehmen.

Honig-Petersilie-Wein

Honig-Petersilie-Wein ist ein Medizinwein, den schon Hildegard von Bingen hergestellt und bekannt gemacht hat.

▶ **Zubereitung:** 19 Stängel frische Petersilie mit Blättern werden mit 2 Esslöffeln Weinessig etwa fünf Minuten lang aufgekocht. Danach gibt man

80 bis 150 Gramm Honig oder Fruchtzucker (ganz nach Geschmack) hinzu sowie einen Liter naturreinen Wein. Alles muss noch fünf Minuten weiterkochen. Der Herzwein wird dann abgeschäumt, durch einen Kaffeefilter abgeseiht und in Flaschen gefüllt. Man kann die Wirkung des Weins noch verstärken, wenn man eine Petersilienwurzel mitkocht. Hauptsächlich wirkt der Wein immer mehr oder weniger stark entwässernd.

▶ **Anwendung:** Dreimal täglich sollte man ein Likörgläschen zu sich nehmen, und zwar immer nach dem Essen.

▶ **Achtung:** *Diabetiker dürfen den Wein nur mit einer Zugabe von Fruchtzucker einnehmen.*

▶ **Vorsicht:** *Bei Wadenkrämpfen muss man dieses Hausmittel sofort absetzen. Man sollte entwässernde Mittel auch nicht über einen längeren Zeitraum ohne Rücksprache mit dem Arzt oder Therapeuten einnehmen.*

Mariendistel-Arnika-Teemischung

Mariendistel-Arnika-Teemischung hilft bei Bluthochdruck. Man mischt je 30 Gramm Mariendistelsamen und Ehrenpreiskraut samt Samen mit je 20 Gramm Arnikablüten, Johanniskraut mit Blüten sowie Melissenkraut.

▶ **Zubereitung:** Zwei gehäufte Esslöffel der Mischung werden mit einem halben Liter kochendem Wasser überbrüht, sollten eine Viertelstunde ziehen und werden dann abgeseiht.

▶ **Anwendung:** Man trinkt diese Teemenge über den Tag verteilt für einen Zeitraum von mindestens sechs Wochen.

Misteltee

Misteltee entlastet das Herz ebenfalls durch seine blutdrucksenkende Wirkung. Man kann ihn selbst herstellen, darf ihn aber nie bei niedrigem Blutdruck trinken.

▶ **Zubereitung:** Ein gehäufter Teelöffel Mistel wird mit einem Viertelliter kaltem Wasser übergossen und sollte dann zehn bis zwölf Stunden ziehen. Danach wird der kalte Auszug abgeseiht.

▶ **Anwendung:** Von diesem Misteltee sollte man täglich zwei Tassen lauwarm und schluckweise trinken.

Petersilienwein forte

Petersilienwein forte bewirkt eine bessere Durchblutung und somit eine Stärkung des Herzmuskels.

▶ **Zubereitung:** Man stellt einen Honig-Petersilien-Wein nach obigem Rezept her und gibt noch entweder eine Hand voll frische gewaschene Weißdornblüten oder zwei Esslöffel getrocknete Weißdornblüten hinzu. Ist der Weißdorn im Mai abgeblüht, kann man auch drei Esslöffel der getrockneten, im Mörser zerriebenen Früchte mit in die Flasche geben.

▶ **Anwendung:** Dreimal täglich nimmt man ein Likörgläschen des im Vergleich zum Honig-Petersilie-Wein etwas stärkeren Weins zu sich.

► **Achtung:** *Diabetiker sollten den Petersilienwein nur mit Fruchtzucker herstellen und die anfallenden Broteinheiten dann wie gewohnt verrechnen.*

Quendel-Kümmel-Teemischung

Die Quendel-Kümmel-Teemischung hilft bei Herz- und Bauchdruck. Man mischt 15 Gramm Quendelblättchen mit 10 Gramm Kümmel sowie je 30 Gramm Herzgespann- und Gänsefingerkraut und gibt noch 15 Gramm Ysopkraut hinzu.

► **Zubereitung:** Zwei gehäufte Esslöffel der Mischung werden mit einem halben Liter kochendem Wasser überbrüht, sollten eine Viertelstunde ziehen und werden dann abgeseiht. Bei akuten Beschwerden trinkt man diese Menge innerhalb einer halben Stunde, bei chronischen Beschwerden einen Liter Tee (aus vier Esslöffeln der Mischung) über einen Zeitraum von drei Wochen.

Weißdorntee

Weißdorntee wird gerne als Teekur verordnet. Denn natürlich kann man nicht sofortigen Erfolg verzeichnen, wenn man altersbedingte Herzschwächen mit einer einzigen Tasse Weißdorntee vermindern will. Dieser Tee zeigt jedoch auch dann keine Nebenwirkungen, wenn man ihn über einen längeren Zeitraum oder ständig trinkt.

► **Zubereitung:** Ein Teelöffel getrocknete Weißdornblüten wird mit einer Tasse heißen Wassers überbrüht. Man lässt den Tee zehn Minuten ziehen und seiht ihn dann ab. Je nach Geschmack kann man noch mit Honig oder Fruchtzucker oder süßem Sanddornsaft süßen.

► **Anwendung:** Kurmäßig trinkt man sechs bis acht Wochen lang täglich zwei Tassen Weißdorntee.

► **Achtung:** *Diabetiker dürfen diesen Tee nur mit Fruchtzucker süßen!*

Altershusten

Altershusten tritt oft bei älteren Menschen auf. Man bezeichnet eine chronische Bronchitis mit diesem Ausdruck, die auch durch eine verminderte Leistung des Herzens entsteht. Dadurch kommt es nämlich zu einem Blutrückstau in der Lunge und als Folge davon zu einem Hustenreiz. Ehe man jedoch bei Altershusten mit einem Hausmittel selbst kuriert, sollte man auf jeden Fall durch ein EKG und einen Lungenfunktionstest ausschließen lassen, dass man unter Angina pectoris oder gar einem Koronarverschluss leidet. Chronische Bronchitis kann man mit mancherlei Hausmitteln zu lindern versuchen.

Heckenrosen-Elixier

Das Heckenrosen-Elixier stammt schon aus dem Mittelalter.

► **Zubereitung:** 75 Gramm Heckenrosenzweige mit Blättern und Früchten werden mit 150 Gramm abgeschäumtem Honig oder der entsprechenden

Menge Fruchtzucker sowie einem Liter naturreinem Frankenwein fünf Minuten aufgekocht, abgeschäumt und dann abgeseiht. Man muss das Elixier vier Wochen lang dreimal so »behandeln«.

▶ **Anwendung:** Täglich nimmt man zweimal je ein Likörglas (oder bis zu einer halben Tasse) des Heckenrosen-Elixiers zu sich. Nach zwei Wochen Pause kann man diese Kur wiederholen.

Heckenrosen-Hagebutten-Elixier

Heckenrosen-Hagebutten-Elixier erzielt in etwa dieselbe Wirkung. Man mischt jeweils 25 Gramm Heckenrosen- und Weißdornblüten sowie Hagebuttenschalen und Königskerzenblüten.

▶ **Zubereitung:** Man verfährt genauso wie beim Heckenrosen-Elixier.

▶ **Anwendung:** Da in diesem Auszug kein Holz (aus den Zweigen) und somit keine Harze enthalten sind, kann man diese Mischung ohne Sorge sechs Wochen lang als Kur einnehmen.

Thymian-Eukalyptus-Tee

Thymian-Eukalyptus-Tee hilft auch bei Bronchialasthma. Das Rezept ist schon sehr alt. Je eine Hand voll Thymian- und Eukalyptusblätter sowie je zwei Esslöffel Salbeiblätter und Holunderblüten werden gemischt.

▶ **Zubereitung:** Ein Teelöffel dieser Mischung wird mit einer Tasse kochendem Wasser übergossen und soll dann eine knappe Viertelstunde lang ziehen.

▶ **Anwendung:** Drei- bis sechsmal täglich sollte man eine Tasse dieser Teemischung trinken. Am besten bereitet man sich die Tagesration morgens zu und hält den Tee anschließend in der Thermoskanne warm.

Veilchenwurzel-Primelblüten-Tee

Veilchenwurzel-Primelblüten-Tee kann den Altershusten lindern. Man mischt 20 Gramm Veilchenwurzeln mit 10 Gramm Primelblüten sowie je 5 Gramm gemörserten Anis- und Fenchelfrüchten und gibt noch 15 Gramm Lungenkraut mit Blüten dazu. Alles wird getrocknet.

▶ **Zubereitung:** Ein gehäufter Esslöffel der Mischung wird mit einem halben Liter kochendem Wasser überbrüht, sollte eine Viertelstunde lang ziehen und wird anschließend abgeseiht. Man kann den Tee mit Honig oder Fruchtzucker süßen.

▶ **Anwendung:** Täglich trinkt man zwei Tassen dieser Teemischung.

▶ **Achtung:** *Diabetiker dürfen ihren Tee nur mit Fruchtzucker süßen.*

Appetitlosigkeit

Appetitlosigkeit kommt bei vielen älteren Menschen vor. Man kann ihren Appetit aber mit ganz einfachen Mitteln anregen:

Kandierter Ingwer

Kandierter Ingwer wirkt umso besser, je schärfer er schmeckt.

▶ **Anwendung:** Vor den Mahlzeiten sollte man jeweils einige Stückchen zu sich nehmen.

▶ **Achtung:** *Diabetiker können ihre Nahrung mit frisch geschabter Ingwerwurzel würzen.*

Mistelwein

Mistelwein hilft ebenfalls gut gegen Appetitlosigkeit.

▶ **Zubereitung:** Je eine Hand voll frischer Mistelblätter sowie Tausendgüldenkrautwurzeln werden zerschnitten und mit einem Liter herben, naturreinen Rotweins übergossen. Diese Mischung über Nacht stehen lassen. Am nächsten Tag kurz aufkochen und zehn Minuten bei schwacher Hitze vor sich hin köcheln lassen. Drei Wacholderbeeren im Mörser zerstoßen und dazugeben, nochmals drei Minuten köcheln lassen. Danach einen Esslöffel blühende Melisse zufügen, den Topf vom Herd nehmen und den Wein zugedeckt abkühlen lassen. Der Wein wird dann abgeseiht und in gut verschließbare Flaschen abgefüllt. Wem das Tausendgüldenkraut zu bitter schmeckt, kann als Ersatz Mariendistelsamen oder Ysolkraut nehmen.

▶ **Anwendung:** Vor dem Essen sollte man täglich zweimal ein Likörgläschen trinken.

▶ **Achtung:** *Den Wein darf man nur trinken, wenn man nicht unter niedrigem Blutdruck leidet.*

Muskatellersalbei-Elixier

Muskatellersalbei-Elixier schmeckt sehr gut und ist nicht nur bei Appetitlosigkeit hilfreich, sondern auch bei allgemeinen Verdauungsstörungen.

▶ **Zubereitung:** 10 Gramm Muskatellersalbeiblätter werden mit 6 Gramm Poleiminze und 2 Gramm Fenchelsamen in einem Liter naturreinem Weißwein gekocht. Man gibt nach und nach 50 Gramm Honig oder Fruchtzucker hinzu. Das Ganze sollte etwa drei bis fünf Minuten kochen, wird dann abgeseiht und steril abgefüllt.

▶ **Anwendung:** Nach dem Mittag- und dem Abendessen nimmt man je ein bis zwei Likörgläschen zu sich.

▶ **Achtung:** *Bei empfindlichem Magen sollte man dieses Elixier nur teelöffelweise einnehmen!*

Pomeranzensirup

Pomeranzensirup ist ein altes Hausmittel zur Appetitanregung.

▶ **Zubereitung:** Ein Dutzend naturbelassene Pomeranzen werden gewaschen und dünn geschält (die weiße Innenhaut sollte möglichst vollständig auf der Frucht bleiben.). Die Schalen schneidet man klein und bedeckt sie in einem Topf mit einem Liter trockenem naturreinem Weißwein. Dann kocht man alles eine knappe Viertelstunde lang. Danach wird die weiße Pomeranzenhaut abgezogen, das Fruchtfleisch klein geschnitten und zu den vorgekochten Schalen gegeben. Man gibt dann 12 Esslöffel braunen Rohrzucker oder Fruchtzucker zu dieser Mischung und lässt alles eine halbe Stunde lang kochen. Der Sirup soll dann abkühlen und wird in gut verschließbare Gläser gefüllt.

▶ **Anwendung:** Morgens und abends vor dem Essen nimmt man einen Esslöffel des Pomeranzensirups ein.

▶ **Achtung:** *Diabetiker dürfen dieses Hausmittel nur mit Fruchtzucker zubereiten und müssen den Sirup auf ihre Broteinheiten anrechnen!*

Preiselbeer-Mus

Preiselbeer-Mus schmeckt nicht nur zu Wildgerichten, sondern kann – sogar als Kur angewendet – den Appetit älterer Menschen steigern. Auch Verdauungsschwächen werden durch Preiselbeer-Mus behoben. Man kann das Mus fertig zubereitet – auch ungezuckert – im Lebensmittelhandel bekommen.

▶ **Anwendung:** Drei bis vier Wochen lang sollte man täglich ein bis zwei Teelöffel Preiselbeer-Mus zu sich nehmen, und zwar morgens vor dem Aufstehen und vor jeder Mahlzeit.

▶ **Achtung:** *Diabetiker müssen vor dieser »Kur« ihren Arzt befragen!*

Schlehenmarmelade

Schlehenmarmelade hat eine ähnlich positive Wirkung wie Preiselbeer-Mus. Man kann Schlehenmarmelade selbst herstellen.

▶ **Zubereitung:** Ein Kilogramm Schlehen waschen und mit kaltem Wasser übergießen, dann über Nacht stehen lassen. Das Wasser abgießen, die Schlehen wiederum mit einem Achtelliter Wasser und einem Viertelliter naturreinem Weißwein (oder Balsamessig, 3 %) versetzen. Unter ständigem Rühren werden die Früchte dann weich gekocht. Nach dem Erkalten presst man die Schlehen durch ein Sieb und wiegt diesen Brei dann ab. Pro 500 Gramm Schlehenbrei gibt man einen Achtelliter naturreinen Weißwein und etwa 180 Gramm Fruchtzucker hinzu und kocht das Ganze zu Marmelade ein.

▶ **Anwendung:** Vor dem Frühstück nimmt man auf nüchternen Magen zwei Teelöffel Schlehenmarmelade zu sich.

▶ **Achtung:** *Diabetiker müssen die Schlehenmarmelade auf ihre Broteinheiten anrechnen!*

Tausendgüldenkraut-Tee

Tausendgüldenkraut-Tee schmeckt sehr bitter, ist aber eine hilfreiche Arznei gegen Appetitlosigkeit und bei vielerlei Verdauungsbeschwerden. Der Tee wirkt besonders gut, wenn er kalt ausgezogen wird.

▶ **Zubereitung:** Ein gehäufter Teelöffel zerschnittenes frisches Tausendgüldenkraut wird mit einer Tasse kalten Wassers übergossen und soll dann sechs bis zehn Stunden ziehen. Danach wird dieser Kaltauszug abgeseiht.

▶ **Anwendung:** Vor den Mahlzeiten trinkt man eine Tasse des ungesüßten Tausendgüldenkraut-Tees, am besten lauwarm.

▶ **Achtung:** *Patienten mit Magen- und Zwölffingerdarmgeschwüren dürfen diesen Tee nicht zu sich nehmen!*

Arthrose und Arthritis

Arthrose, Arthritis und andere Gelenkerkrankungen treten gehäuft im Alter auf.

Ein Tee aus Teufelskralle hat sich besonders dagegen bewährt. Man kann ihn in Apotheken erhalten. Die Anwendung richtet sich nach den Angaben auf der Packung. Wenn der Patient allerdings magenempfindlich ist, sollte er vorher seinen Arzt oder Therapeuten befragen.

In der Volksmedizin kennt man aber auch noch andere alte Hausmittel gegen Arthritis.

Cayennepfeffer-Kampfer-Öl

Cayennepfeffer-Kampfer-Öl soll arthritische Schmerzen in den Gliedmaßen lindern.

▶ **Zubereitung:** Zwei Gramm Cayennepfeffer werden mit acht Gramm Olivenöl sowie 16 Gramm Kampferessenz (aus der Apotheke) gemischt. Um Hautreizungen zu vermeiden, lässt man dieses Gemisch für drei Tage am Licht stehen und erhitzt es dann im Wasserbad. Danach seiht man es durch ein Mull- oder Leinentuch ab.

▶ **Anwendung:** Die schmerzenden Gelenke werden mit dieser Öl-Mischung eingerieben, und zwar mehrmals täglich.

Eschenblätter-Packungen

Eschenblätter-Packungen sind vor allem bei Fingerarthritis hilfreich.

▶ **Zubereitung:** Zwei bis drei Hand voll Eschenblätter werden in einem halben Liter Wasser für fünf Minuten aufgekocht. Anschließend wird das Wasser abgeseiht.

▶ **Anwendung:** Die warmen Eschenblätter bindet man mindestens eine Stunde lang mit einer Mullbinde als Kompresse um die Hände.

Für dieses Rezept kann man auch getrocknete Eschenblätter verwenden. Allerdings muss man sie über Nacht einweichen und dann erst kochen.

Heublumensack

Das Auflegen eines Heublumensacks führt ebenfalls zur Schmerzlinderung.

▶ **Zubereitung:** Man näht einen Leinensack, der etwa die Größe der zu behandelnden Stelle hat, und füllt ihn mit Heublumen so lange, bis er etwa fünf bis acht Zentimeter dick ist. Der Sack wird zugenäht und in einem Topf mit kochendem Wasser übergossen. Man lässt ihn darin etwa 15 Minuten zugedeckt ziehen.

▶ **Anwendung:** Nach dem Herausnehmen wird der Heublumensack gut ausgepresst und in ein Tuch eingeschlagen. Er sollte immer noch eine Temperatur zwischen 40 und 45 Grad Celsius haben – so heiß, wie der Patient es nur aushalten kann). Man legt den eingeschlagenen Sack dann auf die schmerzende Stelle und umwickelt ihn mit einem Wolltuch so, dass er fest am Körper anliegt. Er bleibt so lange auf der Stelle, bis er ausgekühlt ist.

Honig-Apfelessig

Honig-Apfelessig hat eine reinigende Wirkung und soll deshalb von innen heraus gegen Arthritis helfen.

▶ **Zubereitung:** Ein Esslöffel Apfelessig wird in einem Glas heißem Wasser mit einem Teelöffel Honig vermischt.

▶ **Anwendung:** Täglich trinkt man zweimal ein Glas dieser Mischung.

▶ **Achtung:** *Magenempfindliche Menschen sollten keinen Apfelessig, sondern lieber eichenfassgereiften, mehrjährigen Balsamessig verwenden.*

Lebertran-Orangen-Saft

Lebertran-Orangen-Saft wirkt ebenfalls von innen.

▶ **Zubereitung:** Man mischt einen Teelöffel Lebertran mit zwei Teelöffeln frisch gepresstem Orangensaft.

▶ **Anwendung:** Morgens vor dem Frühstück und abends vor dem Zubettgehen trinkt man diese Saftmischung.

Löwenzahnwurzel

Löwenzahnwurzel ist ein altbewährtes Hausmittel gegen arthritischen Beschwerden.

▶ **Zubereitung:** Zwei bis drei Löwenzahnwurzeln werden für etwa eine Stunde in einem Liter Wasser gekocht.

▶ **Anwendung:** Von diesem Sud trinkt man vor jeder Mahlzeit je ein Glas.

Blähungen

Blähungen, aber auch Bauchkrämpfe kann man leicht mit Tees bekämpfen. Besonders bewährt haben sich in diesem Fall:

Anis-, Fenchel-, Koriander- und Kümmeltee

▶ **Zubereitung:** Ein gehäufter Teelöffel zerdrückte Früchte (je nach Geschmack Anis, Fenchel, Koriander oder Kümmel) mischt man mit einem gehäuften Esslöffel Gänsefingerkraut, übergießt das Ganze mit einem halben Liter kochendem Wasser und lässt es zugedeckt zehn Minuten ziehen. Danach abseihen.

▶ **Anwendung:** Nach dem Essen trinkt man eine Tasse des ungesüßten Tees warm und schluckweise. Leidet man unter heftigen Blähungen, so sollte man über den Tag verteilt zwei bis drei Tassen Tee zu sich nehmen.

Neben den altbewährten Tees kann man bei Blähungen heutzutage auch auf andere wirkungsvolle Hausmittel zurückgreifen:

Brustwurztee

▶ **Zubereitung:** 25 Gramm klein geschnittener, getrockneter Brustwurz werden mit einem halben Liter kochendem Wasser übergossen, zehn Minuten ziehen lassen und danach abseihen.

▶ **Anwendung:** Dreimal täglich nimmt man von diesem Aufguss vor den Mahlzeiten zwei Esslöffel ein.

Knoblauchöl

Knoblauch hilft auch – äußerlich angewandt – bei Blähungen. Man verwendet in diesem Fall Knoblauchöl.

▶ **Zubereitung:** Drei Tropfen Knoblauchöl werden mit zwei Esslöffeln Sojaöl gemischt.

▶ **Anwendung:** Besonders bei Darmstörungen massiert man den Bauch nach dem Essen mit ein paar Tropfen des Knoblauch-Soja-Öl-Gemischs.

Senfkörner

Senfkörner – auf nüchternen Magen mit viel Wasser gekaut – sollen bei Blähungen Wunder wirken.

Durchfall

Durchfall kann auch altersbedingte Ursachen haben. Dann helfen bewährte alte Hausmittel, die fast jeder kennt.

Roher Apfel

Roher Apfel ist schon aus der Kinderzeit bei Durchfall ein bewährtes Rezept.

▶ **Zubereitung** und **Anwendung:** Einen Apfel waschen, dann mit der Schale reiben und bräunlich werden lassen. Erst dann sollte man ihn zu sich nehmen.

Brombeerblätter

Brombeeren kann man bei Durchfall als Tee trinken.

▶ **Zubereitung:** Zwei Teelöffel Brombeerblätter werden mit einer Tasse kochendem Wasser überbrüht und sollen etwa zehn Minuten ziehen.

▶ **Anwendung:** Schluckweise wird dieser Aufguss getrunken, und zwar ein bis zwei Tassen nach Bedarf.

Heidelbeerentee

Heidelbeerentee hilft vor allem jenen Patienten, die unter Durchfällen mit Gärungserscheinungen leiden. Man darf bei diesem Tee immer nur getrocknete Beeren, niemals frische verwenden.

▶ **Zubereitung:** Drei Esslöffel getrocknete Heidelbeeren werden mit einem halben Liter kaltem Wasser übergossen und dann bis zum Sieden erhitzt. Man lässt den Tee zehn Minuten kochen und seiht ihn dann ab.

▶ **Anwendung:** Mehrmals täglich trinkt man eine Tasse des ungesüßten Tees lauwarm.

Fehlender Durst

Fehlender Durst ist etwas, unter dem ältere Menschen häufig leiden. Normalerweise sollte man täglich etwa zwei Liter Flüssigkeit zu sich nehmen. Doch Untersuchungen haben gezeigt: Viele Senioren nehmen nicht einmal ein Viertel dieser Menge zu sich. Das kann zu Funktionsstörungen der Nieren führen, ja sogar zu Harnsteinen. Eine Teemischung schafft hier Abhilfe und regt den Durst wieder an:

Brombeer-Himbeer-Kamillen-Teemischung

Die Brombeer-Himbeer-Kamillen-Teemischung wird aus 20 Gramm Brombeerblättern, 15 Gramm Himbeerblättern, 10 Gramm Kamillenblüten, 20 Gramm Hagebutten ohne Kerne, 20 Gramm Hibiskusblüten (Rote Malve) und 10 Gramm Pfefferminzblättern hergestellt.

▶ **Zubereitung:** Drei Esslöffel dieser Teemischung übergießt man mit einem Liter kochendem Wasser, lässt dies zehn Minuten zugedeckt ziehen und seiht dann ab.

▶ **Anwendung:** Mehrmals täglich sollte man – auch ohne Durst – eine Tasse des ungesüßten Tees trinken.

Prostatabeschwerden

Sie treten bei Männern über 50 Jahre sehr häufig auf. Eine Schwellung oder Entzündung der Prostata führt zu ernsthaften Problemen bei der Harnausscheidung. In den meisten Fällen ist die Vergrößerung der Prostata gutartig, doch sollte man auf jeden Fall bei Beschwerden einen Arzt aufsuchen, um den Befund abzuklären. Der Facharzt – ein Urologe – kann schnell feststellen, ob die Prostatabeschwerden gut- oder bösartig sind. In manchen Fällen muss eine Prostatawucherung operativ entfernt werden. Doch man kann die Behandlung des Arztes mit Hausmitteln unterstützen und so unter Umständen um eine Operation herumkommen. Dennoch gilt gerade bei Prostatabeschwerden: Eine Facharztuntersuchung ist unerlässlich!

Brennnessel-Birkenblätter-Tee

Brennnessel-Birkenblätter-Tee wirkt besonders wassertreibend und ist daher bei Prostatabeschwerden zu empfehlen. Die Teemischung besteht aus 30 Gramm Weidenröschen, 20 Gramm Brennnesselblättern, je 10 Gramm Birkenblätter, Bohnenschalen, Löwenzahnwurzel mit Kraut, Schachtelhalm und Orthosiphon (Indischer Blasen- und Nierentee).

▶ **Zubereitung:** Zwei Teelöffel dieser Mischung übergießt man mit einem Viertelliter kochendem Wasser. Man lässt dies zehn Minuten ziehen und seiht dann ab.

▶ **Anwendung:** Diese Teemischung sollte man als Kur für etwa drei bis vier Wochen lang trinken, und zwar täglich zwei Tassen ungesüßten Tee.

▶ **Achtung:** *Wenn der Patient unter Wasseransammlungen im Körper leidet (Ödeme), sollte er auf jeden Fall den Arzt oder Therapeuten aufsuchen. Wassertreibende Tees und Teemischungen darf man dann eigenverantwortlich nicht über einen längeren Zeitraum trinken. Zu wassertreibenden Tees rechnet* *man Bärentraube, Bohnenschalen, Brennnessel, Birke, Gänsefingerkraut, Goldrute, Hauhechel, Liebstöckel, Orthosiphon, Quecke, Sarsaparille, Schachtelhalm, Segge und Vogelknöterich. Auf jeden Fall den Arzt befragen!*

▶ **Vorsicht:** *Extrem magenempfindliche Patienten können durch die Beimischung von Löwenzahn Magenschmerzen bekommen. Dann die Teekur sofort abbrechen! Man kann sie aber nach drei Tagen – ohne Löwenzahnbeimischung – fortsetzen.*

Brennnesseltee

Brennnesseltee ist in der Volksmedizin schon von früher her als wassertreibendes Mittel bekannt. Für diesen Tee gelten dieselben Vorschriften wie für die vorhergehende Teemischung. Will man zusätzlich eine bessere Organdurchblutung erreichen, sollte man immer Blätter der Schwarzen Brennnessel nehmen.

▶ **Zubereitung:** Zwei Teelöffel Brennnesselblätter werden mit einem Viertelliter kochendem Wasser übergossen. Man lässt den Tee zehn Minuten ziehen und seiht ihn dann ab.

▶ **Anwendung:** Brennnesseltee sollte man täglich zwei Tassen ungesüßt als Kur über drei bis vier Wochen trinken.

▶ **Achtung:** *Wer unter Wasseransammlungen im Körper leidet, die durch eine eingeschränkte Herz- oder Nierentätigkeit ausgelöst werden, darf eigenverantwortlich über einen längeren Zeitraum hinweg keine wassertreibenden Tees trinken. In diesem Fall bitte vor der Teekur auf jeden Fall den Arzt oder Therapeuten befragen!*

Goldrutentee

Goldrutentee hilft, wenn eine gleichzeitige Entzündungsbereitschaft eingetreten ist.

▶ **Zubereitung:** Zwei Teelöffel des Echten Goldruten-Krauts werden mit einer Tasse Wasser überbrüht. Man lässt den Tee etwa zehn Minuten ziehen.

▶ **Anwendung:** Über den Tag verteilt sollte man zwei bis drei Tassen dieses Tees trinken.

Heidekrauttee

Heidekrauttee kann Prostatabeschwerden lindern.

▶ **Zubereitung:** Zwei Esslöffel Heidekrautblätter werden mit einem halben Liter kochendem Wasser überbrüht und sollten dann etwa eine Viertelstunde ziehen.

▶ **Anwendung:** Zwei- bis dreimal täglich trinkt man eine halbe Tasse Tee.

Heublumenbad

Ein Heublumenbad unterstützt auf jeden Fall die Behandlung von Prostatabeschwerden.

▶ **Zubereitung:** 500 Gramm Heublumen werden mit drei Litern kochendem Wasser übergossen und danach zum Sieden gebracht. Man lässt dies anschließend eine halbe Stunde ausziehen, seiht ab und gibt den Auszug dem Badewasser zu.

▶ **Anwendung:** Die Badetemperatur sollte etwa 38 Grad Celsius betragen, die Badezeit etwa eine Viertelstunde. Heublumenbäder sollte man im Wechsel mit Schachtelhalmbädern zweimal wöchentlich anwenden. Danach sollte man eine Stunde ruhen. Das Bett sollte man unbedingt vorwärmen.

Kürbiskernkur

Die Kürbiskernkur wird sogar von Urologen empfohlen. Sie ist auch dann ohne negative Nebenwirkungen, wenn man sie über einen längeren Zeitraum anwendet. Die Kur beugt Entzündungen durch Restharnbildung vor.

▶ **Anwendung:** Dreimal täglich sollte man fünf bis zehn Kürbiskerne essen und dabei gründlich kauen.

▶ **Achtung:** *Kürbiskerne kann man in der Apotheke oder im Reformhaus kaufen. Die aus dem eigenen Garten geernteten schwanken je nach Bodenbeschaffenheit sehr im Wirkstoffgehalt. Es schadet aber nichts, dann eine höhere Anzahl Kerne zu sich nehmen.*

Schachtelhalmbad

Ein Schachtelhalmbad sollte man – wie schon oben erwähnt – im Wechsel mit dem Heublumenbad anwenden. Beide Badezusätze kann man in der Apotheke kaufen, aber auch selbst herstellen.

▶ **Zubereitung:** 100 Gramm getrocknetes Schachtelhalmkraut lässt man in drei Litern heißem Wasser ausziehen, und zwar etwa eine Stunde lang. Danach seiht man den Auszug ab und gibt ihn dem Badewasser zu.

▶ **Anwendung:** Die Badetemperatur für das Schachtelhalmbad beträgt 38 Grad Celsius, man sollte etwa eine Viertelstunde im Wasser bleiben. Danach empfiehlt sich eine Bettruhe von etwa einer Stunde. Auf jeden Fall sollte man das Bett vorwärmen!

Weidenröschentee

Weidenröschentee ist ein uraltes Hausmittel, das Prostatawucherungen zurückbilden soll. Es wird auch als »Wundermittel der Sinti und Roma« bezeichnet.

▶ **Zubereitung:** Ein gehäufter Esslöffel getrockneter Blätter, Blüten und Stängel von Weidenröschen wird mit einer Tasse heißem Wasser überbrüht und soll dann zehn Minuten ziehen.

▶ **Anwendung:** Man fügt vor dem Trinken noch einige Tropfen Brennnesseltinktur hinzu (siehe unten) und trinkt morgens und abends je eine Tasse.

Brennnesseltinktur

Brennnesseltinktur bereitet man aus frischen Brennnesselwurzeln zu. Die klein geschnittenen Wurzeln werden in einem Tongefäß mit einer Halb-und-Halb-Mischung aus hochprozentigem Alkohol (es genügt ein guter klarer Schnaps wie Wodka oder Korn) und abgekochtem Regenwasser bedeckt und sollten etwa vier Wochen lang stehen. Morgens und abends schütteln. Dann durchseihen und in dunkle Glasflaschen füllen.

▶ **Anwendung:** Man gibt einige Tropfen Brennnesseltinktur in den Weidenröschentee: Zur Vorbeugung kann man morgens und abends je ein Likörglas des Tees mit zwei Tropfen Brennnesseltinktur zu sich nehmen.

Schlaflosigkeit

Schlaflosigkeit kann man heutzutage natürlich nicht nur bei älteren Menschen beobachten. Dennoch: Es gibt Schlafstörungen, die altersbedingt sind. Dagegen kennt man einige wirksame Hausmittel:

Bohnenkaffee

Bohnenkaffee wirkt vor allem bei denjenigen älteren Menschen als Schlafmittel, bei denen Beruhigungsmittel versagt haben. Das ist immer dann der Fall, wenn die Schlafstörung oder allgemeine Unruhe von schlechter Hirndurchblutung verursacht wird.

▶ **Anwendung:** Vor dem Schlafengehen trinkt man eine Tasse Bohnenkaffee.

Kamillen- und Lavendelbäder

Kamillen- oder Lavendelbäder sind altbewährte Hausmittel gegen Schlaflosigkeit.

▶ **Anwendung:** Man gibt sechs Tropfen von ätherischem Kamillen- oder Lavendelöl ins warme Badewasser. Die Badezeit sollte nicht länger als eine Viertelstunde betragen. Bewährt haben sich auch Salzbäder: Man nimmt ein halbes Pfund Salz auf ein Vollbad.

Orangenblüten-Öl

Orangenblüten-Öl wird auch Neroli-Öl genannt. Es wird schon lange als schlaffördernder Badezusatz genutzt.

▶ **Anwendung:** Man gibt fünf Tropfen des Orangenblüten-Öls ins warme Badewasser. Auch hier sollte man nicht länger als eine Viertelstunde im Bad verbleiben.

▶ **Achtung:** *Wenn man offene Hauterkrankungen hat, darf man keine Bäder mit ätherischen Ölen machen.*

Waldweidenröschentee

Ein Waldweidenröschentee empfiehlt sich als Schlafvorbereitung für ältere Menschen.

▶ **Zubereitung:** Ein Esslöffel Waldweidenröschen-Blätter wird mit einer Tasse kochendem Wasser übergossen und muss dann fünf Minuten ziehen. Danach wird abgeseiht.

▶ **Anwendung:** Etwa eine halbe Stunde vor dem Schlafengehen (oder zum Abendessen) trinkt man eine Tasse ungesüßten Tee, der gut warm sein sollte.

Empfehlenswert sind auch Tees aus Baldrianblüten, Primelblüten, Johanniskraut, Melisse, Fenchel, Süßholz (allerdings nicht bei Bluthochdruck trinken!), Katzenpfötchen, Hopfen, Pomeranzen- oder Brombeerblättern sowie Lavendelblüten.

Beschwerden im Kopfbereich

Natürlich ist die Versuchung groß, gerade bei Schmerzen im Kopfbereich schnell zur Tablette zu greifen. Denn solche Schmerzen sind unangenehm, man möchte sie so schnell wie nur irgend möglich wieder los sein. Doch Schmerzen sind immer ein Alarmsignal des Körpers, man sollte – vor allem dann, wenn sie häufiger ohne erkennbare Ursache auftreten – unbedingt den Arzt oder Therapeuten zu Rate ziehen.

Heuschnupfen

Heuschnupfen oder Pollenallergien sind schwer mit Hausmitteln zu bekämpfen.

Augentrost

Ein Aufguss aus Augentrost kann jedoch die schlimmsten Beschwerden lindern.

▶ **Zubereitung:** Ein Teelöffel Augentrostkraut wird mit einer Tasse heißem Wasser überbrüht.

▶ **Anwendung:** Täglich sollte man dreimal eine kleine Tasse Augentrosttee trinken.

Gärungshefe

Gärungshefe soll gut als Vorbeugungsmaßnahme bei Heuschnupfen sein.

▶ **Anwendung:** Ein paar Wochen vor der Heuschnupfensaison nimmt man Hefetabletten (aus der Apotheke) ein.

Honigwaben

Als altbewährt soll sich auch erwiesen haben, den Heuschnupfen mit Honigwaben los zu werden.

▶ **Anwendung:** Kleine Klumpen von Honigwaben – am besten aus der näheren Umgebung des Wohnortes – soll man als »medizinischen Kaugummi« im Frühling und Winter kauen.

Gesichtsguss

Ein kalter Gesichtsguss soll ebenfalls helfen.

▶ **Anwendung:** Regelmäßig, zweimal täglich, richtet man den Duschkopf der Handbrause auf die Nase und lässt für etwa fünf bis zehn Sekunden kaltes Wasser darüber laufen. Auch eine Rubbelmassage jeden Morgen kann helfen.

Kurtee

Ein Kurtee hat sich außerdem bei Heuschnupfen gut bewährt. Man mischt je 15 Gramm Hirtentäschelkraut und Schafgarbe mit Blüten, je 10 Gramm Eichenrinde und Blutwurz sowie jeweils 20 Gramm blühendes Augentrostkraut, dreifarbiges Stiefmütterchen und Katzenpfötchen.

▶ **Zubereitung:** Fünf Esslöffel dieser getrockneten Mischung überbrüht man mit einem Liter kochendem Wasser, lässt alles eine Viertelstunde ziehen und seiht dann ab.

▶ **Anwendung:** Man trinkt diesen Tee schluckweise über den Tag verteilt, allerdings nicht auf nüchternen Magen. Die Teekur sollte drei Wochen dauern.

Ysop

Ysop hilft bei Heuschnupfen besonders gut – auch hiervon sollte man einen Tee bereiten.

▶ **Zubereitung:** Ein Teelöffel Ysopkraut wird mit einer Tasse kochendem Wasser überbrüht.

▶ **Anwendung:** Dreimal täglich nimmt man eine kleine Tasse Ysoptee zu sich.

▶ **Achtung:** *Während der Schwangerschaft ist die Verwendung dieses Heilmittels nicht ratsam!*

Zwiebelwasser

Zwiebeln sind nicht nur in der Küche wichtig, sondern galten schon bei unseren Großeltern als probates Hausmittel. Gegen Heuschnupfen sollen sie ebenfalls wirken.

▶ **Anwendung:** Täglich sollte man ein Glas Wasser zu sich nehmen, in das man einige Stunden lang rohe Zwiebelscheiben gelegt hat.

Kopfschmerzen

Kopfschmerzen treten bei einigen Menschen häufig und regelmäßig auf. Die Ursachen sind zunächst erst einmal unbekannt – und man sollte auf jeden Fall versuchen, sie vom Arzt herausfinden zu lassen. Im Rezeptschatz der überlieferten Volksmedizin finden sich mehrere Hausmittel, die in der Regel ohne Nebenwirkungen bleiben und die man getrost einmal ausprobieren kann.

Ätherische Öle

Ätherische Öle – wie Pfefferminzöl oder Menthol – haben sich als gutes Mittel erwiesen.

▶ **Anwendung:** Die Schläfen werden mit ein paar Tropfen des entsprechenden Öls eingerieben.

▶ **Achtung:** *Neurodermiker und Kleinkinder unter 18 Monaten dürfen mit ätherischen Ölen nicht behandelt werden. Es kann zu ernsthaften Haut- bzw. Schleimhautreizungen kommen.*

Augentrost

Ein Tee aus Augentrost hat sich bei den Arten von Kopfschmerz bewährt, die mit einer Überempfindlichkeit gegen helles Licht und den klassischen Sehstörungen einhergehen.

▶ **Zubereitung:** Zwei Teelöffel des Augentrostkrauts werden mit einem Viertelliter kochendem Wasser überbrüht. Das Ganze soll zehn Minuten ziehen und wird dann abgeseiht.

▶ **Anwendung:** Man trinkt vom Augentrosttee tagsüber zwei bis drei Tassen.

Eisauflage

Eine Eisauflage ist ein einfaches Mittel, um Kopf- und Migräneschmerzen zu lindern, wenn man nicht an Nackenschmerzen oder Schnupfen leidet.

▶ **Anwendung:** Man faltet ein Mulltuch auf Stirnbreite zusammen, gibt mehrere Eisstückchen hinein und legt das Tuch auf die Stirne.

Kaltes Armbad

Ein kaltes Armbad kann bei Kopfschmerzen Wunder wirken: Es macht einen klaren Kopf und ist äußerst anregend.

▶ **Anwendung:** Man hält Hände und Unterarme ein paar Minuten unter fließendes kaltes Wasser. Anschließend reibt man die Haut mit einem rauen Handtuch trocken.

▶ **Achtung:** *Wer wegen Herzkrankheiten behandelt wird, darf kalte Armbäder nur nach Rücksprache mit dem Arzt oder Therapeuten anwenden!*

Kräutertees

Kräutertees, die gegen Kopfschmerzen helfen, gibt es viele. Bewährt haben sich lindernde Teesorten wie Hopfen, Ingwer, Kamille, Lavendel, Melisse, Minze oder Rosmarin.

▶ **Zubereitung:** Man nimmt jeweils einen Teelöffel der getrockneten Kräuter (oder einen Teelöffel frisch geriebene Ingwer-Wurzel) und überbrüht dies mit einer Tasse kochendem Wasser. Der Tee soll fünf Minuten ziehen.

▶ **Anwendung:** Bei Bedarf trinkt man ein bis zwei Tassen Kräutertee schluckweise.

Silberweiden-Gänsefingerkraut-Tee

Entkrampfend bei Kopfschmerzen wirkt Silberweiden-Gänsefingerkraut-Tee. Man mischt ihn aus 30 Gramm Silberweidenblättern, 30 Gramm Gänsefingerkraut, 25 Gramm Lavendelblüten und jeweils 15 Gramm Primel-, Stiefmütterchen- und Ringelblumenblüten.

▶ **Zubereitung:** Zwei Esslöffel der Mischung werden mit einem halben Liter kochendem Wasser überbrüht, sollten eine Viertelstunde ziehen und werden dann abgeseiht.

▶ **Anwendung:** Bei akuten Kopfschmerzen trinkt man diese Teemischung innerhalb einer Viertelstunde; bei chronischen Beschwerden die doppelte Menge über den Tag verteilt. Man kann dann auf andere Schmerzmittel verzichten. Diese Mischung ist auch für eine Teekur geeignet: Nach drei Wochen sollte man aber eine zehntägige Pause einlegen.

▶ **Achtung:** *Wenn der Patient unter Magengeschwüren leidet oder schon einmal eine Magenblutung hatte, darf er diesen Tee nicht zu sich nehmen. Denn er enthält Salicylsäure, die den Magen reizt.*

Stiefmütterchen-Mädesüß-Teemischung

Ebenfalls entkrampfend wirkt die Stiefmütterchen-Mädesüß-Teemischung. Man mischt 30 Gramm Mädesüß mit Blüte, je 25 Gramm Johanniskraut mit Blüte, Gänsefingerkraut und gelbes Labkraut sowie 15 Gramm dreifarbiges Stiefmütterchenkraut mit Blüte.

▶ **Zubereitung:** Zwei Esslöffel der Mischung werden mit einem halben Liter kochendem Wasser überbrüht, sollten eine Viertelstunde lang ziehen und werden dann abgeseiht.

▶ **Anwendung:** Bei akuten Beschwerden trinkt man den Tee schluckweise innerhalb einer Viertelstunde; bei chronischen Beschwerden nimmt man die doppelte Teemenge über den ganzen Tag verteilt zu sich. Nach einer dreiwöchigen Teekur sollte man zehn Tage Pause einlegen.

▶ **Achtung:** *Der Tee ist nicht für Patienten geeignet, die an Magen- und Darmgeschwüren leiden oder schon einmal eine Magenblutung hatten.*

Malzessig

Malzessig ist von alters her als Hausmittel gegen Kopfschmerzen bekannt.

▶ **Anwendung:** Man inhaliert den Dampf von Malzessig und kochendem Wasser (zu gleichen Teilen gemischt).

Malzessig auf Packpapier

Malzessig auf Packpapier hilft äußerlich gegen Kopfschmerz.

▶ **Anwendung:** Man weicht zusammengefaltetes Packpapier in Malzessig ein und hält es gegen die schmerzende Stirn.

Meerrettichauflage

Eine Meerrettichauflage hilft nicht nur gegen Kopf-, sondern auch gegen Zahnschmerzen.

▶ **Zubereitung:** Eine viertel Stange frischer Meerrettich wird gerieben. Die Raspel versetzt man dann mit zwei bis drei Teelöffeln Wasser. Diesen Brei streicht man messerrückendick auf ein Leinentuch.

▶ **Anwendung:** Das mit dem Meerrettichbrei bestrichene Tuch legt man bei Kopfschmerzen in den Nacken. Nach drei, längstens aber fünf Minuten muss die Leinenauflage wieder abgenommen werden.

▶ **Achtung:** *Bei der Meerrettichauflage muss man vorher ausprobieren, wie die Haut des Patienten reagiert. Bei Überreaktionen und Hautrötungen muss man die Haut vorher mit ungesalzener Butter, Schweinefett oder Vaseline einreiben.*

Mutterkrautblätter

Mutterkrautblätter (das auch unter dem Namen Mutterkamille oder Fieberkraut bekannt ist) soll nach alter Überlieferung sogar gegen Migräneanfälle helfen – vor allem dann, wenn diese kurz vor dem Einsetzen der Menstruation auftreten.

▶ **Anwendung:** Ein Teelöffel frische, zerhackte Mutterkrautblätter (oder ein viertel Teelöffel getrocknete Blätter) werden ohne weitere Zusätze eingenommen, und zwar am besten als Kur über vier bis sechs Wochen hinweg.

Schwarzer Holundertee

Schwarzer Holundertee soll ebenfalls gut helfen, und zwar bei grippalen Kopfschmerzen.

▶ **Zubereitung:** Zwei Esslöffel Holunderblüten (oder getrocknete Früchte) werden mit einem Viertelliter kochendem Wasser überbrüht. Das Ganze soll zehn Minuten ziehen und wird dann abgeseiht.

▶ **Anwendung:** Täglich trinkt man – über den Tag verteilt – drei Tassen Holundertee.

Spitzwegerichtee

Spitzwegerichtee wirkt bei grippalen Kopfschmerzen genauso gut wie Holundertee.

▶ **Zubereitung:** Zwei Teelöffel Spitzwegerichblätter werden mit einer Tasse kochendem Wasser übergossen und sollen dann zehn Minuten ziehen.

▶ **Anwendung:** Nach dem Abseihen trinkt man täglich zwei bis drei Tassen.

Zitronenschalen

Zitronenschalen haben sich als ähnlich wirksam wie ätherische Öle (siehe oben) gezeigt.

▶ **Anwendung:** Man reibt die Schläfen mit der Schale einer ungespritzten Zitrone ein.

▶ **Achtung:** *Bei Hautekzemen und Kleinkindern unter 18 Monaten darf man dieses Hausmittel nicht anwenden.*

Zwiebelpackung

Die Zwiebelpackung ist als Hausmittel gegen Kopfschmerz in Vergessenheit geraten – soll aber sehr wirksam sein.

▶ **Zubereitung:** Eine große Zwiebel wird klein gehackt und in eine Gazebinde gewickelt.

▶ **Anwendung:** Diese Packung legt man für 20 Minuten in den Nacken. Danach wickelt man ein warmes Handtuch darüber.

Nasenbluten

Nasenbluten tritt immer dann auf, wenn kleine Adern in der Nase platzen. Das kann durch einen Stoß oder Schlag geschehen. Wenn Nasenbluten häufig auftritt oder aber die Blutung nach einer halben Stunde noch nicht gestillt werden kann, muss man auf jeden Fall einen Arzt oder Therapeuten zu Rate ziehen. Gleich mehrere Hausmittel sollen gegen Nasenbluten besonders gut helfen:

Bindfaden

Ein Bindfaden wird – je nachdem aus welchem Nasenloch die Blutung kommt – um den kleinen Finger der entgegengesetzen Hand gewickelt. Und zwar bei Blutungen aus dem rechten Loch um den kleinen Finger der linken Hand zwischen dem vorderen und mittleren Gelenk; bei Blutungen aus dem linken Nasenloch wird der kleine Finger der rechten Hand umwickelt. Der Bindfaden bleibt etwa zwei Minuten am Fingergelenk. Blutet der Patient aus beiden Nasenlöchern, müssen natürlich die Gelenke beider kleiner Finger umwickelt werden.

Hamamelisextrakt

Hamamelisextrakt – man bekommt ihn in der Apotheke – wirkt bei Nasenbluten manchmal sofort.

▶ **Anwendung:** Man betupft die Nase mit einem Wattebausch, der mit Hamamelisextrakt getränkt wurde.

Kalte Kompressen

Kalte Kompressen kennt jeder als Hausmittel bei Nasenbluten.

▶ **Anwendung:** Tücher werden mit kaltem Wasser befeuchtet und auf Nacken, Nase und Stirn gelegt. Während die nasskalten Tücher aufliegen, darf man nicht sprechen und sich auch nicht schnäuzen.

Ruprechtskraut

Ruprechtskraut gilt als Heilpflanze gegen Nasenbluten. Den Kaltauszug dieses Krauts sollte man im Hause haben, wenn ein Familienmitglied oft unter Nasenbluten leidet.

▶ **Zubereitung:** Zwei Teelöffel Ruprechtskraut werden mit einem Viertelliter kaltem Wasser übergossen und sollen dann etwa acht Stunden ziehen.

▶ **Anwendung:** Man trinkt den Ruprechtskrauttee mehrmals tagsüber und bei Bedarf.

Wiesenknopftee

Auch Wiesenknopftee ist ein gutes Mittel. Man sollte es dann im Hause haben, wenn jemand öfter Nasenbluten hat.

▶ **Zubereitung:** Zwei Esslöffel Wurzeln (oder Kraut) werden mit einem Viertelliter kochendem Wasser übergossen und sollen dann zehn Minuten ziehen.

▶ **Anwendung:** Über den Tag verteilt nimmt man alle zwei Stunden einen Teelöffel des Absuds ein.

Zitronensaft

Zitronensaft – auf einen Wattebausch geträufelt – gilt in der Volksmedizin als Heilmittel gegen Nasenbluten.

▶ **Anwendung:** Man steckt den mit frischem Zitronensaft getränkten Wattebausch in das blutende Nasenloch.

Ohrenschmerzen

Ohrenschmerzen sind eine unangenehme Sache. Natürlich muss man in solchen Fällen umgehend seinen Arzt oder Therapeuten aufsuchen, doch vorübergehende Linderung in leichteren Fällen und des Nachts oder am Wochenende können folgende Hausmittel bringen:

Braunwurz

Braunwurz wird äußerlich als Einlage verwendet.

▶ **Zubereitung:** Man stellt einen Aufguss aus zwei bis drei Esslöffeln Braunwurzkraut oder -wurzeln her, und zwar nimmt man dazu einen Viertelliter kochendes Wasser. Das Ganze soll etwa zehn Minuten ziehen, kühlt dann ab und wird, auf einen Wattebausch geträufelt, ins Ohr gebracht.

Öle eignen sich gut für akute Ohrenschmerzen. Man träufelt ein paar

Tropfen des entsprechenden Öls ins Außenohr. Als Öle sind geeignet:

Königsöl

▶ **Zubereitung:** 30 Gramm frische Königskerzen-Blüten werden leicht zerzupft in eine Flasche gegeben und mit 100 Gramm reinem, kaltgepresstem Olivenöl gemischt. Die Öl-Pflanzenmischung dann drei bis vier Wochen in die Sonne stellen und täglich einmal gut schütteln. Danach wird das Öl durch ein Leinentuch abgeseiht.

▶ **Anwendung:** Bei akuten Ohrenschmerzen werden mit einer Pipette bis zu dreimal täglich drei Tropfen Königsöl in das schmerzende Ohr geträufelt.

Ohrkerzen

Ohrkerzen bekommt man in der Apotheke oder im Reformhaus.

▶ **Anwendung:** Man steckt die Ohrkerze ins kranke Ohr und zündet sie an. Die entstehende Wärme reguliert den Innenohrdruck auf das Trommelfell, die Schmerzen klingen ab.

Salz

Auch Salz ist ein probates Mittel gegen Ohrenschmerzen.

▶ **Zubereitung:** Salz wird in ein Mullsäckchen gefüllt und dann im Backofen erhitzt.

▶ **Anwendung:** Das Salz-Säckchen wird einige Zeit an das schmerzende Ohr gehalten.

Man kann auch in der Apotheke physiologische Kochsalzlösung bekommen, die man im Halbstunden-Abstand mittels einer Pipette ins schmerzende Ohr träufelt.

Zahnschmerzen

Zahnschmerzen können wirklich fast unerträglich sein. Natürlich heißt es dann sofort: »Zum Zahnarzt!«; dennoch kann man den Schmerz bis zum Behandlungstermin beim Arzt lindern.

Gewürznelken

Gewürznelken kannten schon unsere Großmütter als schnell wirkendes Mittel bei Zahnschmerzen.

▶ **Anwendung:** Man kaut eine Gewürznelke oder massiert ein paar Tropfen Gewürznelkenöl ins Zahnfleisch ein.

Meerrettichauflage

Eine Meerrettichauflage hilft nicht nur bei Kopfweh, sondern auch bei Zahnschmerzen.

▶ **Zubereitung:** Eine viertel Stange Meerrettich reiben und die Raspel dann mit zwei bis drei Esslöffeln Wasser vermischen. Diesen Brei etwa messerrückendick auf einem Leinentuch verstreichen.

▶ **Anwendung:** Die Leinentuchauflage samt dem Meerrettichbrei auf die Wange legen. Etwa drei, höchstens aber fünf Minuten aufliegen lassen, dann abnehmen.

▶ **Achtung:** *Meerrettich wirkt sehr scharf – man sollte vorher ausprobieren, ob der Pa-*

tient die Schärfe verträgt. Es kann zu Hautrötungen und -reizungen kommen. Sehr empfindliche Haut sollte man vor der Behandlung mit der Meerrettichauflage mit ungesalzener Butter oder mit Schweinefett einreiben.

▶ **Vorsicht:** *Bei Ekzemkranken und Kleinkindern sollte man dieses Hausmittel nicht verwenden.*

Sumpfschafgarbentee

Sumpfschafgarbentee soll gegen Zahnschmerzen helfen.

▶ **Zubereitung:** Zwei Teelöffel der Wurzel werden mit einer Tasse heißem Wasser überbrüht und sollen dann zehn Minuten ziehen.

▶ **Anwendung:** Vor dem Zubettgehen trinkt man eine Tasse des Tees.

Wirsingauflage

Die Wirsingauflage ist ein uraltes Hausmittel gegen Zahnschmerzen. Schon nach einer halben Stunde Behandlung soll der Zahn – durch die abschwellende Wirkung der Kohlenzyme – nicht mehr weh tun.

▶ **Zubereitung:** Man schneidet aus frischen Wirsingblättern die dicke Mittelrippe heraus und walkt die Blätter dann mit einem Nudelholz so lange durch, bis sie weich sind. Danach legt man sie auf einen Leinenlappen.

▶ **Anwendung:** Den Leinenlappen samt den Weißkohlblättern drückt man auf die Wange über dem schmerzenden Zahn.

Zimtöl

Zimt – oder besser: Zimtöl – soll Zahnschmerzen lindern.

▶ **Anwendung:** Mehrmals täglich soll man einige Tropfen des unverdünnten Öls auf die schmerzende Stelle im Mund reiben.

Blase und Nieren

Sie gehören zu den wichtigsten Entgiftungsorganen des menschlichen Körpers. Wenn ihre Funktion versagt oder gestört ist, kann es lebensgefährlich werden. Deshalb gilt auch für Erkrankungen von Blase und Nieren: Man sollte unbedingt einen Arzt aufsuchen. Nur er kann entscheiden, welche Hilfsmaßnahmen angebracht und notwendig sind.

▶ **Achtung:** *Schwangere mit Störungen des Harnsystems gehören jedoch in jedem Fall umgehend (binnen Stunden!) in die Behandlung des Facharztes!*

Dennoch gilt auch hier: So manches Hausmittel – selbstverständlich in Einverständnis mit dem Arzt oder Therapeuten angewandt – kann dem Patienten auf natürliche Art Linderung und Heilung bringen. Das ist zum einen der Fall, wenn nur eine leichte Störung dieser drei Organe vorliegt. Zum anderen, wenn über lange Zeitabschnitte eingesetzte starke pharmazeutische Mittel reduziert werden können. Hausmittel für diesen Bereich des Körpers gibt es so allerlei: Tees und Teemischungen genauso wie Heilbäder und Auflagen. Als Heilpflanzen für Blasenleiden gelten zum Beispiel:

- Entzündungshemmend sind Ampferknöterich, Basilienkraut, Eisenkraut, Goldrute, Heidekraut, Heidelbeere, Kapuzinerkresse, Königskerze, Preiselbeere, Rosmarin, Silberdistel, Taubnessel, Ysop und Zwiebel.
- Schmerzlindernd sind Leinkraut, Stiefmütterchen und Zitterpappel.
- Harntreibend sind Bärentraube, Birke, Brennnessel, Bruchkraut, Eberesche, Erdbeere, Liebstöckel, Quecke, Schwarzdorn und Wiesenknopf.
- Entkrampfend wirken Heckenrose, Hopfen, Kamille, Kornblume, Labkraut und Schwarzkümmel.
- Blutstillend ist Hirtentäschel.

▶ **Achtung:** *Für alle folgenden Hausmittel, die Bärentraubenblätter, Schachtelhalm, Orthosiphon oder Goldrute enthalten, gilt: Patienten, die unter Wasseransammlungen im Körper leiden, die durch eine eingeschränkte Herz- oder Nierentätigkeit entstehen, sollten diese wassertreibenden Mittel nicht ohne Therapiekontrolle anwenden. Auf jeden Fall müssen sie sich vorher mit ihrem Arzt/Therapeuten beraten!*

Akute Blaseninfektion

eine akute Blaseninfektion entsteht oft, wenn der Patient längere Zeit nasse und kalte Füße hatte oder auf kaltem Boden saß. In der heißen Jahreszeit kann es zur Blasenentzündung kommen, wenn man den nassen Badeanzug nach dem Schwimmen nicht wechselt. Ein erstes Anzeichen für die Blaseninfektion sind brennende Schmerzen beim Wasserlassen und häufiger Harndrang. Es gibt viele probate Hausmittel, die auch gerne von Ärzten verordnet werden, um eine akute Blaseninfektion in den Griff zu bekommen. Wird die akute Blasenentzündung nicht richtig behandelt, kann es zu einer chronischen Blaseninfektion kommen. Sie erfordert – vor allem dann, wenn Fieber auftritt – auf jeden Fall eine dringende Therapiekontrolle. Arzt oder Therapeut müssen dann entscheiden, ob man die Erkrankung noch mit Hausmitteln kurieren kann oder ob man bereits zu stärkeren Medikamenten greifen muss.

Die folgenden Tees sind für Blasenleiden gut geeignet – sie sind nur eine kleine Auswahl unter vielen anderen.

Blasentee-Mischung

Die folgende Blasentee-Mischung soll von Sinti und Roma stammen und besonders bei Erkältungskatarrhen der Blase wirkungsvoll sein. Man verwendet zwei Hand voll Brennnesselblätter, je eine Hand voll Holunderbeeren und Schlüsselblumen.

▶ **Zubereitung:** Einen Teelöffel dieser Mischung wird mit einer Tasse kochendem Wasser übergossen, sollte drei Minuten köcheln und wird dann abgeseiht.

▶ **Anwendung:** Mehrmals täglich trinkt man je eine Tasse schluckweise.

Birkenblätter-Bärentraubenblätter-Teemischung

Die Birkenblätter-Bärentraubenblätter-Teemischung ist besonders wirkungsvoll.

Man verwendet je 15 Gramm Birkenblätter, Odermennig mit Blüte, Schafgarbe mit Blüte sowie je 20 Gramm Vogelknöterich und Bärentraubenblätter.

▶ **Zubereitung:** Zwei Esslöffel der getrockneten Mischung werden mit einem halben Liter kochendes Wasser überbrüht, sollten eine Viertelstunde ziehen und werden dann abgeseiht.

▶ **Anwendung:** Man trinkt den Tee schluckweise über den ganzen Tag verteilt.

Bohnenschalen-Liebstöckel-Tee

Harntreibend ist der Bohnenschalen-Liebstöckel-Tee. Dazu mischt man 20 Gramm Bohnenschalen mit jeweils 20 Gramm Liebstöckel- und Hauhechelkraut sowie 20 Gramm Queckenwurzeln.

▶ **Zubereitung:** Zwei Esslöffel der getrockneten Teemischung werden mit einem halben Liter kochendem Wasser überbrüht, sollten dann eine Viertelstunde ziehen und werden anschließend abgeseiht.

▶ **Anwendung:** Man trinkt diesen Tee schluckweise über den ganzen Tag verteilt.

Gänsefingerkraut-Goldruten-Teemischung

Entkrampfend und entzündungshemmend wirkt auch die Gänsefingerkraut-Goldruten-Teemischung. Man vermengt 30 Gramm Gänsefingerkraut mit jeweils 20 Gramm Goldrute (Blüten und Kraut), Bärentrauben- und Brunnenkresseblättern sowie 20 Gramm Sonnenhut (Blüte und Kraut).

▶ **Zubereitung:** Zwei Esslöffel der Mischung werden mit einem halben Liter Wasser überbrüht, sollten eine Viertelstunde ziehen und werden dann abgeseiht.

▶ **Anwendung:** Man trinkt den Tee schluckweise über den ganzen Tag.

Gänsefingerkraut-Sonnenhut-Tee

Gänsefingerkraut-Sonnenhut-Tee ist entzündungshemmend und blutstillend.

▶ **Zubereitung:** Man mischt 50 Gramm Gänsefingerkraut mit je 30 Gramm Sonnenhut und Goldrute (Blüte und Kraut) sowie je 20 Gramm Schafgarbe (Blüte und Kraut), Blutwurz, Eichenrinde und Brunnenkresseblättern. Zwei gehäufte Esslöffel überbrüht man mit einem halben Liter kochendem Wasser, lässt das Ganze eine Viertelstunde lang ziehen und seiht dann ab.

▶ **Anwendung:** Der Tee wird schluckweise über den ganzen Tag verteilt getrunken.

Holunderrinden-Tee

Holunderrinden-Tee wirkt stark harntreibend.

▶ **Zubereitung:** Man zerstößt eine Hand voll Holunderrinde im Mörser, füllt sie dann in einen Tontopf und gibt einen Liter kaltes Wasser zu. Man lässt diese Mischung aufkochen und dann eine Viertelstunde köcheln. Durch ein Mulltuch seiht man den Tee ab.

▶ **Anwendung:** Über den ganzen Tag verteilt wird der Holunderrinden-Tee schluckweise getrunken.

▶ **Achtung:** *Wenn Wadenkrämpfe auftreten, den Tee sofort absetzen!*

Maisbart

Maisbart – als Aufguss getrunken – fördert die Wasserausscheidung und Durchblutung.

▶ **Zubereitung:** Ein bis zwei Teelöffel getrockneter Maisbart wird mit einer halben Tasse kochendem Wasser übergossen, sollte zehn Minuten ziehen und wird dann abgeseiht.

▶ **Anwendung:** Je nach Bedarf sollte man täglich zwei bis drei Tassen davon trinken.

▶ **Achtung:** *Dieser Tee führt dem Becken vermehrt Blut zu. Für Schwangere ist er deshalb ungeeignet!*

Mistel-Holunder-Tee

Mistel-Holunder-Tee besteht aus je einer Hand voll Mistelkraut, Birkenblätter, Holunderblüten, Bärentraubenblätter und Kamillenblüten.

▶ **Zubereitung:** Ein Teelöffel der Mischung wird mit einer Tasse kochendem Wasser überbrüht, soll dann eine Viertelstunde köcheln und wird dann durch ein Mulltuch abgeseiht.

▶ **Anwendung:** Man trinkt von diesem Tee jeweils eine halbe Stunde vor den Mahlzeiten eine Tasse (dreimal täglich). Man kann nach Bedarf mit Honig oder Fruchtzucker süßen.

▶ **Achtung:** *Diabetiker dürfen ihren Tee nur mit Fruchtzucker süßen und müssen dies auf ihre Broteinheiten anrechnen!*

▶ **Vorsicht:** *Dieser Tee ist blutdrucksenkend – Patienten mit niedrigem Blutdruck sollten ihn deshalb nicht trinken!*

Queckentee

Queckentee sorgt dafür, dass die Nieren gründlich durchspült werden, außerdem hat der Tee heilende und schmerzlindernde Wirkung.

▶ **Zubereitung:** Ein bis zwei Teelöffel Queckenwurzel werden mit einer Tasse kochendem Wasser übergossen, müssen dann zehn Minuten ziehen und werden abgeseiht.

▶ **Anwendung:** Ganz nach Belieben trinkt man von diesem Tee mehrere Tassen täglich.

Stranddistel

Stranddistel (Männertreu) wirkt bei einer ganzen Reihe von Blasenbeschwerden, auch bei akuter oder chronischer Entzündung.

▶ **Zubereitung:** Einen Teelöffel getrockneter Wurzeln übergießt man mit einer Tasse kochendem Wasser und bringt die Kräuter dann nochmals zehn Minuten lang zum Köcheln. Danach wird abgeseiht.

▶ **Anwendung:** Dreimal täglich sollte man von dem Absud eine kleine Tasse trinken.

Heublumen-Fußbad

Auch Bäder – Fuß- und Vollbäder – können bei Blasenentzündungen helfen und heilen. Ein Heublumen-Fußbad (oder ein Schachtelhalm-Fußbad) als ansteigendes Bad ist gut für all jene Patienten, die an einer »schwachen Blase« leiden, d. h. oftmals Blasenentzündungen haben.

▶ **Zubereitung:** 100 Gramm Heublumen (oder 50 Gramm Schachtelhalm) übergießt man mit einem halben Liter kochendem Wasser, lässt alles zehn Minuten ziehen und seiht dann ab.

▶ **Anwendung:** Eine Fußbadewanne (oder ein Eimer) wird mit warmem Wasser gefüllt, der Heublumen-(Schachtelhalm-)Aufguss dann zugesetzt. Man stellt die Füße in die Wanne und gibt in Minutenabständen immer wieder in kleineren Mengen heißes Wasser zu – so lange, bis eine Temperatur erreicht ist, die der Patient gerade noch aushält. Dann badet man die Füße darin drei Minuten lang, kühlt sie dann für zehn Sekunden in einem Eimer kaltem Wasser ab und trocknet sie dann gut ab.

▶ **Achtung:** *Wer unter kranken Venen oder Bluthochdruck leidet oder wer schwanger ist, darf keine heißen Fußbäder nehmen!*

Schachtelhalmbad

Ein Schachtelhalmbad als Vollbad ist ebenfalls ein vorzügliches Hausmittel bei der »schwachen Blase«. Es kräftigt die Blasenfunktion und beugt Nieren- und Blasenerkrankungen vor.

▶ **Zubereitung:** 100 Gramm Schachtelhalm werden in einem großen Topf mit zwei Litern warmem Wasser übergossen. Nach einer Stunde Ziehenlassen erhitzt man diesen Aufguss bis zum Sieden, lässt ihn 15 Minuten kochen und seiht ihn dann ab.

▶ **Anwendung:** Der Absud wird dann dem Vollbad zugesetzt. Die Badetemperatur sollte bei 38 Grad Celsius liegen, die Badezeit zehn bis 15 Minuten betragen. Nach dem Bad empfiehlt sich Bettruhe von mindestens 60 Minuten. Das Bett muss auf jeden Fall vorgewärmt sein!

Nieren- und Blasensteine

Nieren- und Blasensteine entstehen immer dann, wenn Salze oder Fette im Harn kristallisieren. In den meisten Fällen zeigen sich keinerlei Symptome; die Kristalle gehen beim Wasserlassen ab, ohne dass der Patient es auch nur merkt. Größere Steine jedoch können im Harnleiter stecken bleiben. Sie sind dann die Ursache für kolikartige

Schmerzen. Natürlich muss in solchen Fällen unbedingt sofort – auch nachts oder am Wochenende – ein Arzt zu Rate gezogen werden.

Folgende Tees können beim Ausspülen von Nieren- und Blasensteinen helfen:

Bärentraubentee (bei Nierengrieß)

▶ **Zubereitung:** Zwei bis drei Teelöffel Bärentraubenblätter werden mit einem Viertelliter kochendem Wasser überbrüht, sollten zehn Minuten ziehen und werden dann abgeseiht.

▶ **Anwendung:** Man trinkt den Tee tagsüber in kleinen Schlucken.

▶ **Achtung:** *Bei längerer Anwendung des Bärentraubentees kann es zu Verstopfung kommen.*

Bruchkrauttee

Bruchkrauttee (bei Blasensand) wirkt entzündungshemmend.

▶ **Zubereitung:** Zwei Teelöffel des getrockneten Bruchkrauts werden mit einem Viertelliter kochendem Wasser überbrüht, müssen zehn Minuten ziehen und werden dann abgeseiht.

▶ **Anwendung:** Bruchkrauttee wird über den ganzen Tag verteilt getrunken.

Bukkotee

Bukkotee (Barosma betulina) wirkt antiseptisch und ebenfalls entwässernd.

▶ **Zubereitung:** Zwei Teelöffel werden mit einem Viertelliter kochendem Wasser überbrüht. Man lässt den Tee zehn Minuten ziehen, bevor man ihn abseiht.

▶ **Anwendung:** Nach Bedarf trinkt man über den ganzen Tag verteilt drei Tassen des Tees schluckweise.

Ehrenpreissaft

Ehrenpreissaft kann man – neben den zahlreichen Tees – ebenfalls zur Unterstützung gegen Blasen- und Nierensteine einnehmen.

▶ **Anwendung:** Man nimmt zwei Teelöffel des Saftes (aus der frischen Pflanze mit Blüten) in Milch oder Tee morgens nüchtern ein.

Färberrötetee

Färberrötetee trinkt man als Aufguss.

▶ **Zubereitung:** Ein Teelöffel zerstoßene Färberrötewurzel wird mit einer Tasse kochendem Wasser überbrüht, sollte zehn Minuten ziehen und wird dann abgeseiht.

▶ **Anwendung:** Täglich trinkt man drei Tassen Tee – gut verteilt über den Tag.

▶ **Achtung:** *Der Tee färbt Harn, Schleim und Schweiß rötlich. Dies ist jedoch keinerlei Anzeichen einer ernsthaften Krankheit. Man sollte diesen Tee aber keinesfalls längere Zeit als Einzelmittel einnehmen.*

Preiselbeerentee

Preiselbeerentee hilft ebenfalls bei Nierensteinen.

▶ **Zubereitung:** Zwei Esslöffel Blätter werden mit einem Viertelliter kochen-

dem Wasser überbrüht, sollten zehn Minuten ziehen und werden dann abgeseiht.
▶ **Anwendung:** Täglich sollte man drei Tassen des Tees trinken.

Bei Nierensteinen helfen außerdem Tees aus Ruprechtskraut, Vogelknöterich und Wegwarte, gegen Blasensteine auch Körnersteinbrech und Steinsame.

Löwenzahn-Birkenblätter-Goldruten-Teemischung

Die Löwenzahn-Birkenblätter-Goldruten-Teemischung ist besonders wassertreibend und eignet sich daher nicht nur für eine Blasen- und Nierenspülung, sondern auch besonders gut zur Vorbeugung von Nieren- und Blasensteinen. Die Löwenzahn-Birkenblätter-Goldruten-Mischung stellt man aus 20 Gramm Löwenzahnkraut mit Wurzel und aus je 10 Gramm Birkenblättern und Goldrutenkraut her.
▶ **Zubereitung:** Zwei Teelöffel der Mischung werden mit einem halben Liter kochendem Wasser übergossen; man sollte sie eine Viertelstunde ziehen lassen und dann abseihen.
▶ **Anwendung:** Täglich trinkt man zwei bis drei Tassen des Tees, ungesüßt.

Wärmflasche

Die trockene Wärme der Wärmflasche ist ein seit langem bekanntes und probates Mittel bei Blasen- und Nierenziehen. Die Wärmflasche sorgt dafür, dass verkrampfte Muskeln sich entspannen.
▶ **Anwendung:** Die Wärmflasche mit heißem Wasser füllen, so warm, wie der Patient es verträgt. Dann wird die Wärmflasche mit einem Tuch umwickelt und auf die schmerzende Stelle gelegt.

Nieren- und Blasenstärkung

Nieren- und Blasenstärkung ist zur Vorbeugung wichtig. Man kennt vielerlei Hausmittel dafür.

Erdbeeren sind schon von alters her ein Hausmittel bei Nieren- und Blasenschwäche. Man kann die Erdbeeren »pur« essen (etwa 100 bis 200 Gramm täglich, es sollten aber nur Walderdbeeren sein!) oder aber einen Erdbeertee zu sich nehmen.

Erdbeerblättertee

▶ **Zubereitung:** Zwei Teelöffel junge Walderdbeerblätter werden mit einem Viertelliter kochendem Wasser überbrüht, sollten zehn Minuten ziehen und werden dann abgeseiht.
▶ **Anwendung:** Über den ganzen Tag verteilt trinkt man zwei bis drei Tassen Tee.

Heidelbeersaft

Heidelbeersaft wurde von alters her besonders Frauen und jungen Mädchen empfohlen, die unter einer »schwachen Blase« litten.
▶ **Anwendung:** Täglich sollte man ein Glas Heidelbeersaft (aus Apotheke,

Reformhaus oder Drogerie) trinken. Man kann den Saft aber natürlich auch selbst frisch pressen.

Heidelbeertee

Auch Heidelbeertee ist ein altes Hausmittel und hemmt Bakterien.

▶ **Zubereitung:** Zwei Teelöffel Heidelbeerblätter werden mit einem Viertelliter kochendem Wasser überbrüht, müssen zehn Minuten ziehen und werden dann abgeseiht.

▶ **Anwendung:** Man trinkt den Heidelbeertee über den Tag verteilt in kleinen Schlucken.

Heidekrauttee

Das Rezept für Heidekrauttee stammt aus Großmutters Hausschatz.

▶ **Zubereitung:** Fünf Esslöffel Heidekrautblüten oder -blätter übergießt man mit einem Viertelliter kochendem Wasser. Man lässt den Tee fünf Minuten ziehen und seiht dann ab.

▶ **Anwendung:** Täglich sollte man zwei bis drei Tassen des Tees trinken.

▶ **Achtung:** *Wenn der Patient nach dem Genuss des Heidekrauttees Druck und Schmerz unter dem rechten Rippenbogen verspürt, sofort absetzen! Denn der Heidekrauttee kann bei toxischer Vorbelastung die Leberwerte stark ansteigen lassen.*

Kürbiskerne

Kürbiskerne kaut man, um den Harndrang anzuregen.

▶ **Anwendung:** Dreimal täglich soll man je fünf bis zehn Kürbiskerne essen und sie dabei gründlichst kauen.

Spargel

Spargel ist nicht nur ein Leckerbissen für alle Gourmets, sondern gilt als besonders gut bei Nierenleiden. Man kann natürlich Spargeltabletten in der Apotheke oder im Reformhaus bekommen; doch es lohnt sich natürlich auch (und ist viel schmackhafter!), während der Spargelsaison eine entsprechende Kur zu machen.

▶ **Anwendung:** In der Spargelzeit von April bis Mitte Juni isst man an jedem zweiten Tag jeweils 500 Gramm Spargel. Man sollte ihn jedoch ohne Butter zubereiten.

Depressive Verstimmungen

Gegen depressive Verstimmungen kennt man in der Volksmedizin allerlei Hausmittel. Es gibt viele Tees und Teemischungen, die gegen depressive Verstimmungen und Nervosität helfen.

Baldriantee

Baldriantee ist vor allem für solche Menschen gedacht, die abends nicht entspannen können, sondern sogar noch beim Zubettgehen dermaßen gestresst und nervös sind, dass sie unter Schlafstörungen mit depressiven Verstimmungen leiden.

▶ **Zubereitung:** Zwei Teelöffel Baldrianwurzel übergießt man mit einem Viertelliter kaltem Wasser und lässt dies etwa zwölf Stunden ausziehen. Gelegentlich sollte man umrühren und anschließend abseihen. Man erwärmt diesen kalten Auszug auf Trinktemperatur und süßt mit einem Teelöffel Honig oder Fruchtzucker.
▶ **Anwendung:** Über den Tag verteilt trinkt man drei Tassen Baldriantee.

▶ **Achtung:** *Diabetiker dürfen den Tee nur mit Fruchtzucker süßen und müssen dies auf ihre Broteinheiten anrechnen!*

Johanniskrauttee

Johanniskrauttee ist ausgleichend und macht nicht müde. Der Wirkstoffgehalt im Tee – den man am besten als Kur über mehrere Wochen hindurch täglich zu sich nehmen sollte – ist höher als im Johanniskrautöl. Denn im Wasser entfaltet sich die Heilwirkung besser. Johanniskrauttee wird auch von Ärzten immer öfter verordnet, denn mit diesem Heilmittel ist – im Gegensatz zu vielen chemischen Antidepressiva – keinerlei Suchtgefahr verbunden.
▶ **Zubereitung:** Man übergießt zwei Teelöffel von getrocknetem und geschnittenem Johanniskraut mit einem Viertelliter kaltem Wasser. Dann erhitzt man das Ganze und seiht es nach etwa drei Minuten ab.
▶ **Anwendung:** Johanniskrauttee sollte man als Kur vier bis sechs Wochen lang trinken. Die Tagesdosis besteht aus zwei bis drei Tassen ungesüßten Tee.

▶ **Achtung:** *Eine Teekur mit Johanniskraut macht lichtempfindlich. In dieser Zeit sollte man also Höhensonne, Solarium und Sonnenlicht meiden! Es könnten sonst Pigmentflecken auf der Haut entstehen.*

Schwarznesseltee

Schwarznesseltee wirkt ebenfalls gegen Depressionen.
▶ **Zubereitung:** Ein Teelöffel Kraut (oder ein Gramm Pulver) wird mit einer Tasse kochendem Wasser übergossen, muss zehn Minuten ziehen und wird dann abgeseiht.
▶ **Anwendung:** Täglich sollte man zwei bis vier Tassen dieses Tees zu sich nehmen.

Johanniskraut-Tinktur

Johanniskraut-Tinktur ist ein uraltes Rezept. Man kann es selbst herstellen.
▶ **Zubereitung:** Eine Hand voll Johanniskraut (Blüten und Blätter) in einem dunklen, gut verschließbaren Glas mit 45%igem Alkohol (es genügt ein guter Kornschnaps oder Wodka) bedecken. Etwa vier Wochen stehen lassen, mehrmals gut durchschütteln. Man filtert das Ganze ab, wenn die Johanniskrautblüten ihre ursprüngliche Farbe verloren haben.
▶ **Anwendung:** Dreimal täglich sollte man etwa 20 Tropfen dieser Tinktur einnehmen.

Erkältungskrankheiten

Das kennt wohl wirklich jeder: Der Hals kratzt, die Nase läuft, man niest und hustet – kurz: Es hat einen wieder einmal eine Erkältung »erwischt«. Im Volksmund sagt man »Grippe« dazu – eine irreführende Bezeichnung, denn die echte Grippe ist medizinisch gesehen eine Viruskrankheit. Erkältungskrankheiten, die man so allgemein als »Grippe« bezeichnet, sind meistens lediglich »grippale Infekte«. Hustenreiz und Schnupfen gehören genauso dazu wie Fieber oder sogar Nebenhöhlenkatarrhe.

Noch vor wenigen Jahren hat man auch grippale Infekte mit Antibiotika zu bekämpfen versucht – meist vergeblich. Alte Rezepte und Hausmittel können bei Erkältungen viel weiter und viel schneller helfen. Hausmittel kann man natürlich auch vorbeugend nehmen, um die Abwehrkräfte des Körpers zu stärken und auf diese Weise den Krankheitserregern schon von vornherein Paroli zu bieten.

Aber auch bei chronischen Erkrankungen der Bronchien, bei Asthma und bei Raucherkatarrh kann so manches Hausmittel Linderung, wenn nicht sogar Heilung bringen.

Bronchitis und Husten

Bronchitis und Husten sind häufige Begleiterscheinungen bei einem grippalen Infekt.

Den Husten kann man mit probaten Hausmitteln lindern. Vor allem Heilpflanzen mit ätherischen Ölen haben eine hervorragende Wirkung. Sie helfen dem Patienten, morgens nach dem Aufstehen den zähen Schleim abzuhusten und sich dadurch Erleichterung beim Atmen zu verschaffen.

▶ **Achtung:** *Ist ein Husten mit Fieber, Nachtschweiß oder gar blutigem Auswurf verbunden, muss man sofort seinen Arzt oder Therapeuten zu Rate ziehen. Auch dann, wenn die Behandlung mit Hausmitteln nicht eine baldige, spürbare Verbesserung des Leidens bringt.*

Chronischer Husten – dazu zählen etwa chronische Bronchitis, Asthma, Lungenemphysem und Staublunge – macht es dem Patienten schwer, den festsitzenden Schleim, der sich über Nacht in der Lunge gebildet hat, morgens abzuhusten. Es gibt einige Teemischungen und Tees, die das Abhusten leichter machen.

Königskerzentee

▶ **Zubereitung:** Man übergießt zwei Teelöffel Königskerzenblüten mit einem Viertelliter kochendem Wasser und lässt den Tee zehn Minuten ziehen. Dann wird er abgeseiht und mit einem Teelöffel Honig oder Fruchtzucker gesüßt.

▶ **Anwendung:** Täglich morgens vor dem Aufstehen trinkt man eine Tasse des Tees.

▶ **Achtung:** *Diabetiker dürfen ihren Tee grundsätzlich nur nur mit Furchtzucker gesüßt trinken. Er muss auf die Broteinheiten angerechnet werden!*

Schlüsselblumentee

▶ **Zubereitung:** Ein Viertelliter kochendes Wasser wird über zwei Teelöffel Schlüsselblumenblüten gegossen. Das Ganze lässt man zehn Minuten ziehen. Anschließend wird der Tee abgeseiht. Man kann den Tee noch mit einem Löffelchen Honig oder Fruchtzucker süßen.

▶ **Anwendung:** Der Patient trinkt täglich dreimal eine Tasse des Schlüsselblumentees.

▶ **Achtung:** *Diabetiker dürfen den Tee nur mit Fruchtzucker süßen, er muss auf die Broteinheiten angerechnet werden!*

Spitzwegerichtee

▶ **Zubereitung:** Zwei Teelöffel Spitzwegerichblätter werden mit einem Viertelliter kochendem Wasser überbrüht und müssen zehn Minuten ziehen. Dann wird der Tee abgeseiht und nach Geschmack noch mit Honig oder Fruchtzucker gesüßt.

▶ **Anwendung:** Jeweils eine Tasse Spitzwegerich-Tee wird mehrmals täglich getrunken.

▶ **Achtung:** *Diabetiker dürfen den Tee nur mit Fruchtzucker gesüßt zu sich nehmen! Dieser muss auf die täglichen Broteinheiten angerechnet werden.*

Schachtelhalmtee

Schachtelhalmtee ist ebenfalls ein probates Mittel gegen chronischen Husten. Er eignet sich besonders für schwächliche Kinder und sehr dünne Menschen, die ohne nachweisbaren Infekt bei jedem Anlass eine längere Bronchitis bekommen.

▶ **Zubereitung:** Man übergießt zwei Teelöffel Schachtelhalmkraut mit einem Viertelliter kochendem Wasser. Der Tee muss eine halbe Stunde ziehen, dann darf man ihn abseihen. Man kann ihn aber auch 12 Stunden in kaltem Wasser ziehen lassen, abseihen und dann auf Trinktemperatur erwärmen. Schachtelhalmtee wird mit ein wenig Honig oder Fruchtzucker gesüßt.

▶ **Anwendung:** Als Kur trinkt man Schachtelhalmtee für zwei bis drei Wochen täglich drei Tassen.

▶ **Achtung:** *Diabetiker dürfen ihren Tee nur mit Fruchtzucker süßen. Er wird auf die täglichen Broteinheiten angerechnet.*

Spitzwegerich-Lungenkraut-Teemischung

Hergestellt wird die Spitzwegerich-Lungenkraut-Teemischung aus jeweils 30 Gramm Lungenkraut mit Blüten, Primelblüten, Ehrenpreis mit Blüten sowie Spitzwegerichblätten.

▶ **Zubereitung:** Zwei gehäufte Esslöffel der getrockneten Mischung werden mit einem halben Liter kochendem Wasser überbrüht, sollen eine Viertelstunde ziehen und werden dann abgeseiht.
▶ **Anwendung:** Man trinkt diese Teemischung über den Tag verteilt in kleinen Schlucken.

Zwiebelsirup

Zwiebelsirup ist ein altbewährtes Hustenmittel.
▶ **Zubereitung:** Man zerstößt eine große Gemüsezwiebel in einem Achtelliter Wasser und verkocht den ausgepressten Saft mit 150 Gramm braunem Kandis- oder Rohrzucker zu einem Sirup. Man kann den Zucker auch über die gehackte rohe Zwiebel streuen und diese dann Saft ziehen lassen. Danach presst man alles aus.
▶ **Anwendung:** Stündlich sollte man den Zwiebelsirup teelöffelweise zu sich nehmen.

▶ **Achtung:** *Dieses Hausmittel ist für Diabetiker ungeeignet!*

Krampfartiger Husten und Keuchhusten

Krampfartigen Husten und Keuchhusten sollte man natürlich auf jeden Fall von seinem Arzt oder Therapeuten behandeln lassen. Doch folgende Hausmittel beeinflussen den Krankheitsverlauf positiv:

Bier

Bier ist ein gutes Nachtrezept bei Grippeerkrankungen mit Husten.
▶ **Zubereitung** und **Anwendung:** Man kocht einen halben Liter dunkles Bier abends auf, gibt vier Esslöffel Honig oder Fruchtzucker dazu und trinkt es noch warm schnell aus.

Feldthymiantee

▶ **Zubereitung:** Ein bis zwei Teelöffel des Krauts werden mit einer Tasse kochendem Wasser übergossen, sollten zehn Minuten ziehen und werden dann abgeseiht.
▶ **Anwendung:** Täglich dreimal sollte man davon eine Tasse trinken.

Fettkrauttee

▶ **Zubereitung:** Man nimmt zwei Teelöffel auf eine Tasse kochendes Wasser, lässt das Ganze zehn Minuten ziehen und seiht dann ab.
▶ **Anwendung:** Den Tee trinkt man tagsüber mehrmals, insgesamt etwa drei bis vier Tassen.

Fettkraut-Wegerich-Tee

Fettkraut-Wegerich-Tee besteht aus einer Mischung von 30 Gramm Fettkraut, 25 Gramm Ehrenpreis mit Blüte, 20 Gramm Wegerichblättern sowie 20 Gramm Bertramwurzel.
▶ **Zubereitung:** Zwei gehäufte Esslöffel werden mit einem halben Liter kochendem Wasser überbrüht, sollten eine Viertelstunde ziehen und werden dann abgeseiht.

▶ **Anwendung:** Man trinkt diese Teemischung schluckweise über den Tag verteilt.

Lungenkrauttee

▶ **Zubereitung:** Zwei Teelöffel werden mit einer Tasse kochendem Wasser überbrüht und sollten dann zehn Minuten ziehen, bevor sie abgeseiht werden.
▶ **Anwendung:** Dreimal täglich trinkt man eine Tasse des Tees.

Märzveilchentee

▶ **Zubereitung:** Ein Teelöffel des Veilchenkrauts wird mit einer Tasse kochendem Wasser überbrüht, sollte zehn Minuten ziehen und wird dann abgeseiht.
▶ **Anwendung:** Man trinkt täglich drei Tassen dieses Tees.

Ysoptee

▶ **Zubereitung:** Zwei Teelöffel Ysopkraut werden mit einem Viertelliter kochendem Wasser überbrüht, müssen zehn Minuten ziehen und werden dann abgeseiht.
▶ **Anwendung:** Stündlich sollte man von diesem Aufguss einen Esslöffel einnehmen.

Reizhusten

Reizhusten tritt bei fast jeder Erkältung auf, die sich in den Rachen und/oder Kehlkopf hinunterzieht. Einige Hausmittel haben sich in diesem Fall vielfach bewährt.

Thymian-Salbei-Tee

Die Thymian-Salbei-Teemischung wird aus je einer Hand voll Thymian und Eukalyptusblättern sowie jeweils der halben Menge Salbei und Holunderblüten hergestellt.
▶ **Zubereitung:** Ein Esslöffel dieser Mischung wird mit einer Tasse kochendem Wasser überbrüht, sollte dann gut zehn Minuten ziehen, bevor man abseiht.
▶ **Anwendung:** Täglich trinkt man sechsmal eine Tasse dieser Teemischung. Am besten bereitet man sich die Tagesration zu und hebt sie in einer Thermosflasche auf.

▶ **Achtung:** *Wegen der Holunderblüten ist der Tee schweißtreibend. Will man diese Wirkung nicht erreichen, so lässt man die Holunderblüten weg.*

Veilchen-Efeu-Tinktur

Veilchen-Efeu-Tinktur hilft auch bei starkem Husten.
▶ **Zubereitung:** Man schneidet eine Hand voll Veilchenwurzeln sowie die doppelte Menge Efeublätter klein und gibt sie in eine 0,7-Liter- Flasche. Dann wird mit 75%igem Alkohol (einem guten, hochprozentigen Schnaps – beispielsweise Korn oder Wodka) aufgegossen. Das Ganze sollte etwa vier Wochen ziehen, muss allerdings täglich geschüttelt werden. Danach seiht man es ab und füllt die Tinktur in dunkle Tropfflaschen um.

▶ **Anwendung:** Man nimmt dreimal täglich zehn Tropfen Veilchen-Efeu-Tinktur auf einem Löffel braunen Zucker oder Fruchtzucker oder einem Brotwürfel zu sich.

▶ **Achtung:** *Diabetiker dürfen die Tinktur nur auf Fruchtzucker oder Brot einnehmen! Sie müssen auf die täglichen Broteinheiten angerechnet werden.*

Kieferharzmilch

Kieferharzmilch ist vor allem bei Bronchialasthma und dem damit verbundenen Reizhusten zu empfehlen.

▶ **Zubereitung:** Ein Teelöffel Sternkieferharz, ein Tropfen Lavendelöl sowie ein Löffel Honig werden mit einer Tasse warmer Milch aufgelöst.

▶ **Anwendung:** Dreimal täglich trinkt man davon eine Tasse.

Husten ohne erkennbare Ursache

Husten tritt manchmal ohne erkennbare Ursache auf. Auch hier kann man mit so manchem Hausmittel Abhilfe schaffen. Natürlich sollte man zunächst dafür sorgen, dass die Wohnung möglichst frei von Husten anregenden und eventuell Allergien auslösenden Substanzen ist: Man sollte z. B. feucht Staub wischen, für ein angenehmes Raumklima sorgen, eventuellen Schimmelherden an den Wänden sofort nachgehen und die Ursache hierfür beseitigen.

Früchte-Elixier

Das Früchte-Elixier gehörte zu den alten Rezepten aus Großmutters Hausschatz.

▶ **Zubereitung:** Man mischt 10 Gramm gedörrte Heidelbeeren, 10 Gramm Hagebutten sowie 10 Gramm Kressesamen und lässt alles für drei Minuten in einem Liter herben, naturreinen Weißwein aufkochen. Danach wird abgeseiht und 20 Gramm Alantwurzel für einen Tag lang in diese Weinmischung eingelegt. Man seiht nochmals ab und füllt das Früchte-Elixier dann ab.

▶ **Anwendung:** Dreimal täglich sollte man ein Likörglas des Elixiers vor und nach dem Essen zu sich nehmen, für eine Zeit von zwei bis drei Wochen.

Honig

Honig ist ein uraltes Mittel aus der Natur, das in vielerlei Mischungen gegen Husten hilft. Natürlich kennt man die heiße Milch mit Honig, die den Schleim in den Bronchien lösen soll. Doch auch andere Mischungen gibt es in der Volksmedizin: Man kann Honig mit Rettich oder Meerrettich, mit Zwiebel oder mit Milch und Fenchel mischen.

Milch mit Honig

Milch mit Honig ist ganz einfach zuzubereiten: Auf eine Tasse vollfetter Milch (keine H-Milch, keine Magermilch!) nimmt man einen Esslöffel Honig und erhitzt das Ganze (nicht kochen!) in einem kleinen Topf.

Milch mit Emser Salz

Milch mit Emser Salz als Gurgelmittel hilft gegen Husten ebenfalls hervorragend.

▶ **Zubereitung:** Ein Teelöffel Emser Salz (gibt es in Apotheken, Drogerien und Reformhäusern) wird mit einer Tasse heißer Milch sowie Mineralwasser gemischt.

▶ **Anwendung:** Man gurgelt mit zwei Drittel davon innerhalb einer Viertelstunde, den Rest kann man schluckweise trinken.

▶ **Achtung:** *Patienten mit Bluthochdruck sollten mit diesem Hausmittel lediglich gurgeln.*

Muskatwickel

Ein Muskatwickel wird über Nacht angelegt und lässt den Husten schnell besser werden.

▶ **Zubereitung:** Ungesalzenes Schweineschmalz oder Vaseline wird messerrückendick auf einem Leinenlappen (etwa zehn Zentimeter im Quadrat) aufgetragen. Dann gibt man einen halben Teelöffel Muskatnusspulver (man kann auch Muskatblüte verwenden, dann ist die Wirkung stärker!) auf das Fett und streicht es gut ein.

▶ **Anwendung:** Der Muskat-Fett-Lappen wird auf die Brust gelegt und mit einem großen Wollschal umwickelt. Er bleibt die ganze Nacht über am Körper. Man kann ihn jeden zweiten Tag anwenden.

Senfpulver

Senfpulver ist ein uraltes Rezept aus Großmutters Hausschatz. Man verwendete Senfauflagen früher sogar gegen Lungenentzündungen. Gegen Husten wirkt dieses Hausmittel schnell und durchgreifend.

▶ **Anwendung:** Man mischt einen Teelöffel Senfpulver (nur vom milden schwarzen Senf!) mit Wasser zu einem Brei und gibt diesen in das warme Badewasser (oder in einen Eimer für ein Fußbad).

Man kann auch in Senfwasser getauchte Handtücher als heißen Umschlag um die Brust wickeln.

Ysop-Inhalation

Ysop wirkt auch gut als Inhalationsmittel bei Husten.

▶ **Anwendung:** Zwei Tropfen Ysopöl gibt man in eine Schüssel mit heißem Wasser und inhaliert dann für zehn Minuten den aufsteigenden Dampf. Man kann dies mehrmals täglich wiederholen.

Ysop-Mandel-Öl

Auch als Einreibemittel ist Ysop gut verwendbar.

▶ **Anwendung:** Drei Tropfen Ysopöl werden mit zwei Esslöffel Mandelöl vermischt. Täglich reibt man dies auf der Brust ein.

Kräuteröl-Mischung

Statt Ysopöl kann man auch folgende Ölmischung verwenden:

▶ **Anwendung:** Jeweils 10 Gramm Zitronen-, Melissen- und Lavendelöl sowie 20 Gramm Eukalyptusöl mischt man in einem Parfumzerstäuber und gibt bei Bedarf mehrere Stöße in die Raumluft ab.

Zitrone mit Olivenöl

Zitrone mit Olivenöl soll bei Husten ebenfalls gut helfen. Man sollte sie allerdings nicht bei Patienten mit Sodbrennen und solchen mit Neigung zu Durchfall anwenden.

▶ **Zubereitung:** Man mischt zu gleichen Teilen Olivenöl mit Zitronensaft und schüttelt gut durch, bis eine homogene Emulsion entstanden ist.

▶ **Anwendung:** Diese Mischung wird in kleinen Schlucken zu sich genommen.

Hals- und Rachenentzündung

Sie ist an Trockenheit und Kratzen im Mund und Rachen erkenntlich. Schnell treten beim Patienten auch Schluckbeschwerden auf. Hier kann man mit Hausmitteln schon eine ganze Menge ausrichten: Ob als Gurgelmittel, als heilender Tee oder sogar Wickel – Heilpflanzen haben bei Hals- und Rachenentzündungen meist guten und schnellen Erfolg.

▶ **Achtung:** *Der Patient muss auf jeden Fall zum Arzt oder Therapeuten, wenn sich die Halsentzündung zu einer Angina mit Fieber und eitrigen Belägen auf den Mandeln entwickelt.*

Apfelessig

Apfelessig hilft auch bei Hals- und Rachenentzündungen.

▶ **Anwendung:** Aus einem Glas heißes Wasser und einem Esslöffel Honig sowie einem Teelöffel Apfelessig braut man sich ein Getränk, das man mehrmals täglich langsam und schluckweise zu sich nimmt.

Bibernelle-Melissen-Teemischung

Bibernelle-Melissen-Teemischung hilft vor allem dann, wenn sich die Rachen- und Halsentzündung zu einem Kehlkopfkatarrh ausgeweitet hat. Man mischt je einen Esslöffel Bibernellewurzel, Salbeiblätter, Johannis- und Melissenkraut.

▶ **Zubereitung:** Wurzeln und Kräuter werden klein geschnitten. Für eine Tasse Tee benötigt man einen Esslöffel der Mischung, den man mit einer Tasse kochend heißem Wasser übergießt und dann eine knappe Viertelstunde lang ziehen lässt. Danach seiht man alles durch ein Mulltuch ab.

▶ **Anwendung:** Dreimal täglich sollte man eine Tasse dieser Teemischung zu sich nehmen.

Blutwurztee

Blutwurztee sollte bei Hals- und Rachenentzündungen im Wechsel mit Kamillentee (siehe weiter unten) angewandt werden.

▶ **Zubereitung:** Zwei Teelöffel Blutwurz werden mit einem Viertelliter kaltem Wasser aufgesetzt, zum Kochen gebracht und müssen zugedeckt etwa zehn Minuten ziehen. Dann seiht man ab und lässt den Tee abkühlen, bis er lauwarm geworden ist.

▶ **Anwendung:** Den Tee gibt man in eine Thermoskanne und gurgelt mit ihm bis zum Abklingen der Beschwerden stündlich im Wechsel mit Kamillentee.

Eichenrindentinktur

Eichenrindentinktur wird als Tee oder Gurgelmittel angewendet.

▶ **Zubereitung:** Zwei Esslöffel Eichenrinde werden im Mörser zerstoßen und über Nacht in 0,2 Liter Wodka oder Korn eingeweicht. Nach 12 Stunden fügt man eine Tasse Wasser zu, verschließt das Ganze dicht mit Alufolie und lässt es im Backofen bei 180 Grad Celsius eine Stunde schmoren. Man seiht durch einen Kaffeefilter ab.

▶ **Anwendung als Tee:** Von dieser Tinktur mischt man einen Esslöffel mit einer Tasse abgekochtem Wasser, bereitet einen Tee davon, den man mit Honig oder Fruchtzucker süßt. Drei- bis fünfmal täglich sollte man eine Tasse des Tees trinken.

▶ **Anwendung als Gurgelmittel:** Ein Teelöffel der Tinktur wird mit einer Tasse stillem Mineralwasser zum Gurgeln vermischt. Drei- bis fünfmal täglich sollte man mit diesem Mittel gurgeln.

Kamillentee

Kamillentee wird stündlich getrunken.

▶ **Zubereitung:** Zwei Teelöffel Kamillenblüten übergießt man mit einem Viertelliter kochendem Wasser und lässt das Ganze zugedeckt zehn Minuten ziehen. Danach seiht man den Tee ab und lässt ihn abkühlen, bis er lauwarm ist. Die Schleimhäute beruhigen sich schneller, wenn man dem Gurgeltee einen Teelöffel Butter oder Distelöl beimengt.

▶ **Anwendung:** Bis die Hals- und Rachenentzündung abgeklungen ist, sollte man stündlich (im Wechsel mit Blutwurztee, siehe oben) mit dem Kamillentee gurgeln.

Knoblauch mit Zitrone

Knoblauch mit Zitrone soll hervorragend bei Beschwerden im Rachen- und Halsbereich helfen.

▶ **Zubereitung:** Man zerdrückt zwei Zehen Knoblauch und verrührt sie dann im Saft einer Zitrone sowie zwei Esslöffeln Olivenöl.

▶ **Anwendung:** Täglich nimmt man davon dreimal einen Teelöffel ein.

Leinsamentee

Leinsamentee eignet sich ebenfalls gut zum Gurgeln oder auch als Halswickel.

▶ **Zubereitung:** Drei Esslöffel Leinsamen im Kühlschrank in einer Tasse vollfetter Milch quellen lassen, dann zwei Tassen Wasser hinzugeben und kurz aufkochen.

▶ **Anwendung als Gurgelmittel:** Mit der abgeseihten Brühe gurgeln.

▶ **Anwendung als Halswickel:** Den abgefilterten Leinsamen streicht man auf ein Leinentuch und legt dieses als Halswickel an.

Malzessig

Malzessig ist ein hervorragendes Gurgelmittel. Man kann ihn auch zum Inhalieren nehmen.

▶ **Zubereitung als Gurgelmittel:** Man vermischt Essig und Salz in warmem Wasser.

▶ **Zubereitung für Inhalation:** Man gibt einen Teil Malzessig auf vier Teile heißes Wasser und inhaliert dann diesen Dampf ein.

Quittenwein

Quittenwein hilft bei konstitutioneller Heiserkeit.

▶ **Zubereitung:** Zwei reife Quitten werden klein geschnitten und mit je einem Zweig Rosmarin und Thymian sowie zwei Gewürznelken in einen Tontopf gelegt. Man bringt einen Liter herben, naturreinen Weißwein mit der Quitten-Gewürz-Mischung zum Kochen (z. B. im Backofen). Nach dem Abkühlen soll der Topf unberührt eine Woche lang ruhen. Dann gibt man zwei Esslöffel Honig oder Fruchtzucker zu und erhitzt den Topf nochmals auf 180 Grad Celsius. Nach zehn weiteren Tagen in einem kühlen Keller oder im Kühlschrank kann man den Wein abseihen. Ist er eingetrübt, muss man nochmals erhitzen und abfiltern, bis der Quittenwein klar bleibt.

▶ **Anwendung:** Dreimal täglich sollte man einen Esslöffel davon einnehmen.

▶ **Achtung:** *Diabetiker dürfen keinen Honig, nur Fruchtzucker zu sich nehmen!*

Saathafertee

Saathafer wurde schon früher gerne als Aufguss bei Hals- und Rachenentzündungen verordnet.

▶ **Zubereitung:** Zwei bis drei Teelöffel gequetschte Haferflocken werden mit einer Tasse kochendem Wasser überbrüht. Man lässt den Aufguss zehn Minuten ziehen und seiht dann ab.

▶ **Anwendung:** Täglich sollte man drei Tassen des Tees trinken.

Eichenrinde-Salbei-Tee

Salbei eignet sich ebenfalls gut als Gurgelmittel. Den Eichenrinde-Salbei-Tee mischt man aus 20 Gramm zerstoßener Eichenrinde und derselben Menge Salbeiblätter und -blüten.

▶ **Zubereitung:** Alles zusammen auf kleiner Flamme mit einem Liter kalten Wasser erwärmen, kurz aufkochen und dann eine Viertelstunde ziehen lassen. Dann durch ein Mulltuch abseihen.

▶ **Anwendung:** Mehrmals täglich mit dieser Salbei-Mischung gurgeln.

Zitronensaft

Zitronensaft wird bei Halsentzündungen schon seit langem eingesetzt. Man kann den Saft trinken, ihn aber auch als probates Gurgelmittel verwenden.

▶ **Zubereitung:** Man mischt den Saft einer Viertel Zitrone mit etwa einem Achtelliter warmem, zuvor abgekochtem Wasser.

▶ **Anwendung:** Mit der ungesüßten Mischung gurgelt man täglich dreimal für etwa eine Minute.

Zitronen-Salz-Mischung

Ebenfalls wirksam ist die Zitronen-Salz-Mischung.

▶ **Zubereitung:** Man mischt den Saft einer Zitrone mit einem halben Teelöffel Meersalz oder Emser Salz und gibt dies in ein Glas Wasser.

▶ **Anwendung:** Drei- bis viermal täglich sollte man mit dieser Mischung gurgeln.

▶ **Achtung:** *Patienten mit Bluthochdruck sollten keine Salzlösungen anwenden!*

Zwiebelmilch

Zwiebelmilch ist ein probates Hausmittel bei Halsschmerz und Husten.

▶ **Zubereitung:** Drei große Zwiebeln werden klein geschnitten und mit den Schalen (nur die äußerste entfernen!) in einen Tontopf geschichtet. Dann gibt man eine Gewürznelke, einen Teelöffel braunen Zucker sowie ein Zweiglein Thymian dazu und bedeckt alles gut mit Wasser. Etwa zwei Stunden lang muss diese Mischung nun auf kleiner Flamme köcheln. Danach seiht man alles ab und presst den Saft aus den Zwiebeln. Je eine halbe Tasse des Zwiebelsafts füllt man vor dem Trinken mit einer halben Tasse heißer Milch auf.

▶ **Zubereitung:** Man kann den Zwiebelsaft auch kalt ausziehen: Zucker und klein gehackte Zwiebeln werden 12 Stunden in einem Topf geschichtet, erst dann gibt man das Wasser zu und presst dann alles aus. Sonst verfährt man wie oben.

▶ **Anwendung:** Man trinkt zwei- bis dreimal täglich eine Tasse dieser Zwiebelmilch.

Schnupfen, Stirn- und Kiefernhöhlenentzündung

Besonders unangenehm bei einer Erkältung ist der Schnupfen: Die Nase läuft und läuft. Leider geraten manchmal Krankheitserreger bis in die Stirn- und Nasennebenhöhlen – das kann dann zu einer Infektion führen. Mit Hausmitteln kann man jedoch etwas gegen diese Entzündungen tun, und man sollte auf jeden Fall schnell dagegen vorgehen, bevor die Stirn- oder Kiefernhöhlenentzündung chronisch wird. Dann lässt sie sich nämlich nur mehr schwer ausheilen.

▶ **Achtung:** *Wenn man einen Stirnhöhlenkatarrh mit Hausmitteln behandelt und nicht innerhalb von zwei Stunden eine deutliche Besserung des Gesundheitszustandes eintritt, muss man unbedingt seinen Arzt oder Therapeuten aufsuchen!*

Ätherische Öle

Ätherische Öle wirken erhitzt besonders gut auf die Schleimhäute der Nase und machen sie wieder frei. Man kann das ätherische Öl beispielsweise von Arnika, Beifuß, Eukalyptus, Latschenkiefern, Lavendel, Melisse, Pomeranzen, Rosmarin oder Zitrone zum Inhalieren verwenden.

▶ **Zubereitung:** Man gibt in eine Schüssel drei bis fünf Tropfen des Öls und gießt einen Liter heißes Wasser darüber.

▶ **Anwendung:** Der Kopf wird über eine Schüssel gebeugt und mit einem Tuch bedeckt. Man atmet die Dämpfe der ätherischen Öle abwechselnd durch Mund und Nase ein. Diese Anwendung kann man täglich zwei- bis dreimal machen.

▶ **Achtung:** *Auf ätherische Öle reagieren manche Patienten mit Hautreizungen. Dann muss dieses Hausmittel sofort abgesetzt werden.*

▶ **Vorsicht:** *Ätherische Öle sind für Säuglinge und Kleinkinder unter zwei Jahren ungeeignet!*

Andorn-Elixier

Das Rezept des Andorn-Elixiers stammt wohl schon aus dem Mittelalter. Man mischt 10 Gramm Andornkraut, 30 Gramm Fenchelkörner, 15 Gramm Sonnenhut sowie 15 Gramm Katzenpfötchen.

▶ **Zubereitung:** Man nimmt drei Esslöffel dieser Mischung und kocht sie drei bis vier Minuten in einem Liter naturreinem Weißwein ab. Danach wird abgeseiht und das Elixier in einer Thermoskanne aufbewahrt. Man kann es noch mit Honig oder Fruchtzucker süßen.

▶ **Anwendung:** Erwachsene nehmen davon die ganze Menge über den Tag verteilt, Kinder bis zu sechs Jahren mehrmals täglich einen Teelöffel voll, Kinder bis zwölf Jahren mehrmals täglich einen Esslöffel.

▶ **Achtung:** *Diabetiker dürfen dieses Hausmittel nur mit Fruchtzucker gesüßt zu sich nehmen. Der Fruchtzucker muss auf die täglichen Broteinheiten angerechnet werden.*

Bienenwaben

Bienenwaben sind nach alter Überlieferung ein vorzügliches Hausmittel gegen Stirnhöhlenentzündungen. Man bekommt Bienenwaben in Reformhäusern oder direkt vom Imker.

▶ **Anwendung:** Ein Stückchen Bienenwabe (etwa ein Quadratzentimeter groß), das noch Bienenhonig enthält, wird zusammen mit vier bis fünf Körnchen Fenchel oder Anis gekaut. Man sollte Bienenwaben täglich etwa sechsmal jeweils für eine Viertelstunde kauen.

Emser Salz

Emser Salz hilft gegen die lästigen Begleiterscheinungen des Schnupfens. Es bringt die Schleimhäute zum Abschwellen und macht die Nase frei.

▶ **Zubereitung:** Ein gestrichener Teelöffel Emser Salz wird in einem Achtelliter Wasser kurz aufgekocht. man lässt das Ganze dann abkühlen.

▶ **Anwendung:** Mittels einer Pipette träufelt man die Mischung mehrmals täglich in die Nase.

Fenchel-Dill-Kräuter

Fenchel-Dill-Kräuter werden zum Inhalieren verwendet – ein altes Rezept, das schon von Hildegard von Bingen stammen soll. 20 Gramm getrocknetes Fenchelkraut und 80 Gramm trockene Dillspitzen werden gemischt.

▶ **Anwendung:** Ein Esslöffel der Mischung wird auf einem Backblech ausgestreut und sollen bei 250 Grad im Backofen backen. Wenn die Kräuter schwarz werden, öffnet man den Backofen und atmet die Dämpfe ein. Eine merkliche Besserung des Schnupfens sollte nach 24 Stunden zu spüren sein.

Fieber

Fieber tritt manchmal auf, wenn ein Patient stark erkältet ist. Doch man sollte das Fieber nicht gleich mit Medikamenten bekämpfen: Es ist eine natürlich Reaktion des Körpers und leitet die Abtötung der Krankheitserreger ein. Nur wenn ein Patient sich beim Fiebern sehr schwach fühlt, der Kreislauf absackt und er über 39 Grad Fieber hat (was vor allem bei Kindern schnell der Fall ist), sollte man den Hausarzt oder Therapeuten benachrichtigen.

Anis-Weidenrinden-Tee

Anis-Weidenrinden-Tee ist stark schweißtreibend. Man mischt den Tee aus je 20 Gramm Anis, Linden- und Holunderblüten, Rosmarin sowie einem Esslöffel zerstoßener Weidenrinde.

▶ **Zubereitung:** Ein Esslöffel der Mischung wird mit einer Tasse kochend heißem Wasser überbrüht und soll dann eine Viertelstunde ziehen. Man kann den Tee mit Honig oder Fruchtzucker süßen.

▶ **Anwendung:** Zwei- bis dreimal täglich trinkt man eine Tasse Tee noch warm und schluckweise. Man sollte bei Fieber Bettruhe einhalten und den Körper des Kranken nach den Schweißausbrüchen abwaschen. Danach muss er schnell trockengerieben werden. Auch feuchtgeschwitztes Bettzeug muss erneuert werden.

Essigstrumpf

Ein Essigstrumpf bringt das Fieber schnell zum Sinken. Dieses Hausmittel stammt aus dem großen Erfahrungsschatz des Pfarrers Sebastian Kneipp.

▶ **Zubereitung:** Ein Teil Essig wird mit fünf Teilen zimmerwarmem Wasser gemischt (insgesamt ein Viertel- bis ein halber Liter Flüssigkeit). Man legt Baumwoll-Kniestrümpfe in die Essig-Wasser-Mischung und wringt diese gut aus.

▶ **Anwendung:** Der Patient zieht die Strümpfe an. Beide Beine werden dann mit wollenen Tüchern gut umwickelt. Damit das Bettzeug trocken bleibt, kann man aber auch eine Plastikfolie darunter- und darüber legen. Die Essigstrümpfe bleiben etwa eine Stunde am Bein. Man kann diese Anwendung täglich zwei- bis dreimal durchführen, bis das Fieber gesunken ist.

Gerstenwasser

Gerstenwasser mit Honig ist ein altes Fiebermittel.

▶ **Zubereitung:** Man kocht 50 Gramm Gerste in zwei Litern Wasser, bis die Flüssigkeit zur Hälfte verdampft ist. Dann fügt man 2 Esslöffel Honig oder Fruchtzucker zu. Man lässt diese Mischung auf Zimmertemperatur abkühlen und gibt dann den Saft einer Zitrone hinzu.

▶ **Anwendung:** Über den Tag verteilt nimmt man dies schluckweise zu sich.

Kalte Wadenwickel

Kalte Wadenwickel sind ein probates und von alters her bekanntes Hausmittel bei Fieber.

▶ **Zubereitung:** Zwei Leinentücher werden in zimmerwarmes Wasser getaucht und zusammengelegt.

▶ **Anwendung:** Man umwickelt beide Unterschenkel vom Knöchel bis zum Knie. Die Tücher sollten faltenfrei liegen; über sie kommt jeweils ein trockenes Baumwolltuch und ein Wolltuch. Der Wickel sollte 20 bis höchstens 30 Minuten liegen bleiben, danach wird er abgenommen. Man kann aber erneut einen frischen Wickel anlegen, wenn der erste Wickel vom Patienten erwärmt wurde. Blieb der erste Wickel jedoch kalt und friert der Patient, muss man den Wickel entfernen.

▶ **Achtung:** *Kalte Wickel, die über 40 Minuten aufliegen, haben wegen des Wärmerückstaus oft eine gegenteilige Wirkung.*

▶ **Vorsicht:** *Das Wasser für den Wadenwickel darf auf keinen Fall zu kalt sein! Bei fieberhaften Schüben kann es sonst zu Kreislaufbeschwerden kommen. Je höher das Fieber ist, desto höher sollte das Wasser temperiert sein.*

Vorbeugung von Erkältungen

Zur Vorbeugung von Erkältungen kann man natürlich eine ganze Menge tun. Dann kommt man in der nass-kalten Jahreszeit um eine Erkältung herum. Hat man wirklich einmal nasse Füße bekommen oder musste sich lange in zugig-nasser Gegend aufhalten, kann man mit ein paar »Sofortmaßnahmen« einer drohenden Erkältung vorbeugen. Aus Großmutters Hausschatz stammen viele bewährte Mittel.

Badezusatz

Heilpflanzen wie Eukalyptus, Fichtennadeln, Melisse oder Thymian wirken vorbeugend als Badezusatz. Man kann das ätherische Öl dem Bad zugeben. Fünf bis acht Tropfen genügen schon für ein Vollbad.

▶ **Achtung:** *Ekzempatienten und Kleinkinder dürfen nicht mit ätherischen Ölen behandelt werden.*

Heißes Fußbad

Ein heißes Fußbad ist schon von alters her ein gutes Mittel, um Erkältungen vorzubeugen – vor allem dann, wenn man ausgekühlt und durchfroren nach Hause kommt.

▶ **Zubereitung:** Man füllt einen Eimer mit warmem Wasser – in einer Temperatur, die man als angenehm warm empfindet.

▶ **Anwendung:** Füße und Unterschenkel werden für etwa fünf Minuten in das warme Wasser gestellt. Dazu trinkt man Lindenblütentee mit Honig (siehe unten).

▶ **Achtung:** *Wer ein Venenleiden hat, darf keine warmen Fußbäder machen!*

Holunderblütentee

Holunderblütentee ist zur Vorbeugung gegen eine Erkältung geradezu ideal. Er fördert und stärkt die körpereigenen Abwehrkräfte.

▶ **Zubereitung:** Ein Viertelliter kochendes Wasser wird über einen gehäuften Teelöffel Holunderblüten gegossen. Anschließend lässt man den Tee zehn Minuten ziehen und seiht ihn dann ab. Je nach Geschmack kann man mit einem Teelöffel Honig oder Fruchtzucker süßen.

▶ **Anwendung:** Der Tee sollte nur mäßig warm getrunken werden; nach drei bis vier Stunden trinkt man eine weitere Tasse.

▶ **Achtung:** *Diabetiker trinken ihren Tee mit Fruchtzucker gesüßt! Man muss diesen auf die täglichen Broteinheiten anrechnen.*

Wechselduschen

Wechselnde Temperaturen – z. B. kühle und warme Duschen – können den Körper abhärten und fit machen gegen Krankheitserreger. Auch die Durchblutung wird angeregt.

Lindenblütentee

Lindenblütentee mit Honig sollte man zu den Zeiten besonderer Ansteckungsgefahr (also im Spätherbst und im Frühjahr) trinken.

▶ **Zubereitung:** Ein Teelöffel getrocknete Lindenblüten wird mit einem Viertelliter kochendem Wasser übergossen und muss dann zehn Minuten ziehen. Man seiht den Tee ab und süßt ihn mit einem Teelöffel Honig oder Fruchtzucker.

▶ **Anwendung:** Man trinkt eine Tasse des Tee, nur mäßig warm. Nach etwa drei bis vier Stunden sollte der Patient eine weitere Tasse Lindenblütentee zu sich nehmen.

▶ **Achtung:** *Diabetiker dürfen ihren Tee nur mit Fruchtzucker süßen und müssen diesen auf die täglichen Broteinheiten anrechnen!*

Melissengeist

Melissengeist bekommt man in der Apotheke. Auch er beugt Erkältungskrankheiten vor.

▶ **Zubereitung:** Ein Teelöffel Melissengeist wird in einem Glas heißem Wasser aufgelöst und mit einem Teelöffel Honig oder Fruchtzucker gesüßt.

▶ **Anwendung:** Man sollte zweimal täglich ein Glas dieser Melissengeist-Mischung trinken.

▶ **Achtung:** *Diabetiker dürfen nicht mit Honig süßen. Im Melissengeist ist Alkohol enthalten.*

Schwitzkuren

Schwitzkuren kannten unsere Großeltern schon, und dieses alte Hausmittel wird langsam wiederentdeckt. Es sorgt dafür, dass der Körper eine Infektionskrankheit aus eigener Kraft überwindet. Zu Beginn einer Erkältung ist die Schwitzkur ein probates Mittel – doch nicht für Patienten mit Bluthochdruck.

▶ **Achtung:** *Wer unter Kreislaufschwankungen leidet, darf keine Schwitzkur ohne Erlaubnis seines Arztes durchführen! Schwitzkuren sollte man nicht allein durchführen. Kommt es zu Kreislaufbeschwerden, muss man sofort kreislaufstabilisierende Maßnahmen ergreifen. Man bricht in einem solchen Fall die Schwitzkur sofort ab, legt den Patienten ins erwärmte Bett, misst den Blutdruck und zählt den Puls.*

▶ **Vorbereitung:** Für die Schwitzkur braucht man heißen Lindenblüten- oder Holunderblütentee mit der Beigabe von einem Teelöffel Silberweide, Mädesüß, Veilchen, Stiefmütterchen, Ringelblumen oder Primeln, eine Wolldecke, ein warmes Deckbett und frische Bettwäsche zum Wechseln.

▶ **Zubereitung:** Drei gehäufte Teelöffel Lindenblüten (oder Holunderblüten) sowie ein Teelöffel der oben angegebenen Pflanzen nach Wahl werden mit einem Viertelliter kochendem Wasser übergossen. Man lässt den Tee zehn Minuten ziehen, seiht ihn dann ab und süßt mit einem Teelöffel Honig oder Fruchtzucker.

▶ **Anwendung:** Der Patient duscht erst 12 Minuten warm, trinkt dann den Tee. Im angewärmten Bett macht man einen feuchten Ganzkörperwickel, deckt den Patienten dann mit einer Wolldecke zu, in der er gut eingepackt 20 Minuten bleiben soll. Ätherische Öle, deren Duft dem Patienten angenehm sind, werden mit dem Parfumzerstäuber in die Luft gesprüht. Man sorgt für sanfte Entspannungsmusik und lässt den Kranken ruhen. Nach 20 Minuten nimmt man den Ganzkörperwickel ab, wäscht den Patienten mit einem feuchten Schwamm und sorgt für frische Nachtwäsche. Danach sollte er auf jeden Fall noch eine Bettruhe einhalten – wieder entspannt mit Musik und ätherischen Ölen.

Wassertreten

Wassertreten ist – ähnlich wie wechselnd temperierte Duschen – ein gutes Abhärtungsmittel für den Körper. Man sollte regelmäßig wassertreten.

▶ **Anwendung:** Man geht bis zu den Waden ein bis drei Minuten lang in kaltem Wasser, im Tau oder Schnee bis zu den Knöcheln. Danach reibt man die

Füße mit einem rauen Tuch ab, bis sie sich normal und gut anfühlen.

▶ **Achtung:** *Wer eine Kreislaufanomalie hat, berät sich vorher mit seinem Hausarzt oder Therapeuten.*

Frauenleiden

Viele Frauen haben hin und wieder Beschwerden im Unterleib. Gegen viele gibt es wirksame Hausmittel – doch darf man nicht glauben, sie könnten einen Arztbesuch ersetzen. Doch mit vielen alten und einfachen Rezepten kann man so manches Leiden mildern.

Beschwerden der Wechseljahre

Beschwerden der Wechseljahre setzen bei vielen Frauen nach dem Ausbleiben der Periode ein. Man sollte vor allem einmal versuchen, sich in der Zeit »danach« bewusst zu machen, dass man nichts verloren hat, sondern im Gegenteil das Leben jetzt auf ganz andere Weise genießen kann. Eine Frau ist ja nicht weniger wert, nur weil sie keine Kinder mehr gebären kann. So manches »Zipperlein« der Wechseljahre findet seine Ursache hauptsächlich darin, dass psychische Gründe eine Rolle spielen. Und die kann man mit eigener Verantwortung, dem Akzeptieren der Natur und überhaupt einem eigenen, in sich selbst ruhenden Selbstverständnis in den Griff bekommen.

Der natürliche Übergang der hormonellen Umstellung von der körperlich fruchtbaren in die unfruchtbare Lebensphase der Frau bringt trotzdem manchmal Beschwerden mit sich: Hitzewallungen und Schweißausbrüche, Kopfschmerzen, Schlafstörungen, Unruhe und nervöse Verstimmungen sind einige davon. Hier kann man so manches Leiden mit natürlichen Hausmitteln lindern.

Ätherische Öle

Ätherische Öle – wie etwa das der Zypresse – können bei diesen fraulichen Beschwerden helfen. Man kann ein Bad mit fünf bis acht Tropfen eines ätherischen Öls anreichern, man kann sich aber auch nach dem normalen täglichen Duschen mit ätherischen Ölen verwöhnen.

▶ **Anwendung:** Man mischt vier Tropfen Zypressenöl mit zwei Esslöffeln Sojaöl und massiert den ganzen Körper damit ein.

Frauenwein

Frauenwein hilft Frauen, die unter einer starken Regelblutung leiden.

Man mischt 50 Gramm Gänsefingerkraut und 50 Gramm Blutwurzel mit jeweils 20 Gramm Hirtentäschelkraut und Schafgarbe (mit Blüte) sowie je 60 Gramm Frauenmantel mit Blüte und Angelikawurzel.

▶ **Zubereitung:** Von den getrockneten Zutaten nimmt man drei Esslöffel auf einen Dreiviertelliter naturreinen Wein.

Korpulente, dunkelhäutige Frauen sollten einen leichten Weißwein wählen; schlanke, hellhäutige Frauen einen Spätburgunder. Die Kräuter-Wein-Mischung wird vorsichtig im Wasserbad angewärmt und sollte dann etwa eine halbe Stunde köcheln. Im Kochwasser kocht man Leinenstreifchen mit; man braucht sie später, um die Flasche mit einem Leinenpfropf zu verschließen. Der Frauenwein soll eine Woche im Licht stehend ruhen, danach wird er sorgfältig gefiltert, damit keine Pflanzenreste darin schwimmen. Man erhitzt den Wein nochmals im Wasserbad und verschließt ihn dann endgültig (z. B. mit Gummikappen, wie man sie auch für Fruchtsäfte verwendet).

▶ **Anwendung:** Morgens und abends trinkt man ein Likörglas, jeweils nach dem Essen.

Heublumen-Bad

Das Heublumen-Bad ist eine gute Ergänzung innerlich angewandter Hausmittel. Man kann in der Apotheke fertige Heublumen-Badezusätze kaufen. Die Anwendung geschieht nach der Packungsanleitung.

Rosmarintee

Rosmarintee hilft ebenfalls gegen allgemeine Beschwerden in den Wechseljahren.

▶ **Zubereitung:** Ein Teelöffel Rosmarin wird mit einer Tasse kochendem Wasser überbrüht und soll dann zehn Minuten ziehen.

▶ **Anwendung:** Täglich sollte man zwei bis drei Tassen trinken.

Salbeitee

Salbeitee hat vor allem schweißhemmende Wirkung – er ist also ein gutes Mittel gegen die in den Wechseljahren auftretenden Schweißausbrüche.

▶ **Zubereitung:** Ein gehäufter Teelöffel Salbeiblätter wird mit einem Viertelliter kochendem Wasser überbrüht, muss 15 Minuten ziehen und wird dann abgeseiht.

▶ **Anwendung:** Salbeitee sollte man als Kur (drei bis vier Wochen) täglich zwei Tassen sehr warm, ungesüßt und schluckweise trinken.

Wechselfußbäder

Wechselfußbäder können dafür sorgen, dass Unruhe und auch nervöse Verstimmungen aufhören. Man kann Wechsel-Fußbäder als Kur alle zwei Tage machen.

▶ **Zubereitung:** In zwei hohe Fußwannen (oder Eimer) kommt Wasser: einmal 38 bis 40 Grad Celsius warm, das andere mit 10 Grad Celsius Temperatur. Man kann jedem Fußbad noch eine Hand voll Hopfenblüten beifügen. Sie wirken nicht nur beruhigend, sondern regen auch die Resthormonbildung an.

▶ **Anwendung:** Man stellt die Füße für fünf Minuten in den Eimer mit warmem Wasser, danach für zehn Sekunden in das Gefäß mit kaltem Wasser. Dies wiederholt man zunächst zweimal; später kann man bis zu fünfmal wechseln.

Blutarmut und Eisenmangel

Bei keiner Frau sind solche Mangelerscheinungen normal, die sich in leichter Ermüdbarkeit, Reizbarkeit, Konzentrationsschwäche und auffälliger Blässe sowie spröden Fingernägeln, Haaren und Haut äußern. In der Volksmedizin werden von alters her dagegen Tees und Säfte empfohlen:

Brennnessel-Frauenmantel-Tee

▶ **Zubereitung:** Je ein Teelöffel Brennnesselkraut und Frauenmantel wird mit einer Tasse kochendem Wasser überbrüht, soll zehn Minuten ziehen und wird dann abgeseiht.

▶ **Anwendung:** Täglich sollte man dreimal eine Tasse trinken.

Erdbeerblättertee

▶ **Zubereitung:** Zwei Teelöffel junge Walderdbeer-Blätter werden mit einem Viertelliter Wasser überbrüht, sollten etwa zehn Minuten ziehen und werden dann abgeseiht.

▶ **Anwendung:** Man trinkt diese Teemenge tagsüber.

Heckenrosen-Kaltauszug

▶ **Zubereitung:** Zwei Esslöffel Heckenrosenfrüchte (= Hagebutten) gibt man auf einen Viertelliter Wasser und lässt dies einige Stunden ziehen. Erst dann erwärmt man den abgeseihten Auszug auf Trinktemperatur.

▶ **Anwendung:** Man trinkt die Teemenge über den Tag verteilt.

Sauerkirschsaft

Sauerkirschsaft aus frischen Früchten soll ebenfalls gegen Blutarmut helfen. Auch viele andere – vor allem dunkle Säfte wie von Heidelbeeren, schwarzen Johannisbeeren, Schlehen, Roten Bete, Trauben, naturreinem Rotwein – sollen hiergegen helfen.

Periodenschmerzen und vegetative Dystonie des kleinen Beckens

Medizinisch nennt man diese Schmerzen, die an »den Tagen« auftreten, Dysmenorrhoe. Vor allem junge Mädchen und Frauen leiden darunter. Aber auch ältere Frauen klagen manchmal über leichte bis mittelschwere Unterleibsschmerzen. Immer mehr Frauen möchten nicht jeden Monat zu pharmazeutischen Mitteln greifen, sondern wollen ihre Periode auf natürliche Weise, mit alten Hausmitteln, regulieren.

Andorn-Aufguss

▶ **Zubereitung:** Zwei Teelöffel Andornkraut werden mit einer Tasse kochendem Wasser übergossen, müssen zehn Minuten ziehen und werden dann abgeseiht.

▶ **Anwendung:** Täglich trinkt man eine Tasse dieses Tees.

Frauenwein

Frauenwein für Frauen mit spärlicher oder verspäteter Menstruation wird aus jeweils 80 Gramm Gänsefingerkraut und Frauenmantel mit Blüte, aus 50 Gramm Silberweidenblätter sowie je 30 Gramm Kornblumenblüten, Buchweizensamen und Petersilienwurzel gemischt.

▶ **Zubereitung:** Von den getrockneten Zutaten nimmt man drei Esslöffel, gibt sie in einen Dreiviertelliter naturreinen Weißherbst und erwärmt alles vorsichtig im Wasserbad. Man lässt das Kräuter-Wein-Gemisch dann etwa eine halbe Stunde köcheln, kocht Leinenstreifchen im Kochwasser mit (man braucht sie später zum Verschließen der Flasche). Verschlossen stellt man den Wein eine Woche ans Licht, filtert ihn dann ab (es dürfen keine Pflanzenreste mehr darin schwimmen) und erhitzt ihn nochmals im Wasserbad. Danach verschließt man ihn endgültig (mit einer Gummikappe o. Ä.).

▶ **Anwendung:** Jeweils drei Tage vor der zu erwartenden bis zum dritten Tag der Regel trinkt man morgens und abends je ein Likörglas dieses Frauenweins.

Himbeerblättertee

Himbeerblättertee lindert Periodenschmerzen.

▶ **Zubereitung:** 25 Gramm Himbeerblätter werden mit einem halben Liter Wasser zum Kochen gebracht. Man lässt dies etwa zehn Minuten stehen und seiht ab.

▶ **Anwendung:** Der Tee sollte schon an den letzten Tagen vor Eintreten der Periode getrunken werden.

Öle aus der Angelikawurzel

Öle aus der Angelikawurzel oder aus Ringelblume lindern unangenehmes Ziehen in den Brüsten. Man kann es in der Apotheke kaufen.

▶ **Anwendung:** Einige Tropfen des entsprechenden Öls werden auf der Brust leicht einmassiert.

Quarkauflage

Eine Quarkauflage hilft ebenfalls gegen das Spannungsgefühl und Ziehen in der Brust.

▶ **Zubereitung:** Man streicht einige Esslöffel Quark auf ein Leinentuch.

▶ **Anwendung:** Das mit Quark bestrichene Tuch wird etwa 15 Minuten auf die Brust gelegt.

Schafgarbentee

▶ **Zubereitung:** Zwei Teelöffel des getrockneten Krauts mit Blüten werden mit einer Tasse kochend heißem Wasser überbrüht, müssen zehn Minuten ziehen und werden dann abgeseiht.

▶ **Anwendung:** Man trinkt diese Teemenge tagsüber.

▶ **Achtung:** *Schafgarbentee sollte nur bei starker Blutung getrunken werden.*

Schafgarbenbad

Ein Schafgarbenbad bringt eine spürbare Linderung der Menstruationsbeschwerden.

▶ **Zubereitung:** Für ein Vollbad nimmt man 50 bis 75 Gramm getrocknete

Schafgarbe, die man mit einem Liter kochendem Wasser übergießt. Man lässt die Schafgarbe zehn Minuten ziehen und seiht dann ab. Diese Flüssigkeit setzt man dem Badewasser zu. Für ein Sitzbad benötigt man nur etwa 25 Gramm Schafgarbenkraut.

▶ **Anwendung:** Man sollte ungefähr 15 Minuten lang bei 38 Grad Celsius baden.

▶ **Achtung:** *Nach der Berührung mit Pflanzenteilen der Schafgarbe soll man die Haut nicht der Sonne aussetzen; es kann sonst zu Hautschuppungen und danach Juckreiz kommen.*

Wiesenknopftee

▶ **Zubereitung:** Man nimmt 4 bis 5 Esslöffel Wurzeln (oder auch Kraut) auf einen Viertelliter kochendes Wasser, lässt alles zehn Minuten ziehen und seiht dann ab.

▶ **Anwendung:** Alle zwei Stunden sollte man einen Teelöffel dieses Tees zu sich nehmen.

Zuckerrübensirup

Zuckerrübensirup soll helfen, wenn die Menstruation verspätet einsetzt.

▶ **Zubereitung:** Man kocht eine frische Zuckerrübe, bis sie weich ist. Dann nimmt man sie aus dem Topf und lässt das Wasser so lange weiterkochen, bis es zu Sirup wird.

▶ **Anwendung:** Von diesem Sirup trinkt man täglich bis zu viermal eine Tasse.

Weißfluss

Natürlich muss man erst einmal zum Facharzt. Er wird feststellen, was die genaue Ursache dafür ist. Liegen keine Infektionen vor, kann man von einem konstitutionellen Fluor ausgehen und durchaus auf altbekannte Hausmittel zurückgreifen.

Waschungen im Genitalbereich

Intimwaschungen haben eine heilende Wirkung. Man kann die Waschungen aus mehreren Kamillenmischungen zubereiten: Man mischt dann zur Kamille jeweils Weiße Taubnessel, Frauenmantel oder Thymian dazu.

▶ **Anwendung:** Man nimmt jeweils einen gehäuften Esslöffel der jeweiligen Mischung, übergießt ihn mit einem Liter kochendem Wasser, lässt ihn zehn Minuten ziehen und seiht dann ab. Nach dem Auskühlen wäscht man sich den Intimbereich damit.

Hautprobleme

Hautprobleme treten heute immer häufiger auf. Nicht nur Pickel oder Hautunreinheiten (die Sie vor allem im fünften und sechsten Kapitel behandelt finden), sondern auch echte Hautkrankheiten wie Schuppenflechte oder Gürtelrose machen den Menschen zu schaffen. Sie müssen natürlich vom Arzt behandelt werden. Doch so manches Hausmittel kann die ärztliche Therapie unterstützen.

Akne und Hautunreinheiten

Akne und Hautunreinheiten kommen nicht nur bei jungen Menschen vor. Man kennt verschiedene Hausmittel, die dagegen helfen sollen.

Augentrost-Aufguss

Ein Augentrost-Aufguss wird sehr erfolgreich bei Gesichtswaschungen gegen Hautunreinheiten und Akne angewandt.

▶ **Zubereitung:** Zwei Teelöffel Augentrostkraut werden mit einem Viertelliter kochendem Wasser übergossen und müssen dann zehn Minuten ziehen. Danach seiht man ab und lässt den Aufguss abkühlen.

▶ **Anwendung:** Mit dem Augentrost-Aufguss wäscht man regelmäßig morgens und abends das Gesicht ab.

Brennnesseltee

Brennnesseltee dagegen wird innerlich angewandt.

▶ **Zubereitung:** Eine Hand voll Brennnesselblätter wird mit kochendem Wasser übergossen und soll zehn Minuten ziehen.

▶ **Anwendung:** Zwei bis dreimal täglich sollte man eine Tasse Brennnesseltee trinken.

Honig und Milch

Honig und Milch sind beides alte Hausmittel – nicht nur für die Schönheit (siehe auch Kapitel 6), sondern durchaus auch gegen Hautunreinheiten. Beide sorgen dafür, dass Pickel und Pusteln verschwinden. Hier nur ein Hausrezept:

▶ **Zubereitung:** Honig und Milch werden zu gleichen Teilen gemischt; dann fügt man den Saft einer halben Zitrone hinzu und schüttelt alles in einer Flasche gut durch.

▶ **Anwendung:** Man bestreicht täglich abends das Gesicht mit dieser Honig-Milch-Mischung und wäscht sie am nächsten Morgen mit lauwarmem Wasser ab.

Karottensaft

Karottensaft soll ausgezeichnet gegen Akne und Pickel helfen. Denn er reinigt den Körper von innen, vor allem die Leber.

▶ **Anwendung:** Täglich sollte man ein- bis zweimal ein halbes Glas frisch gepressten Karottensaft trinken.

Krautsaft

Krautsaft stammt aus der alten französischen Hausmedizin. Er gilt als »Reinigungsmittel des Körpers«.

▶ **Anwendung:** Kleine Mengen Krautsaft fügt man anderen Gemüsesäften oder aber Suppen zu.

▶ **Achtung:** *Krautsaft kann Verdauungsstörungen hervorrufen.*

Lavendelöl

Lavendelöl wird auf Aknestellen getupft:

▶ **Zubereitung:** Man mischt 5 Tropfen ätherisches Lavendel-Öl mit zwei Esslöffeln Mandelöl.

▶ **Anwendung:** Zweimal täglich trägt man diese Lavendelmischung auf.

Lavendel-Arnika-Essig

Lavendel-Arnika-Essig ist ein gutes Mittel bei Akne-Haut.

▶ **Zubereitung:** Man mischt 20 Gramm Lavendelblüten und 10 Gramm Arnikablüten und gibt dies in eine Flasche mit einem Liter Apfelessig. Zwei Wochen lang muss dies in der Sonne stehen und täglich morgens und abends gut geschüttelt werden. Danach wird die Mischung abgeseiht und in eine gut verschließbare Flasche gefüllt.

▶ **Anwendung:** Man gibt einen Schuss des Lavendel-Arnika-Essigs ins Waschwasser. Oder man betupft die Aknestellen mit einem Wattebausch, den man vorher in puren Lavendel-Arnika-Essig getaucht hat.

Rote-Bete-Saft

Auch Rote-Bete-Saft soll den Körper reinigen und dadurch Akne zum Abklingen bringen.

▶ **Anwendung:** Täglich trinkt man ein bis zwei halbe Gläser.

Schafgarbentee

Schafgarbentee wird innerlich gegen Akne angewandt.

▶ **Zubereitung:** Vier Teelöffel Schafgarbenkraut (oder Blüten) werden mit einer Tasse kochendem Wasser überbrüht, müssen zehn Minuten ziehen und werden dann abgeseiht.

▶ **Anwendung:** Morgens und abends trinkt man eine Tasse Tee schluckweise.

Stiefmütterchentee

Reiner Stiefmütterchentee gilt ebenfalls als probates Mittel gegen Hautunreinheiten und Akne.

▶ **Zubereitung:** Zwei Teelöffel Stiefmütterchenkraut übergießt man mit einem Viertelliter kochendem Wasser, lässt alles zehn Minuten ziehen und seiht dann ab.

▶ **Anwendung als Tee:** Man sollte täglich drei Tassen ungesüßten Tee trinken. Auch eine Teekur ist möglich.

▶ **Äußerliche Anwendung:** Mit Stiefmütterchentee sollte man sich regelmäßig morgens und abends das Gesicht waschen.

Hautausschläge

Gegen Hautausschläge helfen viele Pflanzen. Man wendet sie äußerlich als Umschlag an. Dabei bleibt die Anwendung gleich: Man tränkt ein Leinenläppchen mit dem lauwarmen Aufguss und betupft die befallenen Hautstellen damit. Hier eine kleine Pflanzen-Auswahl:

Ackerschachtelhalm

▶ **Zubereitung:** Zwei Esslöffel Ackerschachtelhalmkraut wird mit einem Viertelliter kochendem Wasser überbrüht.

Alant

▶ **Zubereitung:** Ein bis zwei Teelöffel Alantwurzeln werden mit einem halben Liter Wasser überbrüht.

Borretsch

▶ **Zubereitung:** Zwei bis fünf Esslöffel Kraut brüht man mit einem Viertelliter Wasser auf.

Frauenmantel

▶ **Zubereitung:** Vier Teelöffel Blätter mit einer Tasse kochendem Wasser überbrühen und kurz ziehen lassen.

Gänseblümchen

▶ **Zubereitung:** Vier bis fünf Esslöffel Blüten werden mit einem Viertelliter kochendem Wasser überbrüht.

Hirtentäschel

▶ **Zubereitung:** Sechs Teelöffel Kraut mit zwei Tassen kaltem Wasser übergießen und acht Stunden stehen lassen.

Kamille

▶ **Zubereitung:** Drei Esslöffel Blüten gibt man in einen Viertelliter kochendes Wasser.

Lein

▶ **Zubereitung:** Zerstoßene Samen mischt man mit Wasser zu einem Brei. Nach kurzer Quellzeit trägt man ihm auf.

Pestwurz

▶ **Anwendung:** Frische Blätter werden auf die betroffenen Hautstellen gelegt.

Pfennigkraut

▶ **Zubereitung:** Ein Brei aus frischen, zerstoßenen Blättern wird auf die betroffenen Hautstellen gelegt.

Taubnessel

▶ **Zubereitung:** Zwei Esslöffel Blüten werden mit einem Viertelliter kochendem Wasser überbrüht.

Wundklee

▶ **Zubereitung:** Vier bis sechs Esslöffel Blüten überbrüht man mit einem Viertelliter kochendem Wasser.

Heublumen-Bad

Auch mit einem Heublumen-Bad lindert man Hautausschläge. Man kann den fertigen Badeextrakt in der Apotheke kaufen, kann ihn aber auch selbst herstellen.

▶ **Zubereitung:** 500 Gramm Heublumen werden mit etwa drei Litern kaltem Wasser übergossen, bis zum Sieden erhitzt und sollen anschließend eine halbe Stunde lang ziehen. Nach dem Abseihen wird der Aufguss dem Badewasser zugesetzt.

▶ **Anwendung:** Man sollte bei einer Temperatur von etwa 38 Grad Celsius baden, die Badezeit sollte etwa eine Viertelstunde betragen. Danach sollte man den Körper warm halten.

Warzen

Warzen belasten manchen Menschen, man will sie auf dem schnellsten Wege loswerden. Es gibt allerlei bewährte Hausmittel dagegen.

Bärlauchsaft

Bärlauchsaft ist ein uralter Warzenmittel, das von den Sinti und Roma stammen soll.

▶ **Anwendung:** Man gibt einige Tropfen frisch gepressten Bärlauchsaft auf die Warzen und wiederholt diese Behandlung mehrmals.

Knoblauchöl

Knoblauchöl soll auch gegen Warzen helfen.

▶ **Anwendung:** Man streicht täglich ein paar Tropfen auf die Warzen.

Löwenzahnsaft

Löwenzahnsaft kennt man schon aus Großmutters Zeiten als probates Warzenmittel.

▶ **Anwendung:** Man betupft die Warzen mehrmals täglich mit dem weißen Milchsaft des Löwenzahns.

Rizinusöl

Rizinusöl ist von alters her ein Warzenmittel, das man auch in der Volksmedizin gut kennt.

▶ **Anwendung:** Zwei bis drei Wochen lang muss man die Warzen mit einigen Tropfen Rizinusöl mehrmals täglich einreiben.

Scharbockskraut

Scharbockskraut wird als Umschlag gegen Warzen empfohlen.

▶ **Zubereitung:** Zwei Esslöffel des Krauts wird mit einem Viertelliter kochendem Wasser überbrüht.

Speichel

Speichel ist wohl eines der ältesten und einfachsten Warzenmittel überhaupt.

▶ **Anwendung:** Die Warze wird immer wieder mit eigenem Speichel bestrichen.

Thuja-Tinktur

Thuja-Tinktur ist als Warzenmittel gut bekannt.

▶ **Anwendung:** Man bepinselt die Warze morgens und abends mit ein paar Tropfen Thuja-Tinktur.

Wolfsmilch und Schöllkraut

Wolfsmilch ist – wie Schöllkraut – ein uraltes Warzenmittel.

▶ **Anwendung:** Man bestreicht die Warzen mit der weißen Wolfsmilch oder aber mit dem gelben Saft des Schöllkrauts.

▶ **Achtung:** *Schöllkraut und Wolfsmilch gelten als giftige Pflanzen. Man darf den Saft daher nicht schlucken oder auf Schleimhäute gelangen lassen.*

Sommersprossen

Sommersprossen sind eigentlich keine Hautunreinheit, sondern können ein Schönheitsattribut sein (im sechsten Kapitel finden Sie dennoch einige Tipps aus alter Zeit gegen Sommersprossen).

Honig-Zitrone-Glycerin-Saft

Wer seine Sommersprossen loswerden möchte, dem hilft vielleicht der Honig-Zitrone-Glycerin-Saft:

▶ **Zubereitung:** 250 Gramm Honig, der Saft einer Zitrone, 60 Milliliter Glycerin und 60 Milliliter 70%iger Alkohol werden miteinander gut vermischt.

▶ **Anwendung:** Man betupft regelmäßig abends die Haut damit und wäscht sie am nächsten Morgen mit lauwarmem Wasser ab. Nach und nach verschwinden die Sommersprossen.

Wunde oder spröde Haut an den Füßen

Wunde oder spröde Haut an den Füßen entsteht oft bei Menschen, die viel stehen oder gehen müssen. Manchmal kommt es zu schwieligen und rissigen Stellen. Das lässt sich mit ein paar bewährten Hausmitteln beheben.

Bärlauch-Heilöl

Bärlauch-Heilöl ist ebenfalls ein Rezept, das aus Urzeiten überliefert wurde.

▶ **Zubereitung:** 10 Gramm Bärlauch, 5 Gramm Ringelblumenblüten, je 2 Gramm Rosmarin- und Lavendelblüten werden in warmes Olivenöl eingerührt und sollten drei Minuten köcheln. Dann lässt man dies erkalten und stellt die Mischung über Nacht kühl. Am nächsten Tag erhitzt man alles noch einmal vorsichtig und rührt es für knapp zehn Minuten gut durch. Man lässt die Flüssigkeit handwarm erkalten, seiht sie durch ein Mulltuch und füllt sie dann in gut verschließbare Glasgefäße.

▶ **Anwendung:** Bei Bedarf trägt man das Öl dünn auf die betroffenen Stellen auf.

Hirschtalg

Hirschtalg ist ein Gemisch aus Rindertalg und Schmierseife, das man in Apotheken bekommt. Es ist ein uraltes Mittel – nicht nur gegen rissige und wunde Stellen, sondern auch bei aufgesprungenen Lippen und gegen wundgeriebene Stellen an der Innenseite der Oberschenkel.

▶ **Anwendung:** Man reinigt die betroffenen Stellen zuerst mit warmem Wasser und einer milden Seife. Danach trägt man etwas Hirschtalg auf und massiert ihn leicht ein.

Rizinusöl

Rizinusöl hat sich ebenfalls als bewährtes Mittel bei entzündeten Hautstellen erwiesen. Vor allem dann, wenn die Hautentzündungen durch Scheuern oder Schwitzen entstanden sind.

▶ **Anwendung:** Die betroffenen Stellen werden vorsichtig mit ein paar Tropfen Rizinusöl eingerieben.

Auf- und Durchliegeschäden

Auf- und Durchliegeschäden kommen bei Patienten vor, die viel liegen müssen oder überhaupt bettlägerig sind. Die

Haut wird dann schlechter durchblutet und es kommt zu schmerzhaften offenen Stellen. Vor allem die Fersen, der Rücken und das Gesäß sind davon betroffen. Der medizinische Fachausdruck für dieses Hautleiden ist Dekubitus. Er ist bei guter Pflege durchaus vermeidbar, im Notfall gibt es jedoch ein sehr gutes Hausmittel dagegen, das schnell hilft und Schmerzen lindert.

Ringelblumensalbe

Ringelblumensalbe ist in der Apotheke erhältlich. Bereits offene Stellen heilen nach einer Behandlung wieder ab.

▶ **Anwendung:** Man sollte die betroffenen Stellen regelmäßig zwei- bis dreimal täglich dick mit der Salbe bestreichen und dann mit einem Baumwolltuch abdecken.

Erfrierungen und Frostbeulen

Erfrierungen und Frostbeulen müssen sofort vom Arzt behandelt werden. Es gibt jedoch durchaus auch alte Hausmittel dagegen. Man wendet sie äußerlich als Umschlag auf die betroffenen Stellen an. Dafür empfiehlt sich z. B.:

Eberraute

▶ **Zubereitung:** Zwei Teelöffel der Blätter werden mit einer Tasse kochendem Wasser überbrüht.

Eichenrinden-Bad

Ein Eichenrinden-Bad bringt rasche und anhaltende Linderung.

▶ **Zubereitung:** Zwei bis drei Esslöffel Eichenrinde werden mit einem Liter kaltem Wasser übergossen, zum Sieden gebracht und fünf Minuten gekocht. Dann wird alles abgeseiht und einem Hand- oder Fußbad zugesetzt.

▶ **Anwendung:** Die betroffenen Gliedmaßen sollte man bei etwa 40 Grad Celsius etwa zehn bis 20 Minuten baden.

Mönchsbalsam und Myrrhentinktur

Mönchsbalsam und Myrrhentinktur werden von der Volksmedizin als Heilmittel bei Frostbeulen und aufgesprungener Haut empfohlen.

▶ **Anwendung:** Man massiert die befallenen Körperstellen mit Mönchsbalsam bzw. Myrrhentinktur.

Rosskastanie

▶ **Zubereitung:** Zwei Esslöffel Rinde nimmt man auf einen Viertelliter kochendes Wasser.

Saathafer

▶ **Zubereitung:** 80 Gramm Haferstroh werden mit einem Viertelliter kochendem Wasser überbrüht.

Sommereiche

▶ **Zubereitung:** 125 Gramm zerstoßene Rinde werden mit einem Liter kochendem Wasser überbrüht.

Walnussbaum

▶ **Zubereitung:** Drei Teelöffel Walnussschalen (oder Blätter) überbrüht man mit zwei Tassen Wasser.

Fußpilz und Hautpilz

Fußpilz und Hautpilz kommen öfter vor, als man denkt. In der Überlieferung finden sich jedoch zwei Mittel, mit denen man diesen Hauterkrankungen begegnen kann.

Beinwell-Rosmarin-Balsam

Der Beinwell-Rosmarin-Balsam hat sich auch gegen Fußpilz und Hautpilz gut bewährt.

▶ **Zubereitung:** 20 Gramm Beinwellwurzeln und 10 Gramm Rosmarin werden in einem Dreiviertelliter Olivenöl vermischt und im Wasserbad zunächst kalt aufgesetzt. Man erhitzt das Ganze eine halbe Stunde lang (es darf nicht kochen!) und lässt es danach auf Körpertemperatur erkalten. Die Ölmischung wird durch ein Mulltuch geseiht, ausgedrückt und sollte über Nacht stehen bleiben. Am nächsten Tag schmilzt man 40 Gramm Bienenwachs und rührt dann nach und nach die Beinwell-Rosmarin-Olivenöl-Mischung dazu. Es soll eine salbenartige Konsistenz entstehen, die man durch weitere Zugaben von Bienenwachs erreichen kann.

▶ **Anwendung:** Der Beinwell-Rosmarin-Balsam wird auf die von Fußpilz und Hautpilz betroffenen Körperstellen aufgetragen.

Bingelkraut-Aufguss

Ein Bingelkraut-Aufguss hat sich schon oft als probates Rezept gegen Fußpilz erwiesen.

▶ **Zubereitung:** Eine Hand voll getrocknetes Waldbingelkraut wird mit drei Litern kaltem Wasser übergossen, zum Sieden gebracht und muss dann eine Minute kochen. Man seiht danach ab und verdünnt das Ganze mit zwei Litern lauwarmem Wasser.

▶ **Anwendung:** Den Aufguss gibt man in eine Fußbadewanne (oder einen Eimer) und badet darin die Füße regelmäßig morgens und abends für etwa zehn Minuten.

Gürtelrose

Gürtelrose ist eine überaus schmerzhafte Krankheit der Hautnerven. Es gibt in der Hausapotheke ein paar Mittel.

Bockshornklee-Teemischung

Eine Bockshornklee-Teemischung soll von innen schmerzlindernd wirken. Je 10 Gramm Bockshornklee, Hafer, Wacholder und Melisse werden gemischt.

▶ **Zubereitung:** Man übergießt einen Esslöffel dieser Mischung mit sprudelnd kochendem Wasser und lässt dies eine Viertelstunde lang ziehen.

▶ **Anwendung:** Dreimal täglich sollte man eine Tasse der Teemischung möglichst heiß trinken.

Johanniskrautöl

Johanniskrautöl bekommt man in der Apotheke.

▶ **Anwendung:** Die betroffenen Hautpartien werden sehr vorsichtig mit

Johanniskrautöl betupft. Solange noch Bläschen vorhanden sind, kann man die entsprechenden Stellen mit einem ölgetränkten Läppchen bedecken.

Leinöl

Leinöl kann bei Gürtelrose spürbare Erleichterung bringen. Die Patienten empfinden die Behandlung mit Leinöl als besonders wohltuend.

▶ **Anwendung:** Die betroffenen Hautstellen werden vorsichtig mit einem in Leinöl getränkten Läppchen abgetupft.

Hühneraugen

Hühneraugen bekämpft man – und dieses Hausmittel ist seit langem überliefert – am besten mit diesem alten Hausrezept.

Hauswurzsaft

Man erhält ihn, wenn man die fleischigen Blätter vom Echten Hauswurz (Sempervivum tectorum) zerquetscht.

▶ **Anwendung:** Man träufelt den frischen Saft auf die Hühneraugen und legt außerdem noch ein leicht zerquetschtes Hauswurz-Blatt darüber. Mit einer Mullbinde leicht befestigen (die Haut soll noch atmen können) und über Nacht einwirken lassen.

Mauerpfeffer

Auch Mauerpfeffer soll gegen Hühneraugen wirken.

▶ **Anwendung:** Man legt die frisch zerstoßenen Pflanzenblätter auf.

▶ **Achtung:** *Der Saft der Pflanze darf nicht in die Augen gelangen, er schädigt das Sehvermögen auf Dauer!*

Terpentin

Auch Terpentin soll Hühneraugen verschwinden lassen.

▶ **Anwendung:** Man taucht ein Stückchen Stoff in Terpentin, wringt es aus und bindet es über Nacht auf das Hühnerauge. Man wiederholt dies so lange, bis das Hühnerauge weich wird und verschwindet.

Zitrone

Zitronen sind ebenfalls als Gegenmittel geeignet.

▶ **Anwendung:** Man bindet die Scheibe einer frisch geschnittenen Zitrone über Nacht auf das Hühnerauge. Dies führt man so lange durch, bis es verschwunden ist.

Schweißfüße und Schweißhände

Schweißfüße und Schweißhände sind unangenehm, und leider kann man nur schwer etwas dagegen tun.

Eichenrinde-Konzentrat

Eichenrinde-Konzentrat soll manchmal helfen.

▶ **Zubereitung:** 20 Gramm Eichenrinde werden in zwei Litern kaltem Wasser so lange gekocht, bis die Hälfte der Flüssigkeit verdampft ist. Danach lässt man alles erkalten, gibt dann 10 Gramm Ringelblumenblüten hinzu und rührt vorsichtig um. Gut 12 Stunden lang soll alles gut durchziehen, dann wird es durch ein Mulltuch abgeseiht.

▶ **Anwendung:** Morgens und abends wäscht man die Füße im Eichenrinden-Konzentrat und lässt sie dann an der Luft trocknen.

Kamillenbäder

In der Volksmedizin werden auch beruhigende Kamillenbäder empfohlen.

▶ **Zubereitung:** Eine Hand voll Kamillenblüten wird mit einem Liter kochendem Wasser übergossen. Man lässt alles zehn Minuten ziehen, seiht dann ab und verdünnt mit einem Liter lauwarmem Wasser.

▶ **Anwendung:** Diesen verdünnten Aufguss gibt man in eine große Schüssel und badet die Füße oder Hände darin. Man sollte das Bad etwa eine Viertelstunde lang nehmen und regelmäßig täglich einmal durchführen.

Schuppenflechte

Schuppenflechte (Psoriasis) ist eine unheilbare Hautkrankheit, die man – nach dem heutigen Stand der Medizin – lediglich lindern kann. Es gibt jedoch einige Hausmittel, mit denen man die Symptome lindern kann.

Kamillenaufguss

Ein Kamillenaufguss ist ideal, um verkrustete Hautausschläge zu entfernen. Erst danach nämlich kann man Salben und Salbenverbände auflegen.

▶ **Zubereitung:** Zwei gehäufte Teelöffel Kamille werden mit einem Viertelliter kochendem Wasser übergossen. Man lässt alles zehn Minuten ziehen, seiht dann ab.

▶ **Anwendung:** Wenn der Aufguss auf ca. 40 Grad Celsius abgekühlt ist, taucht man eine Mullkompresse ein und legt diese für etwa fünf Minuten auf die betroffenen Körperstellen. Danach nimmt man ein etwas raueres Leinenläppchen, taucht es auch in den Aufguss und entfernt mit leicht kreisenden Bewegungen die nun aufgeweichten Krusten.

Leinöl

Leinöl soll helfen, Restherde der Schuppenflechte, trockene Ekzeme und schrundige Haut an Händen und Füßen zu entfernen. Danach heilt die Schuppenflechte schneller ab.

▶ **Anwendung:** Die betroffenen Körperstellen werden regelmäßig mehrmals täglich mit ein paar Tropfen reinem Leinöl eingerieben.

Rindenkompressen

Rindenkompressen sollen ebenfalls gegen Schuppenflechte helfen.

▶ **Zubereitung:** Jeweils 10 Gramm Weiden- und Eichenrinde sowie 10 Gramm Leinsamen werden im Mörser zerrieben und dann mit heißem Wasser zu einem Brei verrührt. Dann gibt man noch einen Teelöffel Obstessig und drei Tropfen Arnikablüten-Tinktur dazu.

▶ **Anwendung:** Man schlägt die Rindenmischung in ein baumwollenes Tuch und legt es auf die von Schuppenflechte befallenen Stellen.

Salzbad

Ein Salzbad kann ebenfalls Linderung bringen.

▶ **Anwendung:** Man nimmt ein warmes, nicht zu heißes Bad, in dem man ein Kilogramm Salz aufgelöst hat. Die gleiche Wirkung erzielt man mit 60 Gramm Kohleteer.

Herz- und Kreislaufbeschwerden

Viele Menschen leiden – zumindest zeitweise – unter diesen Beschwerden. Herzkrankheiten müssen auf jeden Fall vom Arzt behandelt werden, eine Selbstbehandlung mit Hausmitteln ist hier auszuschließen! Etwas anderes sind dagegen »Überlastungsschäden«, die ihre Ursache in ungesunden Lebensgewohnheiten, in Stress oder beruflicher Überforderung haben und die sich auf Herz und Kreislauf auswirken: Nervöse Unruhe, Herzklopfen, schnelles Ermüden sind etwa solche Herz- und Kreislaufstörungen. Bei diesen Beschwerden können alte Hausmittel durchaus Erfolge bringen. Man sollte sie – nach Rücksprache mit dem Arzt – immer dann anwenden, wenn keinerlei organische Veränderungen des Herzens vorliegen. Auch nach einer überstandenen Krankheit, nach einer Operation dauert es bei manchen Menschen übermäßig lange, bis sie wieder fit sind. Dann ist manchmal ebenfalls der Kreislauf »schuld«. Auch hier kann man mit Heilpflanzen und Hausmitteln helfen und stärkend eingreifen.

Bluthochdruck

Bluthochdruck muss natürlich vom Arzt behandelt werden. Er wird mit den entsprechenden Medikamenten oder sogar einer Kur einen deutlich erhöhten Blutdruck zu senken versuchen. Ist der Blutdruck des Patienten jedoch nur leicht erhöht, eigentlich noch gar nicht »richtig« behandlungsbedürftig, so kann man sich mit Teemischungen aus der Hausapotheke behelfen.

Baldrian-Pomeranzen-Tee

Baldrian-Pomeranzen-Tee hat nach alter Überlieferung eine blutdrucksenkende Wirkung. Man mischt den Tee aus jeweils 20 Gramm Baldrianwurzeln und Pomeranzenblättern sowie Kamillenblüten, außerdem noch jeweils 10 Gramm Lavendelblüten sowie Rosmarin.

▶ **Zubereitung:** Ein Esslöffel dieser Mischung wird mit einer Tasse kochend heißem Wasser übergossen und sollte dann eine Viertelstunde ziehen. Nach Geschmack noch mit Honig süßen.

▶ **Anwendung:** Zweimal täglich trinkt man eine Tasse dieses Teegemischs, und zwar lauwarm.

▶ **Achtung:** *Diabetiker dürfen ihren Tee nur ungesüßt zu sich nehmen!*

Herzgespanntee

Herzgespanntee wirkt blutdrucksenkend.

▶ **Zubereitung:** Man überbrüht einen Teelöffel Herzgespann-Kraut mit einer Tasse kochendem Wasser, lässt den Tee ziehen und seiht ihn dann ab.

▶ **Anwendung:** Täglich sollte man zwei Tassen Tee trinken.

Knoblauch

Knoblauch gilt schon seit langem als blutdrucksenkendes Mittel.

▶ **Anwendung:** Vom Saft der frischen Zehen sollte man mehrmals täglich einen Teelöffel einnehmen.

Mais

Auch Mais enthält blutdrucksenkende Wirkstoffe.

▶ **Zubereitung:** Fünf Esslöffel Mais»narben« werden mit einer Tasse kochendem Wasser aufgegossen, müssen zehn Minuten lang ziehen und werden dann abgeseiht.

▶ **Anwendung:** Jeden zweiten Tag sollte der Patient eine Tasse Mais-Aufguss zu sich nehmen.

Mistel-Immergrün-Tee

Mistel-Immergrün-Tee wirkt ausgleichend auf den Blutdruck. Das heißt: Die Teemischung ist sowohl für niedrigen wie hohen Blutdruck geeignet. Man mischt eine Hand voll Mistelblätter mit jeweils einem Esslöffel Immergrün- und Olivenbaumblättern.

▶ **Zubereitung:** Die Blätter werden zerkleinert und mit einem Liter kaltem Wasser in einen Tontopf gegeben. Dort sollen sie über Nacht (wenigstens 12 Stunden) ziehen. Danach seiht man durch ein Mulltuch ab. Kurz vor dem Trinken erwärmt man den Tee und gibt jeder Tasse einen Teelöffel Brennnesselsaft zu.

▶ **Anwendung:** Dreimal täglich sollte man eine Tasse Tee zu sich nehmen. Nach Geschmack kann man ihn mit Honig süßen.

▶ **Achtung:** *Diabetiker müssen ihren Tee ungesüßt trinken!*

Olivenblätter-Knoblauch-Tee

Die blutdrucksenkende Wirkung des Tees aus Olivenblättern und Knoblauch sind zwar nicht wissenschaftlich erwiesen, doch die Volksmedizin ist überzeugt: Die Blätter des Olivenbaums sind – vor allem in Kombination mit Weißdorn und Mistel – leicht blutdrucksenkend.

▶ **Zubereitung:** Zwei gehäufte Teelöffel Olivenblätter werden mit einem Viertelliter kochendem Wasser übergossen, müssen zehn Minuten ziehen und werden dann abgeseiht. Man fügt den Saft von drei ausgepressten Knoblauchzehen hinzu und süßt mit einem Teelöffel Honig nach.

▶ **Anwendung:** Diesen Oliventee sollte man als Teekur für etwa drei Wochen täglich abends eine Tasse (lauwarm) trinken.

▶ **Achtung:** *Diabetiker dürfen ihren Tee nicht süßen!*

Rosmarintee

Rosmarintee ist ebenfalls ein gutes blutdrucksenkendes Mittel.

▶ **Zubereitung:** Ein Teelöffel Rosmarinblätter wird mit einer Tasse kochendem Wasser überbrüht, muss zehn Minuten ziehen und wird dann abgeseiht.

▶ **Anwendung:** Täglich sollte man höchstens zwei bis drei Tassen trinken.

▶ **Achtung:** *Man darf diese Dosis nicht erhöhen.*

▶ **Vorsicht:** *Schwangere dürfen keinen Rosmarintee trinken.*

Erste Hilfe bei Bewusstlosigkeit

Erste Hilfe bei Bewusstlosigkeit sollte jeder kennen und anwenden können. Wenn der Kreislauf »wegsackt«, kann durchaus eine Ohnmacht die Folge sein.

Eisstückchen

Eisstückchen sind normalerweise ein gutes Erste-Hilfe-Mittel.

▶ **Anwendung:** Stirn und Schläfen des Bewusstlosen werden mit Eisstückchen abgerieben.

Riechfläschchen

Das Riechfläschchen unserer Großmütter enthielt meist eine Mischung aus Salmiakgeist mit Lavendelöl.

Man kann den Inhalt selbst herstellen:

▶ **Zubereitung:** 50 ml Salmiakgeist werden mit 1 Gramm Lavendelöl in einer kleinen Flasche vermischt. Vor Gebrauch muss man diese Mixtur gut schütteln.

▶ **Anwendung:** Man tupft einige Tropfen der Mischung auf die Schläfen, reibt sie behutsam ein, und man hält das Fläschchen unter die Nase.

Herzstärkung

Zur Herzstärkung kennt man in der Volksmedizin allerlei gute Rezepte. Wer unter ständigem Leistungsdruck steht, andauernd gegen Stress und Hetze anzukämpfen hat oder sich sogar schon in der Schule oder Berufsausbildung unaufhörlich hohen Anforderungen an Körper und Geist gegenübersieht, sollte frühzeitig beginnen, Herz und Kreislauf zu stärken. So kann man recht- und frühzeitig Abnutzungserscheinungen des Herzens vorbeugen.

Ätherische Öle können auch bei Herz- und Kreislaufproblemen, die sich noch nicht zu einer ernsthaften Erkrankung ausgebildet haben, eine stärkende Wirkung haben.

Basilikumöl wird dabei auf die Brust (unverdünnt) in der Herzgegend eingerieben und soll gegen Herzklopfen Abhilfe schaffen.

Orangenblütenöl (Neroli-Öl) gibt man (fünf bis sieben Tropfen) ins warme Badewasser. Es beruhigt das zu schnell schlagende Herz.

Baldrian-Brombeer-Tee

Baldrian-Brombeer-Tee hilft bei nervösen Herzstörungen. Man mischt 20 Gramm Brombeerblätter mit jeweils 10 Gramm Baldrianwurzel, Pomeranzenblättern und Pfefferminz sowie 5 Gramm Wermut und 10 Gramm Melisse.

▶ **Zubereitung:** Ein Esslöffel der Mischung wird mit einer Tasse kochendem Wasser überbrüht und soll – vor dem Abseihen – etwa eine Viertelstunde lang ziehen.

▶ **Anwendung:** Morgens und abends sollte man je eine Tasse Tee warm trinken. Man kann nach Geschmack mit Honig süßen.

▶ **Achtung:** *Diabetiker müssen ihren Tee ungesüßt zu sich nehmen.*

Honig-Petersilie-Wein

Honig-Petersilie-Wein ist ein Medizinwein, den schon Hildegard von Bingen im 12. Jahrhundert hergestellt und bekannt gemacht hat.

▶ **Zubereitung:** 19 Stängel frische Petersilie mit Blättern werden mit 2 Esslöffeln Weinessig etwa fünf Minuten lang aufgekocht. Danach gibt man 80 bis 150 Gramm Honig oder Fruchtzucker (ganz nach Geschmack) hinzu sowie einen Liter naturreinen Wein. Alles muss noch fünf Minuten weiterkochen. Der Herzwein wird dann abgeschäumt, durch einen Kaffeefilter abgeseiht und in Flaschen gefüllt. Man kann die Wirkung des Weins noch verstärken, wenn man eine Petersilienwurzel mitkocht. Hauptsächlich wirkt der Wein immer mehr oder weniger stark entwässernd.

▶ **Anwendung:** Dreimal täglich sollte man ein Likörgläschen zu sich nehmen, und zwar immer nach dem Essen.

Essigwasser-Umschläge

Essigwasser-Umschläge bringen schnelle Hilfe, wenn man unter Herzschwäche und langsamem Puls leidet. Schon ein paar Stunden nach der Anwendung kräftigt sich der Pulsschlag, nervöse Unruhe verschwindet.

▶ **Zubereitung:** In einen Liter kaltes Wasser mischt man einen Esslöffel Haushaltsessig.

▶ **Anwendung:** Man weicht ein Leinentuch in dieser Wasser-Essig-Mischung ein, wringt es aus und legt es auf die Brust in Herznähe. Man bedeckt das Leinentuch mit einem Wolltuch und wechselt diesen Umschlag stündlich.

Gartenbohnentee

Gartenbohnentee hilft gut gegen Herzklopfen.

▶ **Zubereitung:** Man überbrüht 100 Gramm Bohnenschalen mit einem

Viertelliter kochendem Wasser, lässt alles zehn Minuten ziehen und seiht dann ab.

▶ **Anwendung:** Diesen Tee trinkt man über den ganzen Tag verteilt.

Kaltes Armbad

Das kalte Armbad ist nicht nur erfrischend, sondern auch immer dann anwendbar, wenn man sich erschöpft oder matt fühlt. Es regt an, macht einen klaren Kopf und lässt sogar nervöses Herzklopfen verschwinden.

▶ **Anwendung:** Hände und Unterarme hält man für ein bis drei Minuten unter fließendes kaltes Wasser. Danach reibt man sich mit einem rauen Handtuch trocken. Manchmal kann es schon genügen, nur Schläfen und Puls mit kaltem Wasser abzutupfen.

▶ **Achtung:** *Wer als Patient wegen einer Herzkrankheit in ärztlicher Behandlung ist, darf kalte Armbäder erst nach Befragen des Arztes anwenden!*

Kaltes Fußbad

Das kalte Fußbad wirkt noch besser als ein kaltes Armbad.

▶ **Anwendung:** Die Füße und mindestens der halbe Unterschenkel werden in einer Fußbadewanne oder in einem hohen Eimer mit kaltem Wasser ständig für ein bis drei Minuten hin- und herbewegt. Anschließend rubbelt man sich mit einem rauen Handtuch gründlich trocken.

Melissengeist

Melissengeist bekommt man in der Apotheke oder im Reformhaus. Er ist bei Herz- und Kreislaufstörungen ein probates Mittel.

▶ **Anwendung:** Man nimmt bei Bedarf einen Teelöffel Melissengeist in Wasser oder auf Zucker ein.

▶ **Achtung:** *Diabetiker dürfen dieses Hausmittel nur in Wasser zu sich nehmen. Melissengeist enthält Alkohol.*

Misteltee

Misteltee ist hervorragend geeignet, um die ärztliche Therapie bei einem geschwächten Herzmuskel zu unterstützen – gerade nach schweren Infektionskrankheiten. Auch gegen Bluthochdruck soll Misteltee ein gutes Mittel sein.

▶ **Zubereitung:** Ein gehäufter Teelöffel Mistel wird mit einer Tasse kaltem Wasser übergossen und sollte zehn bis zwölf Stunden ziehen. Dann wird der Tee abgeseiht.

▶ **Anwendung:** Zum Trinken erwärmt man den Misteltee lauwarm und trinkt dann täglich zwei Tassen des ungesüßten Tees schluckweise.

Rosskastanien-Extrakt

Rosskastanien-Extrakt ist von alters her als Mittel der Herzstärkung bekannt. Der Extrakt soll die Durchblutung des Herzmuskels verbessern.

▶ **Zubereitung:** Im Verhältnis 1:10 mischt man geschälte und zerstoßene

Rosskastanie mit 70%igem Alkohol aus der Apotheke. Man lässt diese Mischung etwa zehn Tage lang ziehen und seiht sie anschließend durch ein Mulltuch ab.

▶ **Anwendung:** Bei Bedarf nimmt man täglich ein- bis dreimal je 20 bis 30 Tropfen des Rosskastanien-Extraktes ein.

▶ **Achtung:** *Dieser Extrakt enthält Alkohol.*

Weißdorn

Die Wirkstoffe des Weißdorns kann man in Tropfen oder aber im Tee zu sich nehmen. Sie sind ein erprobtes Herzstärkungsmittel.

▶ **Zubereitung:** Zwei Teelöffel Weißdornblüten werden mit einer Tasse heißem Wasser übergossen, müssen 20 Minuten ziehen und werden dann abgeseiht. Man kann den Tee mit Honig oder Sanddornsaft süßen – dies unterstützt noch seine Wirkung.

▶ **Anwendung:** Man trinkt den Weißdorntee morgens zum Frühstück (oder kurz danach) sowie abends vor dem Zubettgehen, und zwar jeweils eine Tasse in kleinen Schlucken.

▶ **Achtung:** *Diabetiker dürfen ihren Tee nicht gesüßt trinken!*

Nervöse Herzbeschwerden

Nervöse Herzbeschwerden sind wohl ein Krankheitsbild unserer Zeit – sehr viele Menschen leiden darunter. Aber selbst in der Hausapotheke alter Zeiten finden sich zahlreiche probate Mittel dagegen.

Baldrian

Baldrian hilft bei nervösem Herzklopfen und Schmerzen in der Herzgegend. Man kann Baldrian als Tropfen, als Weinzusatz und als Tee zu sich nehmen.

▶ **Zubereitung:** Zwei Teelöffel zerkleinerte Baldrianwurzel werden mit einem Viertelliter kaltem Wasser übergossen und müssen zugedeckt zehn bis zwölf Stunden ziehen. Gelegentlich sollte man in dieser Zeit umrühren. Danach seiht man die Mischung ab.

▶ **Anwendung:** Zum Trinken wird der Baldrian-Kaltauszug lauwarm erwärmt. Man nimmt täglich zwei bis drei Tassen ungesüßt zu sich.

Melissentee

Melissentee wirkt krampflösend und kann deshalb bei nervösen Herzbeschwerden beruhigen und das Einschlafen fördern.

▶ **Zubereitung:** Drei Teelöffel Melissenblätter übergießt man mit einem Viertelliter kochendem Wasser, lässt alles zehn Minuten ziehen und seiht dann ab.

▶ **Anwendung:** Täglich trinkt man drei Tassen ungesüßten Tee.

Rosmarinwein

Rosmarinwein wirkt bei nervösen Herzbeschwerden und Herzklopfen.

Auch gegen zu niedrigen Blutdruck soll der Wein helfen. Man kann ihn fertig in der Apotheke kaufen, aber auch selbst herstellen.

▶ **Zubereitung:** 10 bis 20 Gramm Rosmarinblätter werden in einer Flasche mit einem Dreiviertelliter leichtem Moselwein übergossen. Die Mischung muss fünf Tage ziehen und wird dann abgeseiht.

▶ **Anwendung:** Täglich sollte man zwei- bis dreimal täglich ein Likörglas Rosmarinwein trinken.

▶ **Achtung:** *Schwangere dürfen diesen Wein wegen des hohen Rosmarinanteils nicht zu sich nehmen!*

Ischias und Hexenschuss

Der Hexenschuss (medizinisch Lumbago) ist eine Art Muskelrheumatismus im Lendenbereich – er tritt meistens plötzlich und unerwartet auf. Manchmal ist der Hexenschuss auch eine Vorstufe zum Ischias, einer Entzündung der Ischiasnerven. Es gibt einige Hausmittel, die gegen beide Erkrankungen helfen können. Auch unter dem Stichwort »Rheumatische Erkrankungen« werden Sie noch hilfreiche Rezepte finden.

Brennnessel-Rute

Die Brennnessel-Rute ist ein uraltes Hausmittel, das gegen Ischias und Hexenschuss helfen soll. Das in der Brennnessel enthaltene Nesselgift dringt in die Haut ein und bewirkt dort – nach kurzem Brennen – ein länger anhaltendes und wohltuendes Wärmegefühl.

▶ **Anwendung:** Man schneidet junge und blühende Brennnesseln ab (Handschuhe nicht vergessen!) und bündelt sie. An drei aufeinanderfolgenden Tagen peitscht man auf die schmerzenden Körperstellen. Danach sollte man eine Pause einlegen, um eventuelle Überreaktionen des Körpers auf das Nesselgift zu vermeiden.

▶ **Achtung:** *Nach der Anwendung der Brennnessel-Rute sollte man auf keinen Fall mit kaltem Wasser in Berührung kommen, denn sonst vergeht das angenehme und wohltuende Wärmegefühl und das Brennen kehrt wieder.*

Wechselfußbäder

Heiße und kalte Fußbäder im Wechsel können bei Hexenschuss und Ischias ebenfalls hilfreich sein. Denn sie regen die Durchblutung an.

Olivenöl

Mit einer Massage mit warmem Olivenöl kann man die Schmerzen des Ischias vermindern.

Warme Kompressen

Warme Kompressen im unteren Rückenbereich, die abwechselnd mit kalten Kompressen aufgelegt werden sollten, helfen als erste Maßnahme bei stechendem Ischias-Schmerz. Sie wirken auch bei Hexenschuss.

Kinderkrankheiten

Der Organismus eines Kindes reagiert anders als der Erwachsener. Das hat man mittlerweile erforscht. Es nützt also nichts, die bei Erwachsenen bewährten Hausmittel einfach in der Dosis reduziert bei Kindern anzuwenden. Für die Eltern sollte immer gelten: Lieber den Arzt befragen als selbst herumprobieren! Vor allem bei unklaren Beschwerden muss dieser Grundsatz gelten. Viele Kinderärzte stehen alten Hausrezepten nicht ablehnend gegenüber und finden sie in vielen Fällen besser als pharmazeutische Mittel der Arzneimittelindustrie. Für eine ganze Reihe Kinderkrankheiten und -beschwerden haben wir alte und erprobte Hausmittel entdeckt, die vor vielen Jahren speziell für Kinder konzipiert wurden. Zunächst finden Sie hier Hausmittel für Säuglinge und Kleinkinder, danach für Schulkinder und Jugendliche.

Allergien

Allergien beginnen manchmal schon in der Schwangerschaft. Und nach der Geburt kann es dann bereits zu Ekzemen, Koliken und Durchfall kommen. Man sollte möglichst rasch herausfinden, auf welche Lebensmittel das Kind allergisch reagiert, um entsprechende Maßnahmen ergreifen zu können.

Blähungen

Blähungen kommen bei Säuglingen sehr oft vor – vor allem dann, wenn die Muttermilch zur Ernährung nicht ausreicht, wenn also mit künstlicher Milch »nachgeholfen« werden muss. Wenn ein Säugling kurz nach der Flasche unruhig wird, sich krümmt und schreit, kann man auf Blähungen schließen. Sie verursachen Magen- und Darmkrämpfe, und die sind bei einem Säugling genauso schmerzhaft wie beim Erwachsenen.

Dill

Dill ist ein gutes Mittel, um die Verdauung auch von Kleinkindern anzuregen.

▶ **Zubereitung:** Man bereitet einen Tee aus einem Löffel Dill auf einen Viertelliter kochend heißes Wasser. Man lässt den Tee zehn Minuten ziehen und seiht ihn dann ab.

▶ **Anwendung:** Nach dem Füttern reicht man dem Kind einen Teelöffel voll.

Fenchelhonig

Fenchel sollte man dann als Hausmittel geben, wenn die Blähungen des Säuglings mit Stuhlverstopfungen verbunden sind. Man kann Fenchel als Honig reichen oder als Tee.

▶ **Anwendung:** Man gibt einen Teelöffel guten Fenchelhonig (gibt es im Reformhaus) in die Flaschennahrung.

Fencheltee

Fencheltee ist – neben Kümmel- und Anis-Tee – eines der drei besten pflanzlichen Heilmittel gegen schmerzhafte Blähungen. Da Anis und Kümmel nicht so gut schmecken, sollte man es bei Säuglingen zunächst mit Fencheltee versuchen.

▶ **Zubereitung:** Ein Teelöffel zerdrückte Fenchelfrüchte werden mit 200 Millilitern kochendem Wasser übergossen. Man lässt alles zehn Minuten ziehen und seiht dann ab.

▶ **Anwendung:** Der Fencheltee wird statt der vorgeschriebenen Wassermenge zur Flaschennahrung gegeben. Man kann auch nach dem Füttern jeweils eine Teelöffel voll Fenchel-Tee reichen.

Majoransalbe

Majoransalbe empfiehlt sich bei Säuglingen, die häufig unter Blähungen leiden. Man kann Majoransalbe in der Apotheke kaufen oder auch selbst herstellen.

▶ **Zubereitung:** Ein Teelöffel gepulverter Majoran wird mit einem Teelöffel Weingeist (beides aus der Apotheke) übergossen und einige Stunden stehen gelassen. Dann gibt man einen Teelöffel ungesalzene frische Butter dazu und erwärmt alles zusammen für zehn Minuten im Wasserbad. Danach seiht man die Mischung durch ein Mulltuch ab und lässt sie abkühlen.

▶ **Anwendung:** Bei Bedarf reibt man die Nabelgegend des Säuglings mit der Majoransalbe ein.

Milchschorf und Ekzeme

Milchschorf und Ekzeme sind Hautkrankheiten, die bei Säuglingen auftreten können. Auch hier gibt es bewährte Hausmittel.

Stiefmütterchentee

Stiefmütterchentee lässt Milchschorf und Ekzeme abheilen.

▶ **Zubereitung:** Ein Teelöffel Stiefmütterchenkraut wird mit einem Viertelliter kochendem Wasser übergossen, sollte dann zehn Minuten ziehen und wird dann abgeseiht.

▶ **Anwendung:** Man bereitet mit diesem Tee – anstatt der vorgeschriebenen Wassermenge – die Flaschennahrung für den Säugling zu.

Kamille

Kamille – äußerlich angewandt – lässt Ekzeme und Hautausschläge schneller heilen.

▶ **Zubereitung:** Drei Esslöffel Kamillenblüten werden mit einem Viertelliter kochendem Wasser überbrüht und müssen zehn Minuten ziehen. Danach seiht man ab.

▶ **Anwendung:** Man gibt etwas Kamillentee auf einen Leinenlappen und betupft die befallenen Hautstellen damit.

Säuglingsschnupfen

Säuglingsschnupfen kommt immer wieder vor. Schon unsere Urgroßmütter kannten Hausrezepte dagegen.

Kamillen-Inhalation

Die Kamillen-Inhalation hilft bei Jugendlichen und Erwachsenen prompt, weil sie »richtig« inhalieren können. Doch auch für Säuglinge und Kleinkinder kann man eine Art Inhalation herstellen. Dabei wird der ganze Raum mit dem Kamillenduft erfüllt und das Kind bekommt so – über die normale Atmung – die Wirkstoffe der Heilpflanze.

▶ **Zubereitung:** Eine Hand voll Kamillenblüten wird in einer Schüssel mit einem Liter kochendem Wasser übergossen.

▶ **Anwendung:** Diese Schüssel stellt man dann neben das Kinderbett. Außerdem befeuchtet man mehrere Tücher mit diesem Kamillen-Aufguss und hängt sie im Kinderzimmer auf.

Majoransalbe

Majoransalbe hilft nicht nur gegen Blähungen, sie ist auch ein bewährtes Rezept, wenn Säuglinge und Kleinkinder unter Schnupfen leiden.

▶ **Zubereitung:** Ein Teelöffel gepulverter Majoran wird mit einem Teelöffel Weingeist (beides bekommt man in der Apotheke) übergossen und soll einige Stunden ziehen. Dann gibt man dieser Mischung einen Teelöffel frische, ungesalzene Butter zu. Alles zusammen wird im Wasserbad erwärmt und dann durch ein Mulltuch abgeseiht.

▶ **Anwendung:** Nach dem Abkühlen reibt man mit der Majoransalbe mehrmals täglich die Nase des Säuglings ein.

Wundbehandlungen

Wundbehandlungen lassen sich bei Säuglingen und Kleinkindern trotz aller modernen Windeln hin und wieder nicht vermeiden, denn obwohl oft gewindelt und eingecremt wurde, ist der kleine Popo wund oder es entsteht sogar eine Windeldermatitis.

Honig

Honig ist ein Heilmittel, das schon aus dem Hausschatz unserer Urgroßmütter stammt.

▶ **Zubereitung:** Man mischt Honig und Lebertran zu gleichen Teilen.

▶ **Anwendung:** Diese Mischung streicht man auf die wunden Stellen des Säuglings.

Kolbenbärlapp

Kolbenbärlapp ist ein ausgezeichnetes Mittel, um einen Wundpuder herzustellen.

▶ **Zubereitung:** Man pulversiert die Sporen der Pflanze.

▶ **Anwendung:** Man benutzt das Kolbenbärlapppulver wie normalen Wundpuder.

Ringelblumensalbe

Ringelblumensalbe bekommt man in der Apotheke. Sie hat sich vor allem bei Windeldermatitis bewährt.

▶ **Anwendung:** Die wunden Stellen des Säuglings werden mehrere Male am Tag behutsam mit der Ringelblumensalbe bestrichen.

Zahnungsdurchfall

Zahnungsdurchfall tritt bei Säuglingen häufig auf, wenn die ersten Zähne kommen. In dieser Zeit sind die Abwehrkräfte des Kleinkindes geschwächt; die Durchfälle können auch dadurch hervorgerufen werden, dass Gärungserreger durch das Reiben des Kindes am Zahnfleisch in den Magen-Darm-Trakt gelangen.

Heidelbeerentee

Heidelbeerentee hilft schnell und nachhaltig, den Zahnungsdurchfall zu überwinden.

▶ **Zubereitung:** Ein gehäufter Esslöffel getrocknete Heidelbeeren wird mit einem Viertelliter kaltem Wasser übergossen, zum Sieden gebracht und muss etwa zehn Minuten kochen. Danach seiht man die Beeren ab.

▶ **Anwendung:** Man gibt jeweils drei- bis fünfmal täglich ein bis zwei Teelöffel des Heidelbeerentees der Flaschennahrung zu.

Appetitlosigkeit

Appetitlosigkeit ist keine eigentliche Kinderkrankheit. Doch so manches Elternpaar bezeichnet sein Kind als »schlechten Esser«. Natürlich muss man zunächst einmal klären, ob das Kind wirklich wenig isst oder ob es sich nicht etwa durch Süßigkeiten oder gezuckerte Limonaden vor den Mahlzeiten den Appetit verdorben hat. Ist die Ursache der Appetitlosigkeit jedoch organisch – etwa in einer verminderten Saftproduktion in Mund, Magen und Darm – zu begründen, so können einige Hausmittel helfen.

Pomeranzensirup

Pomeranzensirup schmeckt gut und wird von Kindern deshalb besonders gerne eingenommen.

▶ **Zubereitung:** Ein Dutzend Pomeranzen werden gewaschen und dünn geschält (die weiße Innenhaut sollte möglichst vollständig auf der Frucht bleiben). Die Schalen klein schneiden und in einem Topf mit einem Liter trockenem Weißwein bedecken. Dann eine knappe Viertelstunde kochen. Danach wird die weiße Pomeranzenhaut abgezogen, das Fruchtfleisch klein geschnitten und zu den vorgekochten Schalen gegeben. Man gibt dann 12 Esslöffel braunen Rohrzucker zu dieser Mischung und lässt alles eine halbe Stunde lang kochen. Der Sirup soll dann abkühlen und wird in gut verschließbare Gläser gefüllt.

▶ **Anwendung:** Morgens und abends vor dem Essen gibt man dem Kind einen Esslöffel des Pomeranzensirups.

▶ **Achtung:** *Jugendliche Diabetiker (Typ I) dürfen dieses Hausmittel nicht einnehmen!*

Schlehenmarmelade

Schlehenmarmelade ist vor allem dann wichtig, wenn das Kind nicht oder nur schlecht frühstückt. Die erste Mahlzeit des Tages ist gerade für Kinder, erst recht, wenn sie schon zur Schule gehen, wichtig.

▶ **Zubereitung:** Die Schlehen werden gewaschen und mit kaltem Wasser übergossen. Man lässt sie über Nacht stehen, gießt das Wasser dann ab und versetzt sie erneut mit Wasser und Weißwein (oder Essig). Pro Kilogramm Schlehen rechnet man einen Achtelliter Wasser und einen Viertelliter Wein (oder einen Viertelliter dreiprozentigen Essig). Alles wird unter Rühren weich gekocht. Nach dem Erkalten presst man den Brei durch ein Sieb und wiegt ihn dann ab. Pro Kilo Schlehenbrei gibt man dann erneut einen Viertelliter Weißwein sowie 375 Gramm Zucker hinzu und kocht alles zu Marmelade ein. Dabei verflüchtigt sich der Alkohol.

▶ **Anwendung:** Das Kind sollte morgens vor dem Aufstehen ein bis zwei Esslöffel Schlehenmarmelade essen.

▶ **Achtung:** *Für jugendliche Diabetiker ist dieses Rezept nicht geeignet!*

Tausendgüldenkraut-Tee

Tausendgüldenkraut-Tee schmeckt recht bitter – man wird das Kind sicher überreden müssen, diesen Tee zu trinken. Doch er hilft hervorragend gegen Appetitlosigkeit und regelt außerdem auch die Verdauung.

▶ **Zubereitung:** Ein gehäufter Teelöffel Tausendgüldenkraut wird mit einem Viertelliter kaltem Wasser übergossen, zieht sechs bis zehn Stunden und wird dann abgeseiht. Man erwärmt den Tee auf Trinktemperatur.

▶ **Anwendung:** Etwa eine halbe Stunde vor den Hauptmahlzeiten sollte das Kind eine kleine Tasse ungesüßten Tee oder wenigstens zwei bis drei Esslöffel Tausendgüldenkraut-Tee einnehmen.

Bauchschmerzen

Bauchschmerzen treten bei Kindern gar nicht so selten auf. Meist liegt keine organische Ursache zugrunde, sondern eine akute Magenreizung. Vielleicht hat das Kind zu schnell oder zu kalt gegessen, hat zu viel zu sich genommen oder hat ungesunde Speisen »erwischt«.

▶ **Achtung:** *Sind die Bauchschmerzen nach einem Tag nicht verschwunden oder treten sie kurz nach einer Behandlung mit Hausmitteln wieder auf, muss man unbedingt einen Arzt zu Rate ziehen! Es kann sich bei den Bauchschmerzen nämlich auch um das Warnzeichen einer Blinddarmentzündung handeln.*

Kamillentee

Kamillentee ist ein altbewährtes Hausmittel bei Bauchschmerzen. Er führt auch bei Kindern sehr schnell zu einer Besserung.

▶ **Zubereitung:** Ein Teelöffel Kamillenblüten (oder mit Pfefferminzblätter zu gleichen Teilen gemischt) wird mit einem Viertelliter kochendem Wasser übergossen und sollte dann fünf Minuten ziehen. Dann seiht man ab.

▶ **Anwendung:** Das Kind sollte eine Tasse des ungesüßten Tees sehr warm und nur schluckweise trinken.

Mandelmilch

Mandelmilch kann bei Bauchschmerzen ebenfalls helfen.

▶ **Zubereitung:** 250 Gramm süße Mandeln werden mit kochendem Wasser überbrüht und dann gehäutet. Man reibt sie auf einem Tuch trocken und mahlt sie dann sehr fein (in der Küchenmaschine oder im Mörser). Danach gibt man etwa einen Liter destilliertes Wasser hinzu sowie drei Tropfen Rosenwasser und den Saft einer halben Zitrone. Diese Mischung sollte drei Stunden kalt stehen und wird danach durch ein Mulltuch abgeseiht. Man füllt die Mandelmilch in Flaschen um und stellt sie kalt. Sie hält sich dann etwa einen Tag.

▶ **Anwendung:** In drei Portionen verteilt, gibt man dem Kind die Mandelmilch morgens, mittags und abends.

Wärmflasche

Die Wärmflasche kennen wir schon aus Großmutters Zeiten. Immer noch ist sie ein probates Mittel bei Bauchschmerzen. Denn sie lindert den Schmerz und entkrampft die Muskeln.

▶ **Anwendung:** Eine Gummiwärmflasche wird mit möglichst heißem Wasser (so heiß, wie es der kleine Patient ertragen kann) gefüllt. Dann umwickelt man sie mit einem Tuch und legt sie auf den schmerzenden Bauch.

Bettnässen

Bettnässen kann eine organische Ursache haben, und zwar eine krankhafte Nieren- oder Blasenveränderung. Dies muss man auf jeden Fall durch den Arzt klären lassen. Auch seelische Probleme führen bei Kindern immer wieder zum Einnässen des Bettzeugs. Strafen und Ermahnungen helfen dagegen aber nicht! Es gibt jedoch zwei Hausmittel, die auf Dauer Erfolg bringen können.

Honig

Honig hat sich auch als Hausmittel gegen Bettnässen bewährt.

▶ **Anwendung:** Vor dem Schlafengehen gibt man dem Kind einen Löffel Honig zu essen.

Johanniskraut-Melissen-Teemischung

Die Johanniskraut-Melissen-Teemischung kann man als Teekur anwenden.

Man mischt 20 Gramm Johanniskraut mit 10 Gramm Melissenblättern sowie 5 Gramm Orangenblüten.

▶ **Zubereitung:** Ein gehäufter Teelöffel der Mischung wird mit einem Viertelliter kochendem Wasser übergossen, muss eine Viertelstunde ziehen und wird dann abgeseiht.

▶ **Anwendung:** Das Kind sollte sechs Wochen lang täglich morgens und mittags eine kleine Tasse ungesüßten (oder mit wenig Honig gesüßten) Tee trinken.

▶ **Achtung:** *Jugendliche Diabetiker dürfen ihren Tee nur ungesüßt trinken.*

▶ **Vorsicht:** *Johanniskraut macht lichtempfindlich. Das Kind sollte während der Teekur auf keinen Fall dem prallen Sonnenlicht ausgesetzt sein.*

Maracujasaft

Maracujasaft bekommt man im Reformhaus oder auch in der Apotheke. Bei kleinen Kindern kann dieser Saft Bettnässen verhindern.

▶ **Anwendung:** Täglich vor dem Schlafengehen sollte das Kind ein kleines Glas (50 Milliliter) Maracuja-Saft trinken.

Zimt

Auch Zimt soll gut gegen das Bettnässen helfen.

▶ **Anwendung:** Man gibt dem Kind vor dem Schlafengehen einen Zimtstängel zu kauen.

Durchfall und Darmparasiten

Durchfall und Darmparasiten wie z. B. Spul- und Bandwürmer kommen bei Kindern trotz aller Hygienemaßnahmen hin und wieder vor. Nach Rücksprache mit dem Arzt kann man beides mit Hausmitteln behandeln.

Brombeermarmelade

Brombeermarmelade ist ein ganz einfaches, aber trotzdem wirksames Mittel gegen Durchfall.

▶ **Anwendung:** Man gibt dem Kind einen gehäuften Teelöffel Brombeermarmelade zu essen.

Granatapfelsaft

Granatapfelsaft ist ein uraltes Rezept gegen Darmparasiten.

▶ **Zubereitung:** Man presst den Saft eines reifen Granatapfels aus und mischt ihn mit dem Saft von zwei Knoblauchzehen. Je nach Geschmack kann man noch ein bis zwei Teelöffel Honig hinzugeben.

▶ **Anwendung:** Zwei Wochen lang wird dieser Saft vor der Mittagsmahlzeit getrunken.

▶ **Achtung:** *Jugendliche Diabetiker dürfen nicht mit Honig süßen.*

Heidelbeerentee

Heidelbeerentee ist eine schnelle und dauerhafte Hilfe bei Durchfall.

▶ **Zubereitung:** Ein gehäufter Esslöffel getrocknete Heidelbeeren wird mit einem Viertelliter Wasser übergossen, zum Sieden gebracht und zehn Minuten gekocht. Dann seiht man ab.

▶ **Anwendung:** Täglich sollte das Kind drei- bis fünfmal je drei bis fünf Esslöffel ungesüßten Heidelbeerentee zu sich nehmen.

Kürbiskerne

Frische Kürbiskerne sind ein altbewährtes Hausmittel gegen Spul- und Bandwürmer.

▶ **Anwendung:** Man kaut mehrere Kürbiskerne über den Tag verteilt.

Apfel

Ein roher Apfel ist das einfachste und preiswerteste Hausmittel gegen Durchfall.

▶ **Anwendung:** Man reibt einen geschälten Apfel und gibt ihn dem Kind zu essen.

Wermutaufguss

Der Wermutaufguss schmeckt zwar nicht besonders gut, hilft aber gut gegen Wurmbefall.

▶ **Zubereitung:** Man überbrüht einen Teelöffel Wermutkraut mit einer Tasse kochendem Wasser, lässt dies zehn Minuten ziehen und seiht dann ab.

▶ **Anwendung:** Dreimal täglich sollte man eine Tasse von diesem Aufguss trinken.

Erkältungskrankheiten

Erkältungskrankheiten plagen Kinder genauso häufig wie die Erwachsenen – vielleicht sogar öfter. Denn oft spielen Kinder im Freien auch bei nasskaltem Wetter, bei Regen und Schnee.

Vorbeugend gegen Erkältungen oder sofort anwendbar, wenn sich eine Erkältung ankündigt, sind diese Hausmittel:

Hagebutten-Kamillen-Tee

Hagebutten-Kamillen-Tee wird aus jeweils 10 Gramm Hagebutten, Kamillenblüten, Wacholderbeeren sowie 5 Gramm Petersilienwurzel gemischt.

▶ **Zubereitung:** Ein Esslöffel dieser Mischung wird mit einer Tasse sprudelnd kochendem Wasser übergossen, sollte knapp eine Viertelstunde ziehen und wird dann abgeseiht.

▶ **Anwendung:** Täglich trinkt man von dieser Teemischung ein bis drei Tassen.

Heißes Fußbad

Das heiße Fußbad hilft, dass der ganze Körper besser durchblutet wird.

▶ **Anwendung:** Ein Eimer wird mit möglichst heißem Wasser gefüllt. Dann stellt man das Kind bis zum Knie in den Eimer – etwa fünf Minuten lang. Anschließend rubbelt man die Gliedmaßen trocken.

Lindenblütentee

Lindenblütentee sollte man gleichzeitig mit dem heißen Fußbad anwenden. Er beugt einer Erkältung vor, bringt aber auch Fieber zum Abklingen, wenn die Krankheit schon ausgebrochen ist.

▶ **Zubereitung:** Ein Teelöffel Lindenblüten wird mit einem Viertelliter kochendem Wasser übergossen, soll fünf Minuten ziehen und wird dann abgeseiht. Nach Geschmack kann man noch einen Teelöffel Honig zugeben.

▶ **Anwendung:** Das Kind sollte eine Tasse Lindenblütentee lauwarm und schluckweise trinken.

▶ **Achtung:** *Jugendliche Diabetiker dürfen den Tee nur ungesüßt trinken!*

Fieber

Fieber tritt bei Kindern, die eine Erkältung erwischt haben, sehr oft und sehr schnell auf. Man sollte es – auch nach ärztlicher Meinung – nicht sofort mit starken fiebersenkenden Mitteln bekämpfen; denn Fieber ist ein Instrumentarium des Körpers, selbst mit den Krankheitserregern fertig zu werden. Lediglich hohes Fieber (über 39 Grad Celsius) sollte man bekämpfen, denn es belastet den Kreislauf.

Ganzkörper-Waschung

Eine Ganzkörper-Waschung senkt das Fieber um etwa ein Grad Celsius. Diese Waschung ist ein altbewährtes Hausmittel und lässt sich auch bei Kindern gut durchführen.

▶ **Anwendung:** Zimmerwarmes Wasser wird mit etwas Essig gemischt. Dort hinein taucht man ein raues Handtuch, drückt es leicht aus und wäscht damit schnell den Körper ab. Man geht dabei so vor: Hände und Füße, Arme und Beine, Brust, Bauch und Rücken werden immer in Richtung zum Herzen abgewaschen. Danach wird nicht abgetrocknet. Das Kind wird sofort wieder ins Bett gelegt und gut zugedeckt. Ganzkörper-Waschungen kann man mehrmals täglich wiederholen.

Heublumen-Hemd

Ein Heublumen-Hemd hat sich schon seit vielen Jahren bei Erkältungen, die fieberhaft verlaufen, bewährt.

▶ **Zubereitung:** 300 Gramm Heublumen werden mit fünf Liter Wasser übergossen und erwärmt. Man lässt das Ganze einige Minuten kochen und seiht dann ab.

▶ **Anwendung:** Ein zusammengerolltes Leinenhemd taucht man in den Heublumensud und wringt es gut aus. Das Hemd sollte gut warm sein; es wird dem Kind angezogen. Dann legt man das Kind sofort ins Bett und deckt es gut zu. Das Heublumen-Hemd bleibt etwa eine halbe Stunde am Körper. Danach zieht man es wieder aus und bringt das Kind in frischer Unter- und Bettwäsche wieder zu Bett.

Kalter Wadenwickel

Der kalte Wadenwickel ist eines der bekanntesten Hausmittel, um hohes Fieber zu senken. Bis zu eineinhalb Grad Celsius lässt sich die Körpertemperatur damit vermindern.

▶ **Anwendung:** Man taucht zwei grobe Leinentücher in zimmerwarmes Wasser, legt sie zusammen und umwickelt beide Waden des Kindes vom Knöchel bis zum Knie. Die Tücher sollten faltenfrei liegen. Darüber kommt jeweils ein trockenes Baumwoll- und ein Wolltuch. Der Wadenwickel sollte höchstens 20 bis 30 Minuten liegen bleiben, danach wird er abgenommen. Nach einer Pause von einer halben Stunde kann man jedoch einen neuen Wickel anlegen. Dies wiederholt man solange, bis sich die Körpertemperatur wieder normalisiert hat.

Kamillen-Einlauf

Ein Kamillen-Einlauf hat eine noch raschere Wirkung als ein Wadenwickel. Allerdings wird man sein Kind »überzeugen« müssen, sich einen Einlauf machen zu lassen.

▶ **Zubereitung:** Ein Esslöffel Kamillenblüten wird mit einem Liter kochendem Wasser überbrüht, soll zehn Minuten ziehen und wird dann abgeseiht. Der Tee sollte dann auf etwa 30 Grad Celsius abkühlen.

▶ **Anwendung:** Etwa ein Viertelliter wird in einen Klistierball (aus der Apotheke) gefüllt. Man führt das Klistier in den After ein und entleert die Kamillenflüssigkeit vorsichtig in den Enddarm. Bei Bedarf muss man diesen Vorgang drei- bis fünfmal täglich wiederholen.

Lindenblütentee

Lindenblütentee beugt Erkältungskrankheiten nicht nur vor, sondern hilft auch, wenn das Kind bereits erkrankt ist. Untersuchungen haben sogar ergeben, dass Kinder bei der Einnahme von Lindenblütentee keine Antibiotika mehr nehmen müssen.

▶ **Zubereitung:** Ein Teelöffel Lindenblüten wird mit einem Viertelliter kochendem Wasser überbrüht. Man lässt den Tee fünf Minuten ziehen und seiht ihn dann ab. Nach Geschmack kann man einen Teelöffel Honig hinzugeben.

▶ **Anwendung:** Das Kind sollte eine Tasse Lindenblütentee lauwarm und schluckweise trinken.

▶ **Achtung:** *Jugendliche Diabetiker dürfen den Tee nur ungesüßt trinken.*

Spitzwegerichtee

Spitzwegerichtee hilft bei Kindern besonders schnell gegen Erkältungen.

▶ **Zubereitung:** Zwei Teelöffel Spitzwegerich werden mit einem Viertelliter kochendem Wasser übergossen. Man lässt den Tee zehn bis 15 Minuten ziehen, seiht ab und süßt ihn mit einem Teelöffel Honig.

▶ **Anwendung:** Das Kind sollte eine Tasse Spitzwegerichtee möglichst heiß und nur schluckweise trinken.

▶ **Achtung:** *Jugendliche Diabetiker dürfen ihren Tee nur ungesüßt trinken.*

Halsschmerzen

Bei Halsschmerzen haben sich auch in der Kindermedizin Tees und Teemischungen bewährt.

Kamillentee

Mit Kamillentee können größere Kinder gurgeln. Das vermindert die Entzündung im Hals- und Rachenraum.

▶ **Zubereitung:** Zwei Teelöffel Kamillenblüten werden mit einem Viertelliter kochendem Wasser übergossen, sollten zehn Minuten ziehen und werden dann abgeseiht. Man lässt dann noch den Tee zum Gurgeln auf Trinktemperatur abkühlen.

▶ **Anwendung:** Mehrmals täglich, mindestens jedoch dreimal, sollte das Kind mit Kamillentee gurgeln. Am besten wechselt es beim Gurgeln mit Salbeitee (siehe weiter unten) ab.

Lindenblüten-Kamillen-Teemischung

Die Lindenblüten-Kamillen-Teemischung ist besonders dann als probates Hausmittel zu empfehlen, wenn die ersten Halsschmerzen auftreten. Man mischt den Tee aus jeweils 20 Gramm Linden- und Kamillenblüten.

▶ **Zubereitung:** Ein Teelöffel dieser Mischung wird mit einem Viertelliter kochendem Wasser übergossen, soll fünf Minuten ziehen und wird dann abgeseiht. Man kann mit einem Teelöffel Honig süßen.

▶ **Anwendung:** Das Kind sollte den Tee entweder im Mund hin- und herbewegen (das ist gerade bei kleineren Kindern, die noch nicht gurgeln können, ein guter Ersatz.). Oder aber es trinkt ein Tasse Lindenblüten-Kamillen-Tee lauwarm und in kleinen Schlucken.

▶ **Achtung:** *Jugendliche Diabetiker dürfen ihren Tee nicht gesüßt zu sich nehmen!*

Salbeitee

Salbeitee eignet sich hervorragend zum Gurgeln, und zwar am besten im Wechsel mit Kamillentee (siehe oben).

▶ **Zubereitung:** Ein Teelöffel Salbei wird mit einem Viertelliter kochendem Wasser übergossen und muss vor dem Abseihen etwa zehn Minuten ziehen. Man lässt den Tee auf Trinktemperatur abkühlen.

▶ **Anwendung:** Das Kind sollte mindestens dreimal täglich mit Salbeitee gurgeln. Die reine Gurgelzeit sollte etwa eine Minute dauern.

Husten

Husten kann gerade Kinder bei Erkältungen sehr quälen. Oft wird er verschleppt und entwickelt sich dann zu einer hartnäckigen Bronchitis. Im Einverständnis mit dem Hausarzt sollte man jedoch versuchen, den Husten, der mit einer Erkältung einhergeht, durch Hausmittel zu heilen. Hält der Husten jedoch länger an, muss man unbedingt den Arzt konsultieren!

Fenchelhonig

Fenchelhonig wird von den meisten Kindern gerne als Hustenmittel genommen. Die ätherischen Öle des Fenchels wirken krampflösend und desinfizieren die gereizten Bronchien. Fenchelhonig bekommt man im Reformhaus.

▶ **Anwendung:** Das Kind sollte drei- bis fünfmal täglich je einen Teelöffel Fenchelhonig einnehmen.

Holunder-Huflattich-Teemischung

Die Holunder-Huflattich-Teemischung hilft Kindern bei Asthma-Anfällen. Nach Genuss dieses alten Hausmittels werden die Anfälle seltener und auch weniger heftig. Man mischt 20 Gramm

Holunderblüten mit 15 Gramm Huflattichblättern und 5 Gramm Fenchelfrüchten.

▶ **Zubereitung:** Ein gehäufter Teelöffel der Mischung wird mit einem Viertelliter kochendem Wasser übergossen, soll dann zehn Minuten ziehen, bevor er abgeseiht wird. Man kann mit einem Teelöffel Honig süßen.

▶ **Anwendung:** Das Kind sollte morgens und abends jeweils eine Tasse Holunder-Huflattich-Tee trinken.

▶ **Achtung:** *Jugendliche Diabetiker dürfen ihren Tee nicht süßen!*

Hustenbalsam

Hustenbalsam kann man ganz leicht selbst herstellen.

▶ **Zubereitung:** Man rührt je eine halbe Tasse Sternkieferharz und kalt gepresstes Olivenöl sämig und gibt dann sieben Tropfen Thymianöl dazu.

▶ **Anwendung:** Der Hustenbalsam wird auf Brust und Rücken aufgetragen und mit einem Baumwolltuch bedeckt, über das man noch ein Wolltuch wickelt.

Knoblauchsaft

Knoblauchsaft ist ein altes Hausrezept, das Husten schnell verschwinden lässt.

▶ **Zubereitung:** Zwei Knoblauchzehen werden fein gehackt und mit drei Esslöffeln Zucker (man kann auch Kandis oder Honig nehmen) vermischt. Das Ganze gibt man in einen Achtelliter Wasser und lässt es etwa zehn Minuten kochen. Dann muss der Ansatz einige Stunden stehen bleiben und wird danach durch ein Tuch gepresst.

▶ **Anwendung:** Das Kind sollte vom Knoblauchsaft täglich ein bis zwei Teelöffel einnehmen.

Lakritze

Lakritze essen Kinder gerne – und sie ist auch ein gutes Hustenmittel.

▶ **Zubereitung:** Ein Teelöffel Süßholzwurzel muss etwa zehn Minuten in einer großen Tasse heißen Wassers ziehen. Danach seiht man die Flüssigkeit durch.

▶ **Anwendung:** Man trinkt täglich ein bis zwei Tassen davon.

Preiselbeeren

Preiselbeeren helfen gegen Asthma.

▶ **Zubereitung:** Ein bis zwei Teelöffel Preiselbeeren werden mit einer Tasse warmem Wasser vermischt.

▶ **Anwendung:** Bei Bedarf isst man einen Teelöffel der frisch zubereiteten Beeren.

Rettich

Rettich ist ein bewährtes Hausmittel gegen Husten, Asthma und fieberhafte Erkältungen.

▶ **Zubereitung:** Man höhlt einen dicken Rettich aus, füllt Honig hinein und stellt ihn für einige Stunden an einen warmen Ort.

▶ **Anwendung:** Danach gibt man dem Kind die Füllung und den Rettich selbst zu essen.

▶ **Achtung:** *Für jugendliche Diabetiker ist dieses Hausrezept nicht geeignet!*

Rettichhonig

Rettichhonig hat eine vergleichbare heilende Wirkung.

▶ **Zubereitung:** Ein ganzer Rettich wird geschält (falls nötig), geraspelt, zusammen mit dem austretenden Rettichwasser in eine Tasse gegeben und dann mit drei bis vier Esslöffeln Honig vermischt. Man lässt das Ganze ein paar Stunden ziehen und presst es danach durch ein Leinentuch.

▶ **Anwendung:** Das Kind sollte täglich ein bis zwei Teelöffel Rettichhonig einnehmen.

▶ **Achtung:** *Dieses Hausmittel ist für jugendliche Diabetiker ungeeignet!*

Thymianbad

Ein Thymianbad hat sich vor allem bei Keuchhusten als Hausmittel und unterstützende Maßnahme bewährt. Man kann das Bad fertig in der Apotheke kaufen, kann es aber auch selbst herstellen.

▶ **Zubereitung:** 100 Gramm Thymiankraut werden mit einem Liter kochendem Wasser übergossen. Man lässt dies 15 bis 20 Minuten ziehen und seiht dann ab. Diese Flüssigkeit setzt man dem Badewasser zu.

▶ **Anwendung:** Das Kind sollte bei einer Temperatur von etwa 38 Grad Celsius für eine Viertelstunde im Badewasser bleiben. Danach empfiehlt sich Bettruhe – mindestens eine Stunde lang.

Thymiantee

Thymiantee hat sich als hervorragendes Mittel gerade bei Keuch- und Krampfhusten gezeigt.

▶ **Zubereitung:** Ein Teelöffel Thymiankraut wird mit einem Viertelliter Wasser übergossen, zum Sieden gebracht und dann abgeseiht. Man kann mit einem Teelöffel Honig süßen.

▶ **Anwendung:** Das Kind sollte täglich drei Tassen Thymiantee mäßig warm zu sich nehmen.

▶ **Achtung:** *Jugendliche Diabetiker dürfen ihren Tee nur ungesüßt trinken!*

Zwiebelsaft

Zwiebelsaft ist – ebenso wie Knoblauchsaft – ein Hustenmittel aus Großmutters Zeiten. Auch Kindern soll der Saft schnell und anhaltend helfen.

▶ **Zubereitung:** Eine Zwiebel wird fein gehackt, mit drei Esslöffeln Zucker (oder Kandis oder Honig) vermischt, mit einem Achtelliter Wasser versetzt und dann etwa zehn Minuten lang gekocht. Dieser Sud muss danach einige Stunden stehen, bevor er durch ein Tuch ausgepresst wird.

▶ **Anwendung:** Das Kind sollte vom Zwiebelsaft täglich mehrmals ein bis zwei Teelöffel einnehmen.

Schnupfen

Bei Schnupfen hilft ein altes Hausmittel, das schon unsere Urgroßmütter kannten. Es stammt angeblich aus China. Seit dem 12. Jahrhundert ist es auch bei uns bekannt. Man kocht einfach eine Hühnersuppe mit viel Gemüse, Fleisch, Kräutern und Gewürzen. Das Kind sollte die heißen Dämpfen inhalieren und die Suppe nach dem Abkühlen langsam und löffelweise essen.

Geschwächte Abwehrkräfte

Geschwächte Abwehrkräfte können bei Kindern, gerade wenn sie in den Kindergarten oder schon zur Schule gehen, immer wieder zu Ansteckungen aller möglichen Krankheiten führen. Man kann die kindlichen Abwehrkräfte jedoch durch einige Hausmittel stärken.

Augentrosttee

Augentrosttee wird als Teekur angewendet und hilft schon nach wenigen Wochen, das Kind aktiver und weniger anfällig für Infektionen zu machen.

▶ **Zubereitung:** Ein Teelöffel Augentrostkraut wird mit einem Viertelliter kochendem Wasser übergossen. Man lässt den Tee zehn Minuten ziehen und seiht dann ab. Man kann ihn mit Honig süßen.

▶ **Anwendung:** Das Kind sollte den Augentrosttee in einer Thermoskanne gefüllt mit sich nehmen und den ganzen Tag davon trinken.

▶ **Achtung:** *Jugendliche Diabetiker müssen den Tee ungesüßt zu sich nehmen!*

Masern, Mumps, Windpocken

Masern, Mumps und Windpocken müssen auf jeden Fall vom Arzt behandelt werden. Oft treten diese Kinderkrankheiten geradezu als Epidemien auf. Es gibt jedoch einige Hausmittel, die den Krankheitsverlauf positiv beeinflussen können.

Bockshornklee-Auflage

Eine Bockshornklee-Auflage ist bei Mumps (oder Ziegenpeter), einer sehr unangenehmen Drüsenschwellung am Hals, hilfreich. Bockshornklee bekommt man in der Apotheke.

▶ **Zubereitung:** Ein Esslöffel gemahlener Bockshornsamen wird mit heißem Wasser zu einem Brei angerührt.

▶ **Anwendung:** Man streicht diesen Brei auf ein Mull-Läppchen und legt diese Auflage, so heiß es das Kind aushalten kann, um den Hals. Dann gibt man noch ein Wolltuch darum.

Schlafstörungen

Schlafstörungen bei Kindern kann man mit einem Schlafkissen bekämpfen. Es hilft beim Entspannen und Einschlafen.

▶ **Zubereitung:** Man mischt je eine Hand voll Baldrianwurzeln, echte Kamille, Salbei, Rosmarin, Farnkraut, Zitronenmelisse sowie jeweils 10 bis

15 Arnikablüten und Mistelbeeren und näht alle Zutaten in ein Leinentuch ein.

▶ **Anwendung:** Man legt das Schlafkissen unter das Kopfkissen. Nach etwa zwei Monaten ist die Wirkung der enthaltenen ätherischen Öle verflogen, muss man es erneuern.

Schmerzen beim Wasserlassen

Schmerzen beim Wasserlassen treten bei Kindern manchmal nach einer Unterkühlung auf – etwa nach langem Spiel im Freien bei nasskaltem Wetter oder dem Baden in zu kaltem Wasser. Meist handelt es sich um eine Erkältung der ableitenden Harnwege. Ein altes Hausmittel dagegen sind Bäder, in die man ein paar Tropfen ätherisches Öl gibt. Dafür eignen sich
Kümmel-, Rosmarin- und Zypressenöl – jeweils zwischen drei und acht Tropfen genügen auf ein Vollbad. Vor allem nach dem Rosmarinbad sollte man Bettruhe einhalten.

Kuren

Die beste Zeit für Kuren und Diäten sind Frühjahr und Herbst: Schon von alters her sind das die Jahreszeiten, in denen man Heilpflanzen sammelt und erntet, und die sich deshalb für eine Kur anbieten. Bei einer Kur mit Heilkräutern bemüht man sich, den Körper innerlich zu »reinigen« und zu entschlacken. Manche Pflanzen regen bestimmte Organe an, andere kräftigen Gewebe oder haben eine abführende Wirkung. Und natürlich enthalten manche Pflanzen spezielle Wirkstoffe oder besonders viele Vitamine, was sie dann als »kurgeeignet« erscheinen lässt. Ganz allgemein will man mit einer Frühjahrs- oder Herbstkur erreichen, dass der Körper und seine Funktionen aufgefrischt werden, dass er angeregt und gestärkt wird. Auch die Widerstandskraft gegen Krankheiten soll erhöht, die Durchblutung gefördert werden. Ein angenehmer Nebeneffekt ist für viele kurende Menschen, dass sie auch an Gewicht verlieren.

▶ **Achtung:** *Eine Frühjahrs- oder Herbstkur sollte man immer mit seinem behandelnden Arzt absprechen!*

In der Volksmedizin kennt man allerlei Teemischungen und Säfte, die eine Frühjahrs- oder Herbstkur unterstützen können. Die Tees werden alle über einen Zeitraum von vier Wochen täglich dreimal eine Tasse eingenommen.

▶ **Achtung:** *Für alle, die unter Wasseransammlungen im Körper leiden, die durch eine eingeschränkte Herz- oder Nierentätigkeit entstehen, gilt: Vor der Einnahme von wassertreibenden Tees und Säften ist der Arzt zu Rate zu ziehen.*

▶ **Vorsicht:** *Magenempfindliche Kurende können bei der Einnahme von Löwenzahnhaltigen Teemischungen Magenschmerzen bekommen. Dann muss man die Kur sofort abbrechen.*

Appetitlosigkeit und Verstopfung

Bei Appetitlosigkeit und Verstopfung hilft die Faulbaum-Fenchel-Teemischung:

Man mischt einen Tee aus jeweils 10 Gramm Faulbaumrinde, zerstoßenem Fenchel, Goldrutenkraut, Hibiskus- und Kamillenblüten, Pfefferminzblättern, Stiefmütterchenkraut und Tausendgüldenkraut sowie jeweils 5 Gramm Brennnessel und Sennesblättern, Ringelblumenblüten und rotem Sandelholz.

▶ **Zubereitung:** Zwei gehäufte Teelöffel der Mischung werden mit einem Viertelliter kochendem Wasser übergossen, müssen zehn Minuten ziehen und werden dann abgeseiht.

Rheumatische Erkrankungen

Bei rheumatischen Erkrankungen wie Gicht oder bei Nieren- und Gallensteinen trinkt man zur Unterstützung einer Kur die Löwenzahn-Brennnessel-Teemischung:

Man mischt 20 Gramm Löwenzahnkraut mit Wurzel, jeweils 10 Gramm Brennnesselblätter und Schachtelhalm, je 5 Gramm Birkenblätter und Hagebuttenfrüchte mit Samen.

▶ **Zubereitung:** Man übergießt zwei gehäufte Teelöffel dieser Mischung mit einem Viertelliter kochendem Wasser, lässt alles eine Viertelstunde ziehen und seiht dann ab.

Entwässerung

Zur Entwässerung sind die beiden folgenden Teemischungen hervorragend geeignet:

Birkenblätter-Brennnessel-Teemischung

Man mischt jeweils 10 Gramm Birken- und Brennnesselblätter, Hagebuttenfrüchte mit Samen, Goldrutenkraut und Löwenzahnwurzel mit Kraut.

▶ **Zubereitung:** Zwei gehäufte Teelöffel der Mischung werden mit einem Viertelliter kochendem Wasser übergossen. Man lässt das Ganze zehn Minuten ziehen und seiht dann ab. Den Tee nimmt man schluckweise zu sich.

Holunderblüten-Pfefferminz-Teemischung

Man mischt jeweils 10 Gramm Holunderblüten, Pfefferminzblätter, Schachtelhalm, Bohnenschalen und Brennnesselblätter sowie je 5 Gramm Katzenpfötchen und rotes Sandelholz.

▶ **Zubereitung:** Man übergießt zwei gehäufte Teelöffel der Mischung mit einem Viertelliter kochendem Wasser, lässt zehn Minuten ziehen und seiht dann ab.

Schutz der Leber und Stoffwechselanregung

Zum Schutz der Leber und zur Stoffwechselanregung ist folgende Teemischung zu empfehlen:

Mariendistel-Löwenzahn-Brennnessel-Teemischung

Sie regt den gesamten Stoffwechsel an und ist zum Leberschutz gut geeignet. Man kann diesen Tee auch zur Frühjahrs- oder Herbstkur trinken. Man mischt dazu jeweils 20 Gramm zerstoßene Mariendistelfrüchte und Löwenzahnwurzel mit Kraut sowie je 10 Gramm Brennnessel, Birkenblätter und Goldrutenkraut.

▶ **Zubereitung:** Ein bis zwei Teelöffel der Mischung werden mit einem Viertelliter kochendem Wasser überbrüht, sollten zehn bis 20 Minuten ziehen und werden dann abgeseiht.

▶ **Anwendung:** Man trinkt den Tee als Kur zweimal im Jahr für etwa vier Wochen. Täglich nimmt man dann zwei Tassen ungesüßten Tee zu sich.

Übergewicht

Bei Übergewicht empfiehlt sich als Schlankheitstee die

Birkenblätter-Schachtelhalm-Teemischung

Man mischt je 10 Gramm Birkenblätter und Schachtelhalm sowie jeweils 5 Gramm Brennnesselblätter, Faulbaumrinde, Hagebuttenfrüchte mit Samen, Hauhechelwurzel und Löwenzahnwurzel mit Kraut.

▶ **Zubereitung:** Man übergießt zwei gehäufte Teelöffel der Mischung mit einem Viertelliter kochendem Wasser, lässt zehn Minuten ziehen und seiht dann ab.

Frühstücks-Kräutertee

Als Frühstücks-Kräutertee empfiehlt sich während einer Frühjahrs- oder Herbstkur die Birkenblätter-Fenchel-Teemischung.

Man mischt jeweils 10 Gramm Birkenblätter, zerstoßene Fenchelfrüchte, Hagebuttenfrüchte mit Samen, Hibiskus- (Rote Malve), Kamillen- und Lindenblüten, Löwenzahnwurzel mit Kraut, Melissen- und Pfefferminzblätter sowie Stiefmütterchenkraut.

▶ **Zubereitung:** Über zwei gehäufte Teelöffel der Mischung gießt man einen Viertelliter kochendes Wasser, lässt das Ganze zehn Minuten ziehen und seiht dann ab.

Frühjahrsmüdigkeit

Gegen Frühjahrsmüdigkeit wirkt der enorm viel Vitamin-C-enthaltende Grapefruit-Saft.

▶ **Anwendung:** Mindestens dreimal täglich trinkt der Kurende den Saft von je einer ausgepressten Grapefruit.

Leber und Gallenblase

Die Leber ist das wichtigste Entgiftungsorgan des menschlichen Körpers. Doch durch die oft ungesunde Ernährung in unseren Tagen ist sie häufig überfordert. Nicht nur übermäßiger Alkoholgenuss schädigt die Leber, sondern vor allem eine ganz allgemein falsche Ernährungs- und Lebensweise.

Natürlich muss man bei einem echten Leberschaden oder einer ernsthaften Erkrankung dieses Organs den Arzt aufsuchen. Doch es gibt allerlei Hausmittel, die bei Leberbeschwerden Hilfe bringen.

Ähnlich verhält es sich mit der Gallenblase: Nur eine ärztliche Untersuchung kann Klarheit darüber bringen, wie weit ernsthafte Erkrankungen der Gallenwege, der Gallenblase oder ob sogar Gallensteine vorliegen. Die Hausapotheke kann da nur unterstützend helfen.

Leberbeschwerden

Bei Leberbeschwerden kann man uneingeschränkt eine Teekur mit Mariendistel empfehlen. Die Wirkstoffe dieser Heilpflanze sind in vielen Medikamenten enthalten, und sogar eine überstandene Leberentzündung (Hepatitis) wird heute mit Mariendisteltee nachbehandelt.

Artischockensaft

Artischockensaft enthält Stoffe, die die Leber entgiften und die Gallensaftabsonderung anregen. Außerdem bauen die Wirkstoffe dieser Pflanze, die der Mariendistel sehr ähnlich ist, erhöhte Blutfettwerte ab. Den Saft bekommt man in der Apotheke.

▶ **Anwendung:** Dreimal täglich sollte der Patient je einen Esslöffel Artischockensaft nach dem Essen zu sich nehmen.

Artischockentrunk

Der Artischockentrunk stammt angeblich aus alten Sinti-undRoma-Überlieferungen und hat eine ähnliche Wirkung wie obiger Tee.

▶ **Zubereitung:** Je eine Hand voll Artischockenblätter und Rosmarin werden gemischt und mit einem Liter trockenen Rotwein übergossen. Man fügt noch 10 bis 15 Safrannarben hinzu. Dies alles wird in eine Flasche gegeben, gut verschlossen und sollte im Dunkeln etwa 14 Tage ruhen. Danach seiht man die Mischung durch und bewahrt sie in einer dunklen Flasche auf.

▶ **Anwendung:** Zweimal täglich sollte man nach den Hauptmahlzeiten ein Likörglas dieses Artischocken-Trunks zu sich nehmen.

Eisenkrauttee

Eisenkrauttee hilft ebenfalls bei Leberleiden.

▶ **Zubereitung:** Drei Teelöffel Eisenkraut werden mit einer Tasse kochendem Wasser überbrüht, müssen zehn Minuten ziehen und werden dann abgeseiht.

▶ **Anwendung:** Man trinkt diesen Tee tagsüber mehrmals schluckweise.

Gänseblümchentee

Gänseblümchentee ist ebenfalls ein altes Hausmittel gegen Leberleiden. Er soll auch bei Gallenblasenentzündung wirksam sein.

▶ **Zubereitung:** Man mischt 20 Gramm Brennnesselblätter, 10 Gramm Andornkraut sowie 20 Gramm Gänseblümchenblüten und überbrüht dies mit einem Liter kochendem Wasser. Zugedeckt soll die Mischung zehn Minuten lang ziehen und wird dann durch ein Mulltuch abgeseiht.

▶ **Anwendung:** Tagsüber trinkt man vom Gänseblümchentee alle zwei Stunden eine Tasse.

Leberblümchen-Absud

Leberblümchen-Absud soll nach alter Überlieferung sogar gegen Leberkoliken helfen.

▶ **Zubereitung:** Ein Esslöffel Leberblümchenblätter wird mit einer Tasse kochendem Wasser überbrüht, sollte zehn Minuten ziehen und wird dann abgeseiht.

▶ **Anwendung:** Täglich sollte man bei Bedarf zwei bis drei Tassen dieses Tees trinken.

Kaltauszug: Man nimmt hierfür vier Teelöffel Leberblümchen auf einen halben Liter kaltes Wasser und lässt dies acht Stunden lang stehen. Davon trinkt man dann jeden zweiten Tag zwei bis drei Tassen.

Leinkrauttee

Leinkraut kann man gut als Tee gegen Leberbeschwerden zu sich nehmen.

▶ **Zubereitung:** Ein bis zwei Teelöffel des Krauts werden mit zwei bis vier Tassen kochendem Wasser überbrüht, müssen eine gute Viertelstunde ziehen und werden dann abgeseiht.

▶ **Anwendung:** Man trinkt diesen Aufguss über den Tag verteilt in kleinen Schlucken.

Leinsamensäckchen

Das Leinsamensäckchen ist auch bei Leberleiden ein ausgezeichnetes Heilmittel. Es wird vor allem bei Leberschwellungen aufgelegt und lindert dann den Schmerz.

▶ **Zubereitung:** Ein Mullsäckchen entsprechender Größe wird mit ganzen Leinsamen gefüllt und für zehn Minuten in kochendes Wasser gehängt. Es muss dann auf etwa 42 Grad Celsius abkühlen (oder eine niedrigere Temperatur, die der Patient gerade noch aushalten kann).

▶ **Anwendung:** Das Leinsamensäckchen wird auf die schmerzende Stelle gelegt und mit einem Wolltuch fest an den Körper gebunden. Es sollte etwa eine halbe Stunden dort verbleiben. Diese Anwendung kann – bei Bedarf – wiederholt werden.

Mariendisteltee

Mariendisteltee ist bei einer Lebererkrankung das beste und am längsten bewährte Hausmittel.

▶ **Zubereitung:** Zwei Teelöffel zerstoßene Mariendistelfrüchte werden mit einem Viertelliter kochendem Wasser übergossen, sollten anschließend zehn bis 20 Minuten ziehen und werden dann abgeseiht.

▶ **Anwendung:** Als Teekur sollte man Mariendisteltee für vier bis sechs

Wochen täglich trinken, und zwar morgens auf nüchternen Magen eine Tasse ungesüßten Tee, mittags eine halbe Stunde vor der Mahlzeit und abends vor dem Zubettgehen. Der Tee wird heiß und schluckweise getrunken.

Rettichsafthonig

Rettichsaft und Honig sind – als Wechselkur – ein probates Hausmittel, das wohltuend auf Leber und Gallenblase wirkt.

▶ **Zubereitung:** Für den ersten Tag der Wechselkur stellt man im Entsafter Rettichsaft her. Für den zweiten Tag mischt man 150 Milliliter Milch mit drei Teelöffeln Honig.

▶ **Anwendung:** Im täglichen Wechsel trinkt man nun einen Tag dreimal täglich einen Achtelliter Rettichsaft sowie am zweiten Tag dreimal täglich je 150 Milliliter Honigmilch. Man sollte diese Wechselkur etwa zwei Wochen lang durchführen.

▶ **Achtung:** *Diabetiker können dieses Hausmittel wegen des Honigkonsums nicht anwenden!*

Saathafer

Saathafer hilft als Zugabe bei einem Vollbad gegen Leberbeschwerden.

▶ **Anwendung:** Ein Kilogramm Hafer wird mit drei Litern heißem Wasser überbrüht, sollte eine gute Viertelstunde lang ziehen und wird dann abgeseiht. Den Absud gibt man dem Vollbad zu.

Schafgarbentee

Schafgarbentee ist krampflösend und wirkt entzündungshemmend. Bei Leber- und Gallenblasenbeschwerden wird er sehr gern als altes Hausmittel getrunken.

▶ **Zubereitung:** Ein Teelöffel zerschnittene Schafgarbe wird mit einer Tasse kochendem Wasser übergossen. Man lässt das Ganze eine Viertelstunde ziehen und seiht dann ab.

▶ **Anwendung:** Täglich sollte man drei Tassen des ungesüßten Tees mäßig warm trinken.

▶ **Achtung:** *Auf Schafgarbe reagieren manche Menschen allergisch, und zwar mit Hautjucken, Hautrötungen oder sogar Nesselausschlag. Dann muss dieses Hausmittel sofort abgesetzt werden!*

Wegwarte

Wegwarte – als Tee zu sich genommen – lindert Leberbeschwerden.

▶ **Zubereitung:** Zwei Teelöffel der Wegwartenwurzeln werden mit einer Tasse kochendem Wasser übergossen, sollten zehn Minuten ziehen und werden dann abgeseiht.

▶ **Anwendung:** Man trinkt davon täglich zwei Tassen.

Winterlinde

Winterlinde – nicht als Tee, sondern als Holzkohle – soll nach althergebrachtem Glauben ebenfalls gegen Leberleiden wirksam sein.

▶ **Anwendung:** Man nimmt mehrmals täglich einige Stückchen Holzkohle zu sich.

Gallenblasenbeschwerden

Auch sie gehören – ob es sich nun um eine Entzündung der Gallenblase, der Gallenwege oder Gallensteine mit Gallenkoliken handelt – auf jeden Fall in ärztliche Behandlung. Bei Gallensteinen wird unter Umständen sogar eine Operation unumgänglich sein – auch dies wird der Arzt entscheiden. Es gibt jedoch auch für Gallenblasenleiden probate Hausmittel, die – in Abstimmung mit dem Arzt – Beschwerden lindern können.

Gallensteine und Gallenkoliken können große Schmerzen verursachen. In der Hausapotheke kennt man dagegen einige »Erste-Hilfe-Maßnahmen«.

Alanttee

Alant hilft gut bei Gallenblasenleiden.

▶ **Zubereitung:** Man macht einen Aufguss aus ein bis zwei Teelöffeln Alantwurzel auf einen halben Liter kochend heißes Wasser, lässt dies zehn Minuten ziehen und seiht dann ab.

▶ **Anwendung:** Diesen Tee trinkt man über den ganzen Tag verteilt.

Brunnenkresse

Brunnenkresse lindert Gallenblasenbeschwerden.

▶ **Anwendung:** Frischer Brunnenkresse-Saft wird fünffach mit Wasser verdünnt. Man nimmt davon täglich drei Teelöffel ein.

»Dreierlei-Tropfen«

»Dreierlei-Tropfen« werden auch »Galletropfen« genannt. Sie sorgen dafür, dass der Gallefluss wieder ungehindert vor sich geht. Die Mischung aus Pfefferminz-, Schöllkraut- und Pomeranzentinktur bekommt man in der Apotheke.

▶ **Anwendung:** Bei Bedarf nimmt der Patient eine halbe Stunde vor der Mahlzeit zehn bis 20 Tropfen in einem halben Glas Wasser ein.

▶ **Achtung:** *In den Tropfen ist Alkohol enthalten!*

Heublumensack

Der Heublumensack hat sich auch bei Gallensteinen und Gallenkoliken gut bewährt. Nicht nur akute, auch chronische Schmerzen lassen sich damit lindern. Man kann in der Apotheke oder im Reformhaus bereits fertige Heublumensäcke kaufen. Man kann sie aber auch selbst herstellen.

▶ **Zubereitung:** Man näht einen Leinensack in der Größe der zu behandelnden Stelle und füllt ihn mit Heublumen, bis er etwa fünf bis acht Zentimeter dick ist. Dann wird der Sack zugenäht, in einem Topf mit kochendem Wasser übergossen, in dem er etwa eine Viertelstunde ziehen soll. Nach dem Herausnehmen presst man den Sack zwischen zwei Holzbrettern gut aus.

▶ **Anwendung:** Man schlägt den Heublumensack in ein Tuch ein (er sollte eine Temperatur zwischen 40 und 45 Grad Celsius haben – so heiß es der Patient nur aushalten kann!) und legt ihn auf die schmerzende Stelle. Mit einem Wolltuch wird er so umwickelt, dass er fest am Körper anliegt. Der Heublumensack bleibt so lange liegen, bis er erkaltet ist.

Leberblümchen

Leberblümchen – als Auszug – hilft rasch bei Gallenkoliken. Auch gegen Gallensteine ist dieses Rezept wirksam.

▶ **Zubereitung:** Vier Teelöffel des Krauts werden mit einem halben Liter kaltem Wasser vermischt und sollten acht Stunden lang stehen. Dann wird abgeseiht.

▶ **Anwendung:** Jeden zweiten Tag trinkt man zwei bis drei Tassen davon.

Löwenzahntee

Löwenzahntee kann eine Neubildung von Gallensteinen – z. B. nach einer Operation – verhindern. Wenn man bereits unter kleineren Steinen leidet, ist durch regelmäßige Teekuren mit Löwenzahntee eine Vergrößerung der Gallensteine zu verhindern.

▶ **Zubereitung:** Zwei Teelöffel Löwenzahnwurzel mit Kraut werden mit einem Viertelliter Wasser übergossen. Dieses bringt man zum Sieden und nimmt es eine Minute danach vom Herd. Man lässt es zehn Minuten ziehen und seiht dann ab.

▶ **Anwendung:** Täglich sollte der Patient zwei Tassen Löwenzahntee ungesüßt zu sich nehmen. Im Frühjahr und Herbst empfiehlt sich eine Teekur von jeweils sechs bis acht Wochen.

▶ **Achtung:** *Löwenzahntee darf bei Verschluss oder Entzündung der Gallenwege nicht getrunken werden! Bei sehr magenempfindlichen Patienten kann es zu Magenschmerzen kommen – dann muss man dieses Hausmittel sofort absetzen!*

Milch

Milch – so wussten schon unsere Großeltern – sollte man täglich als Schlaftrunk zu sich nehmen: Dann nämlich schützt sie vor Gallensteinen. Durch Milch wird die Gallenblase zur Entleerung gezwungen – es können sich keine Kristalle bilden, die später zu Gallensteinen werden.

▶ **Anwendung:** Zur Vorbeugung sollte man regelmäßig abends vor dem Zubettgehen schluckweise ein Glas warme Milch trinken.

Rettichsaft

Rettichsaft kann Gallenblasenbeschwerden ebenfalls lindern.

▶ **Anwendung:** Täglich nimmt man acht bis zehn Esslöffel frischen Rettichsaft zu sich.

Steinbrechsamen

Steinbrechsamen in Wasser ist ein altes Rezept aus der Medizin der Hildegard von Bingen. Kleinere Gallensteine sollen damit beseitigt werden.

▶ **Zubereitung:** Man gibt eine halbe Messerspitze zerstoßenen Steinbrechsamen in ein halbes Glas Wasser.

▶ **Anwendung:** Diese Mischung wird immer nach dem Essen eingenommen.

Wärmflasche

Die Wärmflasche ist eine echte Erste-Hilfe-Maßnahme bei Gallenkoliken. Die Wärme entspannt und lindert die Schmerzen.

▶ **Anwendung:** Eine Wärmflasche wird mit möglichst heißem Wasser gefüllt – so heiß, wie es der Patient nur aushalten kann. Man wickelt sie in ein Tuch und legt sie auf die schmerzenden Körperstelle.

Wegwarte

Wegwarte sorgt dafür, dass Gallensteine sich schneller auflösen.

▶ **Zubereitung:** Man überbrüht zwei Teelöffel Wegwartewurzel mit einer Tasse kochend heißem Wasser, lässt das Ganze zehn Minuten ziehen und seiht dann ab.

▶ **Anwendung:** Von diesem Heiltee sollte man täglich zwei Tassen zu sich nehmen.

Wermut

Wermut kann man als Tee oder als Tinktur einnehmen.

Der Tee schmeckt zwar bitter, ist aber ein hervorragendes Mittel zur Vorbeugung drohender Gallenkoliken. Auch zur Nachbehandlung von Koliken kann man ihn gut verwenden.

▶ **Zubereitung:** Ein Teelöffel zerschnittenes Wermutkraut wird mit einer Tasse kochendem Wasser übergossen; man lässt den Tee zehn Minuten ziehen und seiht ihn dann ab.

▶ **Anwendung:** Bei Bedarf trinkt der Patient eine Tasse des ungesüßten Tees sehr warm.

▶ **Achtung:** *Süßen mit Honig, Zucker oder Süßstoff bringt bei Wermut-Tee keine geschmackliche Verbesserung!*

Wermuttinktur hilft, die Schmerzen zu lindern, die sich etwa nach Diätsünden oder Aufregungen eingestellt haben. Die Tinktur bekommt man in der Apotheke.

▶ **Anwendung:** 20 bis 30 Tropfen Wermuttinktur werden in einem halben Glas warmem Wasser aufgelöst und dann in kleinen Schlucken getrunken. Man kann dies auch als Kur dreimal täglich jeweils 15 bis 20 Tropfen einnehmen.

▶ **Achtung:** *In den Wermuttropfen ist Alkohol enthalten.*

Zwiebelsaft

Zwiebelsaft kann bei Gallenblasenschmerzen lindernd wirken.

▶ **Anwendung:** Vom Saft einer frischen Zwiebel nimmt man mehrmals täglich einen Teelöffel voll ein.

Gestörter Galleabfluss

Gestörten Galleabfluss kann man durch allerlei altbekannte Hausmittel regulieren. Zusätzlich helfen die Rezepte aus dem Hausschatz, die Galleproduktion in der Leber zu fördern.

»Dreierlei-Tropfen« (siehe Seite 164) sind auch hier sehr hilfreich. Man bekommt sie in der Apotheke.

Edelgamander

Edelgamander – als Aufguss zu sich genommen – wirkt auf den Gallenabfluss positiv.

▶ **Zubereitung:** Ein bis zwei Teelöffel des Krauts überbrüht man mit einer Tasse Wasser, lässt das Ganze zehn Minuten ziehen und seiht dann ab.

▶ **Anwendung:** Vor den Mahlzeiten trinkt man täglich je eine Tasse des Tees.

Himbeertee

Himbeertee ist ein altbekanntes Mittel gegen Gallenblasenleiden.

▶ **Zubereitung:** Ein bis zwei Esslöffel Himbeer-Blätter werden mit einer Tasse Wasser überbrüht, sollten zehn Minuten ziehen und werden dann abgeseiht.

▶ **Anwendung:** Man trinkt diesen Tee tagsüber mehrmals.

Honigmilch

Honigmilch nimmt man bei Leiden, die durch einen schlechten Galleabfluss entstehen, als Kur zu sich.

▶ **Zubereitung:** Ein Glas abgekochte, noch warme Milch wird mit drei Esslöffeln Honig verrührt.

▶ **Anwendung:** Täglich sollte man zwei bis drei Wochen lang täglich zwischen den Hauptmahlzeiten je ein Glas der Honigmilch trinken.

▶ **Achtung:** *Für Diabetiker ist dieses Hausmittel ungeeignet!*

Johanniskrautöl

Johanniskrauöl bekommt man in der Apotheke. Es ist ein sehr altes Hausmittel und hilft hervorragend bei Gallenblasen- und Leberbeschwerden.

▶ **Anwendung:** Bei Bedarf nimmt man täglich zwei- bis dreimal je einen Teelöffel Johanniskrautöl ein.

▶ **Achtung:** *Dieses Öl macht lichtempfindlich. Man sollte während der Einnahmezeit direkte Sonneneinstrahlung, Höhensonne und Solarium meiden!*

Knoblauch

Knoblauch wirkt galletreibend – das wussten schon unsere Großmütter.

▶ **Anwendung:** Klein gehackter Knoblauch wird bei Bedarf mehrmals täglich – eine Messerspitze – pur oder als Zusatz im Salat oder Quark gegessen.

Kurkuma

Kurkuma bekommt man in der Apotheke. Sie ist ein dem Ingwer verwandtes

Gewürz und ist auch Bestandteil der indischen Gewürzmischung Curry. Sie hat galletreibende Wirkung und wird als bewährtes Hausmittel bei Gallenblasen- und Leberleiden verwendet.

▶ **Anwendung:** Dreimal täglich nach dem Essen sollte der Patient je ein halbes Gramm Kurkumapulver einnehmen. Danach trinkt man einen Viertelliter warmes Wasser.

▶ **Achtung:** *Kurkuma darf man bei Gallensteinen und einem Verschluss der Gallenwege nicht einnehmen!*

Liebstöckel

Liebstöckel ist ein Küchengewürz und enthält Wirkstoffe, die Gallenblasenbeschwerden lindern können.

▶ **Zubereitung:** Ein bis zwei Teelöffel Liebstöckelwurzel (oder Kraut) werden mit einer Tasse Wasser überbrüht, sollten zehn Minuten ziehen und werden dann abgeseiht.

▶ **Anwendung:** Man trinkt tagsüber mehrere Tassen dieses Tees.

▶ **Achtung:** *Bei manchen Menschen treten Allergien gegen diese Pflanze auf – sie können zu Unwohlsein und Schwindelgefühlen führen. Dann muss dieses Hausmittel sofort abgesetzt werden!*

Pfefferminztee

Pfefferminztee schmeckt nicht nur gut, sondern ist ein hervorragendes Mittel, um gestörten Gallenfluss wieder in Gang zu bringen. Außerdem hilft der Tee, die Galleproduktion in der Leber zu fördern.

▶ **Zubereitung:** Ein gehäufter Teelöffel Pfefferminzblätter wird mit einem Viertelliter kochendem Wasser übergossen. Man muss den Tee zehn Minuten zugedeckt ziehen lassen und seiht ihn anschließend ab.

▶ **Anwendung:** Jeden Tag sollte man zwei bis drei Tassen ungesüßten Pfefferminztee trinken.

Rettichsaft

Rettichsaft sollte in Form einer Kur angewendet werden. Er ist ein altes Hausmittel gegen mangelhaften Gallenfluss. Sogar entzündete Gallenwege können mit einer Rettichsaft-Kur geheilt werden.

▶ **Anwendung:** Frischer Rettichsaft wird über eine Zeitspanne von etwa zwei Wochen täglich getrunken, und zwar immer vor den Hauptmahlzeiten jeweils ein Glas (50 bis 100 Gramm Rettichsaft).

Schwarzkümmel

Schwarzkümmel wird gegen Gallenblasenbeschwerden in Form eines Aufgusses verwendet.

▶ **Zubereitung:** Ein Teelöffel Schwarzkümmelsamen wird mit einer Tasse Wasser überbrüht, muss zehn Minuten ziehen und wird dann abgeseiht.

▶ **Anwendung:** Man nimmt von diesem Aufguss täglich zwei Tassen zu sich.

Tausendgüldenkraut-Tee

Tausendgüldenkraut-Tee regt die Gallenblase dazu an, mehr Gallensaft abzusondern.

▶ **Zubereitung:** Ein gehäufter Teelöffel zerschnittenes Tausendgüldenkraut wird mit einem Viertelliter kaltem Wasser übergossen und soll unter gelegentlichem Umrühren sechs bis acht Stunden ausziehen. Dann wird der Kaltauszug abgeseiht und auf Trinktemperatur erwärmt.

▶ **Anwendung:** Der Patient trinkt dreimal täglich je eine Tasse von dem ungesüßten Tee.

▶ **Achtung:** *Tausendgüldenkrauttee darf man bei Magen- und Darmgeschwüren nicht zu sich nehmen!*

Gallenblasen- und Gallenwegsentzündungen

Gallenblasen- und Gallenwegsentzündungen müssen natürlich vom Arzt behandelt werden. In der Hausapotheke finden sich allerdings einige Mittel, die – nach ärztlicher Rücksprache – die Therapie der Schulmedizin unterstützen können.

Erdrauchtee

Erdrauchtee enthält entkrampfende und den Galleabfluss regulierende Wirkstoffe. Bei akuten, aber auch bei chronischen Gallenblasenbeschwerden kann man diesen Tee empfehlen.

▶ **Zubereitung:** Ein Teelöffel Erdrauch wird mit einem Viertelliter Wasser übergossen. Man bringt es zum Sieden, lässt es zehn Minuten ziehen und seiht dann ab.

▶ **Anwendung:** Bei Bedarf trinkt man jeden Tag bis zu drei Tassen ungesüßten Erdrauchtee.

Faulbaum

Faulbaum und seine Wirkstoffe sind gut gegen Gallenblasenentzündungen. Die Faulbaumrinde wird zerstoßen verwendet.

▶ **Zubereitung:** Ein Teelöffel der Rinde wird mit einer Tasse Wasser überbrüht, sollte zehn Minuten ziehen und wird dann abgeseiht.

▶ **Anwendung:** Täglich sollte man drei Tassen dieses Absuds zu sich nehmen.

▶ **Achtung:** *Man darf die Dosis bei dieser Heilpflanze nicht erhöhen, es kann sonst zu Vergiftungserscheinungen kommen.*

Schöllkrauttee

Schöllkrauttee wird als krampflösend bei Entzündungen der Gallenblase oder der Gallenwege empfohlen.

▶ **Zubereitung:** Ein Teelöffel Schöllkraut wird mit einem Viertelliter Wasser übergossen. Man erhitzt dies bis zum Sieden, lässt den Tee zehn Minuten ziehen und seiht dann ab.

▶ **Anwendung:** Bei Bedarf trinkt man täglich bis zu drei Tassen des ungesüßten Schöllkrauttees.

Wermutwein

Wermutwein ist ein uraltes Rezept gegen Gallenwegsentzündungen. Es stammt schon aus dem Hausmittelschatz der Hildegard von Bingen.

▶ **Zubereitung:** Man siedet einen Liter Weißwein, gibt dann 40 ml Wermutfrühlingssaft hinzu und süßt das Ganze mit 150 Gramm Honig. Der Wein muss anschließend sofort vom Herd genommen, abgeseiht und noch heiß abgefüllt werden.

▶ **Anwendung:** Jeden zweiten Tag sollte man auf nüchternen Magen morgens vor dem Frühstück ein Likörglas mit Wermutwein trinken.

Magen und Darm

Sie verursachen in unserer stressigen, hektischen und schnelllebigen Zeit die weitaus meisten Beschwerden. Ob man ganz allgemein einen »verdorbenen Magen« hat, ob man über Völlegefühl oder Sodbrennen klagt, ob man keinen Appetit hat oder unter Durchfall oder Verstopfung leidet: Fast jeder Mensch kennt Magen- und Darmbeschwerden. Bei manchen treten sie nur hin und wieder auf, bei vielen sind sie zu einem chronischen Leiden geworden. Nicht immer haben Magen- und Darmbeschwerden eine ernste, eine organische Ursache. Manchmal kommt es auch zu Magenverstimmungen, weil man sich – vielleicht im Urlaub – eine leichte Darminfektion geholt hat. In den allermeisten Fällen sind sie eher psychosomatisch bedingt, haben ihre Ursache also im seelischen Bereich. Bei leichten Beschwerden im Magen-Darm-Bereich wird man nicht sofort einen Arzt hinzuziehen, sondern erst einmal auf die seit vielen Jahrhunderten bewährten Hausmittel zurückgreifen, die man in jeder Familie kennt. Nur wenn chronische Beschwerden – wie etwa Magenschleimhautentzündung, Reizmagen, Magen- oder Zwölffingerdarmgeschwüre – vorhanden sind, muss man auf jeden Fall einen Arzt aufsuchen. Man darf auch nicht vergessen, dass sich manche ernsthafte Erkrankung – wie etwa eine Blinddarmentzündung – durch Übelkeit, Erbrechen und Appetitlosigkeit ankündigt. Wenn ein sonst bewährtes Hausmittel also nicht sofort wirkt, muss man auf jeden Fall den Arzt zu Rate ziehen. Er wird dann in einer Untersuchung feststellen, ob eine behandlungsbedürftige Krankheit vorliegt.

Leichtere Magen-Darm-Beschwerden, die ihre Ursache in zu viel Hektik und Stress oder in Aufregungen und Genussmittelmissbrauch haben, sollte man durch eine Umstellung der Lebensweise zu beheben versuchen. Hausmittel können – wie auch »richtige« Medikamente – kaum Linderung bringen, wenn man die geistig-seelischen Ursachen der körperlichen Beschwerden nicht abzustellen versucht. Guter Appetit und geregelte Verdauung sind leider keine Selbstverständlichkeit mehr. Ein magenstärkender Tee hilft gegen allgemeine Beschwerden und führt zu einer allgemeinen Magenstärkung.

Kondurango-Pfefferminz-Teemischung

Die Kondurango-Pfefferminz-Teemischung hat sich dafür bestens bewährt. Man mischt 20 Gramm Kondurangorinde, je 15 Gramm Pfefferminzblätter und Stiefmütterchenkraut sowie jeweils 10 Gramm Kamillen- und Ringelblumenblüten und Melissenblättern.

▶ **Zubereitung:** Zwei Teelöffel der Mischung werden mit einem Viertelliter kochendem Wasser übergossen. Man lässt den Tee zehn Minuten ziehen und seiht ihn dann ab.

▶ **Anwendung:** Diese Teemischung trinkt man am besten als Kur zwei bis drei Wochen lang. Täglich sollte man dann zwei Tassen Kondurango-Pfefferminz-Tee ungesüßt zu sich nehmen.

Appetitanregung

Appetitanregung ist – obwohl es bei uns weitaus mehr übergewichtige Menschen gibt – für manche ein Problem. Meist ist Appetitlosigkeit auf eine zu geringe Magensaftproduktion zurückzuführen. Die folgenden Tees und Teemischungen regen den Appetit an, fördern aber auch die Verdauung.

Benediktenkrauttee

Benediktenkrauttee ist ein altes Hausmittel, das bei Magen- und Darmbeschwerden gut helfen soll.

▶ **Zubereitung:** Ein Teelöffel Benediktenkraut wird mit einem halben Liter kochendem Wasser übergossen, soll fünf Minuten ziehen und wird dann abgeseiht.

▶ **Anwendung:** Bei Bedarf trinkt man eine Tasse ungesüßten Tee vor den Mahlzeiten.

Engelwurztee

Engelwurztee ist ebenfalls ein altes Rezept aus der Volksmedizin.

▶ **Zubereitung:** Man übergießt einen Teelöffel Engelwurzkraut mit einem halben Liter kochendem Wasser, lässt das Ganze fünf Minuten ziehen und seiht dann ab.

▶ **Anwendung:** Je nach Bedarf trinkt man eine Tasse des ungesüßten Tees jeweils vor den Mahlzeiten.

Enzian-Tausendgüldenkraut-Teemischung

Die Enzian-Tausendgüldenkraut-Teemischung schmeckt bitter, ist aber gerade deshalb gut, wenn man unter einem »müden Magen« leidet. Man mischt jeweils 10 Gramm Enzianwurzel und Tausendgüldenkraut.

▶ **Zubereitung:** Ein gehäufter Teelöffel der Mischung wird mit einem Viertelliter kochendem Wasser übergossen, soll fünf Minuten ziehen und wird dann abgeseiht.

▶ **Anwendung:** Eine Tasse des ungesüßten Enzian-Tausendgüldenkraut-Tees trinkt man etwa eine Viertelstunde vor den Mahlzeiten.

▶ **Achtung:** *Patienten mit Magen- und Darmgeschwüren dürfen diesen Tee nicht zu sich nehmen!*

Enziantee

Enziantee ist ein reines Bittermittel. Als Magentonikum wird er gerne empfohlen, denn er enthält nur sehr wenig Gerbstoffe.

▶ **Zubereitung:** Ein Teelöffel Enzianwurzel wird mit einem Viertelliter kochendem Wasser übergossen. Der Tee muss fünf Minuten kochen und wird dann abgeseiht.

▶ **Anwendung:** Man trinkt eine kleine Tasse des ungesüßten Tees mäßig warm vor den Mahlzeiten.

▶ **Achtung:** *Patienten mit Magen- und Darmgeschwüren dürfen diesen Tee nicht zu sich nehmen!*

Enziantropfen

Enziantropfen bekommt man in der Apotheke. Sie haben eine vergleicbare Wirkung wie der beschriebene Enziantee (siehe oben auf dieser Seite): Magenschwäche, Blähungen, Appetitlosigkeit sowie Krampf- und Erschlaffungszustände des Magens und Darms kann man erfolgreich mit diesen Tropfen behandeln.

▶ **Anwendung:** Man gibt zehn bis 15 Tropfen in ein halbes Glas Wasser, rührt um und trinkt dies vor dem Essen schluckweise.

▶ **Achtung:** *Patienten mit Magen- und Darmgeschwüren dürfen keine Enziantropfen einnehmen. Die Tropfen enthalten außerdem Alkohol.*

Hopfentee

Hopfentee enthält Bitterstoffe und hat eine appetitanregende Wirkung. Zugleich beruhigt und entspannt er den Magen.

▶ **Zubereitung:** Zwei gehäufte Teelöffel Hopfenzapfen werden mit einem Viertelliter lauwarmem Wasser übergossen. Man lässt sie fünf Stunden ziehen und seiht dann ab.

▶ **Anwendung:** Täglich sollte man zweimal je eine Tasse des ungesüßten Tees trinken, und zwar vor den Mahlzeiten.

Kandierter Ingwer

Kandierten Ingwer kann man mit und ohne Schokoladenüberzug bekommen. Je schärfer der Ingwer schmeckt, desto naturbelassener ist er, und desto besser wirkt er auch.

▶ **Anwendung:** Vor dem Essen nimmt man jeweils ein bis drei (oder mehr) Ingwer-Stäbchen zu sich.

▶ **Achtung:** *Diabetiker dürfen Ingwer nur pur – d.h. unkandiert und ohne Schokoladenüberzug – essen!*

Koriandertee

Koriandertee enthält die ätherischen Öle des Korianders, die besonders krampflösend, entblähend und verdauungsfördernd wirken. Man sollte bei Verdauungsstörungen Koriander auch oft als Gewürz verwenden.

▶ **Zubereitung:** Ein Teelöffel zerstoßener Koriander wird mit einer Tasse kochendem Wasser übergossen. Man lässt den Tee fünf Minuten ziehen und seiht ihn dann ab.

▶ **Anwendung:** Man trinkt eine Tasse des ungesüßten Koriander-Tees nach den Mahlzeiten.

Kundurango-Wein

Kundurango-Wein ist in Apotheken erhältlich. Man empfiehlt ihn als Mittel zur Appetitanregung und zur Aktivierung des Verdauung.

▶ **Anwendung:** Vor dem Essen sollte man ein Likörglas des Kondurango-Weins zu sich nehmen.

Pomeranzen-Tausendgüldenkraut-Hagebutten-Teemischung

Die Pomeranzen-Tausendgüldenkraut-Hagebutten-Teemischung hilft vor allem bei Appetitlosigkeit. Der Bitterreiz der einzelnen Wirkstoffe wirkt sich auf die Verdauungstätigkeit im Magen und im Darm äußerst positiv aus. Man mischt jeweils 10 Gramm Pomeranzenschalen, Tausendgüldenkraut und Hagebuttenfrüchte mit Samen.

▶ **Zubereitung:** Ein gehäufter Teelöffel der Mischung wird mit einem Viertelliter kochendem Wasser übergossen; man lässt das Ganze fünf Minuten ziehen und seiht dann ab.

▶ **Anwendung:** Etwa eine Viertelstunde vor den Mahlzeiten trinkt man eine mäßig warme Tasse ungesüßten Tee.

Saure Gurken

Saure Gurken kannten schon unsere Großmütter als Mittel zur Appetitanregung, und dieses Hausmittel bewährt sich heute noch in vielen Fällen.

▶ **Anwendung:** Man sollte bei Appetitlosigkeit einfach zwischen den Mahlzeiten hin und wieder eine saure Gurke essen.

Schafgarbentee

Schafgarbentee schmeckt bitter – aber gerade deshalb wirkt er so gut bei unbestimmten Magenbeschwerden und Appetitlosigkeit.

▶ **Zubereitung:** Ein Teelöffel geschnittene Schafgarbe wird mit einer Tasse kochendem Wasser übergossen. Der Tee soll eine Viertelstunde ziehen und wird dann abgeseiht.

▶ **Anwendung:** Vor den Mahlzeiten trinkt man täglich dreimal je eine Tasse des ungesüßten Schafgarbentees.

▶ **Achtung:** *Auf Schafgarbe reagieren manche Menschen allergisch. Es kann zu Hautjucken, Hautrötungen und sogar Nesselausschlag kommen. Dann muss man dieses Hausmittel sofort absetzen!*

Schafgarben-Kamillen-Teemischung

Die Schafgarben-Kamillen-Teemischung ist nicht ganz so bitter und deshalb wohlschmeckender als reiner Schafgarbentee. Man mischt 30 Gramm Schafgarbenkraut mit jeweils 10 Gramm Kamillenblüten und Pfefferminzblättern.

▶ **Zubereitung:** Ein Teelöffel der Mischung wird mit einer Tasse kochendem Wasser übergossen, muss eine Viertelstunde ziehen und wird dann abgeseiht.

▶ **Anwendung:** Jeden Tag dreimal trinkt man je eine Tasse ungesüßten Tee vor den Mahlzeiten.

Schlehenmarmelade

Schlehenmarmelade hilft vor allem bei morgendlicher Appetitlosigkeit. Wer zum Frühstück noch ein »Morgenmuffel« ist, sollte dieses Hausmittel einmal ausprobieren.

▶ **Zubereitung:** Die Schlehen werden gewaschen und sollten in frischem, kaltem Wasser über Nacht stehen bleiben. Dann gießt man das Wasser ab, versetzt die Früchte erneut mit Wasser und Weißwein (man kann auch Essig nehmen) und kocht sie unter ständigem Rühren weich. Man rechnet pro Kilo Schlehen einen Achtelliter Wasser und einen Viertelliter Weißwein (bzw. dreiprozentigen Essig). Wenn die gekochten Schlehen abgekühlt sind, werden sie durch ein Sieb gepresst. Der Brei wird gewogen. Pro Kilo Schlehenbrei gibt man dann nochmals einen Viertelliter Weißwein sowie 375 Gramm Zucker hinzu und lässt das Ganze zu einer Marmelade einkochen.

▶ **Anwendung:** Vor dem Frühstück sollte man zur Appetitanregung zwei Teelöffel der Schlehenmarmelade essen.

▶ **Achtung:** *Für Diabetiker ist dieses Rezept nicht geeignet!*

Speisesenf

Speisesenf ist – ebenso wie die sauren Gurken – ein uraltes Hausmittel gegen Appetitlosigkeit.

▶ **Anwendung:** Man isst hin und wieder zwischen den Mahlzeiten eine kleine Menge Senf.

Tausendgüldenkraut-Tee

Tausendgüldenkraut-Tee ist – wie viele appetitanregende und verdauungsfördernde Tees – sehr bitter. Doch ein »müder« Magen und so manche Verdauungsbeschwerden werden damit erfolgreich behandelt.

▶ **Zubereitung:** Ein gehäufter Teelöffel Tausendgüldenkraut wird mit einer Tasse kaltem Wasser übergossen und soll dann sechs bis zehn Stunden kalt ziehen. Danach wird er abgeseiht und auf Trinktemperatur erwärmt.

▶ **Anwendung:** Man trinkt eine Tasse des Tausendgüldenkraut-Tees leicht erwärmt jeweils vor den Mahlzeiten.

Vogelbeerenmarmelade

Vogelbeerenmarmelade ist ein ähnliches Hausmittel wie die Schlehenmarmelade: Sie wirkt gegen Appetitlosigkeit am Morgen.

▶ **Zubereitung:** Die Vogelbeeren werden mit Wasser weich gekocht und dann durch ein Sieb passiert. Mit der gleichen Gewichtsmenge Zucker und einem Schuss Weißwein kocht man sie zu einer Marmelade ein.
▶ **Anwendung:** Vor dem Frühstück isst man zwei Teelöffel der Vogelbeerenmarmelade.

▶ **Achtung:** *Diabetiker dürfen dieses Hausmittel nicht zu sich nehmen!*

Weißwein mit Zusätzen

Weißwein mit Zusätzen kann sehr appetitanregend wirken. Man kann den Weißwein mit Wermut, Tausendgüldenkraut oder Beifuß versetzen.
▶ **Zubereitung:** Man gibt je 20 Gramm der Heilpflanze in einer Flasche und füllt mit einem Liter guten Weißweins auf. Das Ganze muss etwa acht Tage verschlossen ziehen und wird dann abgeseiht.
▶ **Anwendung:** Vor dem Essen trinkt man jeweils ein Likörglas des Kräuterweins.

Wermut-Tausendgüldenkraut-Teemischung

Die Wermut-Tausendgüldenkraut-Mischung enthält zwar auch Bitterstoffe, schmeckt aber milder. Man mischt jeweils 10 Gramm Wermut- und Tausendgüldenkraut sowie Pfefferminzblätter.
▶ **Zubereitung:** Ein Teelöffel der Mischung wird mit einer Tasse kochendem Wasser übergossen. Man lässt den Tee fünf Minuten ziehen und seiht dann ab.
▶ **Anwendung:** Nach den Mahlzeiten trinkt man eine Tasse des ungesüßten Tees gut warm.

Wermuttee

Wermuttee ist ein ausgezeichnetes Hausmittel bei Magen- und Darmbeschwerden. Er enthält sehr viele Bitterstoffe, deswegen wird er von den Patienten nicht gerne getrunken. Doch er hilft hervorragend.
▶ **Zubereitung:** Ein Teelöffel zerschnittenes Wermutkraut wird mit einer Tasse kochendem Wasser übergossen. Das Ganze soll etwa zehn Minuten ziehen und wird dann abgeseiht.
▶ **Anwendung:** Man kann Wermuttee gut als Kur (zwei bis drei Wochen lang) trinken. Dann nimmt man täglich dreimal eine Tasse des ungesüßten Tees zu sich. Als »Erste-Hilfe-Maßnahme« kann man eine Tasse Wermuttee nach dem Essen sehr warm trinken.

▶ **Achtung:** *Patienten mit Magen- und Darmgeschwüren dürfen diesen Tee nicht zu sich nehmen!*

Wermuttropfen

Wermuttropfen bekommt man in der Apotheke; sie haben eine ähnliche Wirkung wie der Wermuttee.
▶ **Anwendung:** 20 bis 30 Tropfen gibt man in ein halbes Glas Wasser, löst sie auf und trinkt die Mischung dann

schluckweise. Man kann mit den Wermuttropfen auch eine Kur machen: Drei bis vier Wochen lang nimmt man dann täglich vor dem Essen 15 bis 20 Tropfen in Wasser ein.

▶ **Achtung:** *Patienten mit Magen- und Darmgeschwüren dürfen keine Wermuttropfen zu sich nehmen! In den Tropfen ist Alkohol enthalten.*

Zimtrindentee

Zimtrindentee enthält eines der ältesten Gewürze – nämlich Zimt. Zimtrinde regt den Magen an und fördert die Verdauung.

▶ **Zubereitung:** Ein halber bis ein ganzer Teelöffel Zimtrinde (aus der Apotheke) wird mit einem Viertelliter kochendem Wasser übergossen und muss zehn Minuten ziehen. Danach wird der Tee abgeseiht.

▶ **Anwendung:** Man trinkt bei Bedarf eine Tasse von dem ungesüßten Zimtrindentee.

Blähungen und Völlegefühl

Bei Blähungen und Völlegefühl, aber auch bei Schluckauf und Sodbrennen (siehe Seite 179) helfen vor allem drei Gewürze – Anis, Fenchel und Kümmel –, die Beschwerden zu lindern.

Anisplätzchen

Anisplätzchen helfen Blähungen nach zu reichhaltigem Essen zu verhindern.

▶ **Zubereitung:** 125 Gramm Honig, 125 Gramm Zucker und vier Eier werden schaumig gerührt. Man gibt dazu drei gehäufte Teelöffel fein gewiegte Anisfrüchte und 300 Gramm fein gesiebtes Mehl. Mit einem Teelöffel sticht man von diesem Teig kleine Portionen ab, die man auf ein gefettetes Backblech setzt. Über Nacht sollten die Teighäufchen in einem warmen Raum trocknen. Am nächsten Morgen backt man sie bei geringer Hitze hellgelb.

▶ **Anwendung:** Man kaut nach einem reichhaltigen Essen ein Plätzchen gründlich durch und behält es dabei möglichst lange im Mund.

Anistee

Anistee wirkt bei akuten, aber auch bei chronischen Blähungen.

▶ **Zubereitung:** Ein gehäufter Teelöffel zerdrückte Anisfrüchte (oder zwei Teelöffel ganze Früchte) werden mit einem Viertelliter kochendem Wasser übergossen, müssen zehn Minuten ziehen und werden dann abgeseiht.

▶ **Anwendung:** Nach dem Essen trinkt man eine Tasse ungesüßten Tee gut warm und schluckweise.

Fencheltee

Fencheltee wird schon kleinen Kindern gegen Blähungen gegeben. Natürlich wirkt er auch bei Erwachsenen.

▶ **Zubereitung:** Ein gehäufter Teelöffel zerdrückte Fenchelfrüchte (oder zwei Teelöffel ganze Früchte) überbrüht man mit einem Viertelliter kochendem Wasser, lässt alles zugedeckt zehn Minuten ziehen und seiht dann ab.

▶ **Anwendung:** Man trinkt den Tee ungesüßt unmittelbar nach dem Essen oder über den Tag verteilt zwei bis drei Tassen.

Kümmeltee

Kümmeltee ist ein altbewährtes Hausrezept gegen Blähungen – ob akut oder chronisch.

▶ **Zubereitung:** Man nimmt zwei Teelöffel ganze Kümmelfrüchte (oder einen Teelöffel zerdrückte Kümmelkörner), übergießt sie mit einem Viertelliter kochendem Wasser und lässt alles zehn Minuten zugedeckt ziehen. Dann seiht man den Tee ab.

▶ **Anwendung:** Bei Bedarf trinkt man eine Tasse des ungesüßten Tees oder über den ganzen Tag verteilt zwei bis drei Tassen.

Koriander-Kümmel-Teemischung

Die Koriander-Kümmel-Teemischung hilft immer dann, wenn Blähungen plötzlich auftauchen und durch die Hebung des Zwerchfells Herzweh (»Herzbauchweh«) verursachen. Man mischt den Tee aus jeweils 20 Gramm Koriander- und Kümmelfrüchten und gibt anschließend 10 Gramm Fenchelfrüchte dazu.

▶ **Zubereitung:** Zwei Teelöffel der Mischung übergießt man mit einem Viertelliter kochendem Wasser, lässt alles zehn Minuten ziehen und seiht dann ab.

▶ **Anwendung:** Man trinkt bei Bedarf eine halbe Tasse des ungesüßten Tees.

Kümmel-Fenchel-Anis-Teemischung

Die Kümmel-Fenchel-Anis-Teemischung wird auch »Blähsuchts- und Krampf-Tee« genannt. Das sagt schon aus, wogegen dieser Tee hilft: Er reguliert das ganze Magen-Darm-System. Man mischt jeweils 10 Gramm Kümmel-, Fenchel- und Anisfrüchte sowie 10 Gramm Wermutkraut.

▶ **Zubereitung:** Zwei Teelöffel der Mischung werden mit einem Viertelliter kochendem Wasser überbrüht. Sie müssen zehn Minuten ziehen und werden dann abgeseiht.

▶ **Anwendung:** Man muss diesen Tee sehr warm und ungesüßt bei Bedarf trinken.

Kümmel-Fenchel-Tausendgüldenkraut-Teemischung

Die Kümmel-Fenchel-Tausendgüldenkraut-Teemischung hat sich dann als probates Hausmittel gezeigt, wenn Völlegefühl und Blähungen durch Hülsenfrüchte und verschiedene Kohlgemüse hervorgerufen werden. Man mischt jeweils 10 Gramm zerstoßene Fenchel- und Kümmelfrüchte sowie jeweils 5 Gramm Tausendgüldenkraut und Enzianwurzel.

▶ **Zubereitung:** Ein gehäufter Teelöffel der Mischung wird mit einem Viertelliter kaltem Wasser übergossen, zum Sieden gebracht und dann sofort abgeseiht.

▶ **Anwendung:** Man trinkt bei Bedarf eine halbe Tasse des ungesüßten Tees gleich nach der Mahlzeit in kleinen Schlucken.

Kümmelschnaps

Kümmelschnaps eignet sich hervorragend zur Linderung von Blähungen. Man darf aber keinen Kümmellikör verwenden, sondern muss sich den Schnaps selbst mit hochprozentigem Alkohol herstellen.

▶ **Zubereitung:** 50 Gramm zerstoßener Kümmel werden mit einem Dreiviertelliter Kornschnaps (mindestens 35 % Alkohol) übergossen, sollen dann zehn Tage ziehen und werden abgeseiht.

▶ **Anwendung:** Bei Blähungen oder Völlegefühl trinkt man ein Likörglas des Kümmelschnapses möglichst kalt.

Majoransalbe

Majoransalbe ist bei Blähungen ein altbewährtes Hausmittel. In der Apotheke bekommt man die Salbe, allerdings mit Vaseline zubereitet. Man kann selbst eine wirksamere Salbe herstellen.

▶ **Zubereitung:** Zwei Teelöffel gepulverter Majoran werden mit drei Teelöffel 90%igem Weingeist (beides aus der Apotheke) vermischt. Nach drei Stunden gibt man drei Teelöffel frische, ungesalzene Butter dazu und erwärmt alles für zehn Minuten im Wasserbad. Den heißen Ansatz streicht man durch ein Tuch und lässt ihn erkalten.

▶ **Anwendung:** Die Nabelgegend wird mit der Majoran-Salbe eingerieben, dann mit einem warmen Tuch bedeckt, das bis zum Abklingen der Beschwerden liegen bleibt.

Wacholderbeeren

Wacholderbeeren kannten schon unsere Großeltern als wirksames Mittel gegen Blähungen.

▶ **Anwendung:** Man isst mehrmals täglich nach den Mahlzeiten einige Wacholderbeeren, die man gründlich kauen sollte.

▶ **Achtung:** *Schwangere dürfen dieses Hausmittel nicht anwenden!*

Windsalbe

Windsalbe hilft besonders gut bei chronischen Blähungen, die auch noch mit Bauchkrämpfen einhergehen. Man kann die Salbe selbst herstellen.

▶ **Zubereitung:** Im heißen Wasserbad werden zwei Esslöffel ungesalzenes Schweineschmalz so lange erwärmt, bis das Schmalz flüssig ist. Dann gibt man je einen halben Teelöffel fein gemahlene Kümmel-, Fenchel- und Anisfrüchte dazu, erwärmt das Ganze nochmals etwa zehn Minuten im Wasserbad. Man seiht alles durch ein Mulltuch ab und lässt es auskühlen.

▶ **Anwendung:** Mit der Windsalbe wird die Gegend um den Bauchnabel eingerieben. Danach deckt man den Nabel mit einem warmen Tuch ab und lässt dieses bis zum Abklingen der Beschwerden liegen.

Schluckauf

Gegen den in den meisten Fällen harmlosen Schluckauf wirken Zucker und Essig ganz ausgezeichnet.

▶ **Anwendung:** Man nimmt einen Teelöffel Zucker zusammen mit drei bis fünf Tropfen Essig ein.

▶ **Achtung:** *Für Diabetiker ist dieses Hausmittel nicht geeignet!*

Sodbrennen

Bei Sodbrennen, das durch erhöhten Säuregehalt im Magen, aber auch durch Magensäuremangel bedingt ist und häufiger auftritt, sollte man den Arzt befragen. Gelegentliches Sodbrennen kann man mit Bullrichsalz bekämpfen.

▶ **Anwendung:** Einen knappen Teelöffel Bullrichsalz löst man in einem halben Glas Wasser auf und trinkt dies auf einmal aus.

Verdauungsbeschwerden mit Übelkeit und Erbrechen

Verdauungsbeschwerden mit Übelkeit und Erbrechen kann man gut mit Hausmitteln bekämpfen. Man sollte allerdings sofort einen Arzt befragen, wenn die Übelkeit länger anhält.

Magen-, Wind – und Krampftropfen

Magen-, Wind- und Krampftropfen sind eine Mischung gegen Übelkeit und Magenschmerzen mit Völlegefühl und Blähungen. Man kann sich die Tropfen in der Apotheke mischen lassen. Die Tropfen enthalten 20 Gramm aromatische Tinktur, 20 Gramm Melissengeist, zwei Tropfen Kümmelöl sowie einen Tropfen Pfefferminzöl.

▶ **Anwendung:** Man nimmt 20 bis 30 Tropfen auf Zucker oder in ein wenig Wasser ein, wenn die Beschwerden auftreten.

▶ **Achtung:** *Diabetiker dürfen dieses Hausmittel nur mit Wasser einnehmen. In den Tropfen ist Alkohol enthalten.*

»Mehrerlei-Tropfen«

»Mehrerlei-Tropfen« lässt man sich ebenfalls in der Apotheke mischen. Sie enthalten 20 Gramm Melissengeist sowie je 10 Gramm ätherische Baldriantropfen und Pfefferminztinktur.

▶ **Anwendung:** Treten plötzliche Magenschmerzen, Übelkeit und Erbrechen auf, so nimmt man 20 bis 30 Tropfen auf Zucker oder in ein wenig Wasser ein.

▶ **Achtung:** *Diabetiker dürfen dieses Hausmittel nur mit Wasser einnehmen! Die Tropfen enthalten Alkohol.*

Melissengeist

Melissengeist bekommt man in Apotheken, Drogerien und Reformhäusern. Er bringt schnelle Hilfe bei Übelkeit.

▶ **Anwendung:** Ein Teelöffel Melissengeist wird auf Zucker oder in ein wenig Wasser eingenommen.

▶ **Achtung:** *Diabetiker dürfen Melissengeist nur in Wasser einnehmen! In den Tropfen ist Alkohol enthalten.*

Pfefferminztee

Pfefferminztee ist das meistbekannte Hausmittel bei Übelkeit, Brechreiz oder akutem Erbrechen. Manchmal genügt schon eine Tasse des Kräutertees, um Besserung und Linderung zu erzielen.

▶ **Zubereitung:** Ein gehäufter Teelöffel Pfefferminzblätter wird mit einer Tasse kochendem Wasser übergossen. Der Tee muss zugedeckt zehn Minuten ziehen und wird dann abgeseiht.

▶ **Anwendung:** Man trinkt vom warmen Tee schluckweise ein bis zwei Tassen.

▶ **Achtung:** *Säuglinge und Kleinkinder vertragen den Pfefferminztee manchmal nicht gut, denn er enthält viel Menthol.*

Pfefferminz-Kamillen-Melissen-Teemischung

Die Pfefferminz-Kamillen-Melissen-Teemischung ist eine andere Variante des reinen Pfefferminztees. Bei Übelkeit und Brechreiz mit und ohne Bauchschmerzen ist sie ein gutes Mittel. Man mischt 20 Gramm Pfefferminzblätter mit jeweils 10 Gramm Kamillenblüten und Melissenblättern und 5 Gramm zerstoßenen Anisfrüchten.

▶ **Zubereitung:** Zwei Teelöffel der Mischung werden mit einem Viertelliter kochendem Wasser übergossen, sollen zugedeckt zehn Minuten ziehen und werden dann abgeseiht.

▶ **Anwendung:** Beim Auftreten der Beschwerden trinkt man ein bis zwei Tassen ungesüßten Tee sehr warm und schluckweise.

Verdauungsbeschwerden

Verdauungsbeschwerden nach fettem Essen lassen sich mit einigen Hausmitteln gut bekämpfen. Tees spielen natürlich auch hier wieder eine wichtige Rolle.

Melissen-Enzian-Kümmel-Teemischung

Die Melissen-Enzian-Kümmel-Teemischung hilft bei Magenbeschwerden, die unmittelbar nach dem zu fettem Essen auftreten. Man mischt den Tee aus 20 Gramm Melissenblättern, 10 Gramm Enzianwurzel sowie jeweils 5 Gramm Anis- und Kümmelfrüchten.

▶ **Zubereitung:** Zwei Teelöffel dieser Mischung werden mit einem Viertelliter kochendem Wasser übergossen, müssen zehn Minuten ziehen und werden dann abgeseiht.

▶ **Anwendung:** Treten die Beschwerden auf, trinkt man nach der Mahlzeit eine kleine Tasse des Tees, und zwar ungesüßt und in kleinen Schlucken.

▶ **Achtung:** *Patienten mit Magen- und Darmgeschwüren sollten vor dem Genuss dieses Tees ihren Arzt befragen!*

Pfefferminz-Kamillen-Schafgarben-Teemischung

Die Pfefferminz-Kamillen-Schafgarben-Teemischung hilft bei plötzlichen, krampfartigen Magenbeschwerden, wie sie beispielsweise nach einem allzu üppigen Essen auftreten können. Man mischt den Tee aus jeweils 20 Gramm Pfefferminzblättern und Kamillenblüten und gibt noch 10 Gramm Schafgarbenkraut dazu.

▶ **Zubereitung:** Zwei Teelöffel dieser Mischung werden mit einem Viertelliter kochendem Wasser übergossen und nach zehn Minuten abgeseiht.

▶ **Anwendung:** Treten die Bauchschmerzen auf, trinkt man eine kleine Tasse des ungesüßten und gut warmen Tees in kleinen Schlucken.

Tausendgüldenkraut-Pfefferminz-Kümmel-Teemischung

Die Tausendgüldenkraut-Pfefferminz-Kümmel-Teemischung hat sich ebenfalls bei Magenbeschwerden nach zu fettem Essen bewährt. Man mischt jeweils 10 Gramm Tausendgüldenkraut und Pfefferminzblätter sowie je 5 Gramm Kümmelfrüchte und Beifußkraut.

▶ **Zubereitung:** Zwei Teelöffel dieser Mischung werden mit einem Viertelliter kochendem Wasser übergossen. Sie sollen zehn Minuten ziehen und werden dann abgeseiht.

▶ **Anwendung:** Beim Auftreten von Magenschmerzen trinkt man eine kleine Tasse des Tees gut warm und in kleinen Schlucken.

▶ **Achtung:** *Patienten mit Magen- und Darmgeschwüren müssen vor dem Genuss dieses Tees ihren Arzt befragen!*

Verdauungsschwäche

Bei Verdauungsschwäche scheinen einem die Speisen nach dem Essen »wie ein Stein« im Magen zu liegen. Dagegen helfen allerdings einige Mittel aus Großmutters Hausapotheke.

Ananas

Ananas hilft vor allem, wenn man Eiweiß nur schwer verdauen kann.

▶ **Anwendung:** Vor der Mahlzeit isst man einige Scheiben Ananas (roh oder aus der Dose).

▶ **Achtung:** *Diabetiker dürfen nur ungezuckerte Ananas zu sich nehmen!*

Cayennepfeffer

Cayennepfeffer ist ein scharfes Gewürz, das aus Chilis, einer mittelamerikanischen Paprikaart, hergestellt wird und den Verdauungssaft vermehrt. Nach dem Genuss verläuft die Verdauung schneller und gründlicher.

Engelwurz-Beifuß-Teemischung

Die Engelwurz-Beifuß-Teemischung ist vor allem dann empfehlenswert, wenn man noch Stunden nach dem Essen unter »Aufstoßen« leidet. Man mischt den Tee aus 20 Gramm Engelwurz sowie jeweils 10 Gramm Beifußkraut, Melissen- und Erdbeerblättern.

▶ **Zubereitung:** Ein gehäufter Esslöffel der Mischung wird mit einem Viertelliter kochendem Wasser übergossen und muss an einem warmen Ort zugedeckt eine Viertelstunde ziehen. Danach wird der Tee abgeseiht.

▶ **Anwendung:** Bei auftretenden Beschwerden trinkt man eine Tasse ungesüßten Tee nach den Hauptmahlzeiten.

▶ **Achtung:** *Patienten mit Magen- und Darmgeschwüren sollten vorher ihren Arzt befragen!*

Kamillen-Pfefferminz-Enzian-Teemischung

Die Kamillen-Pfefferminz-Enzian-Teemischung hilft bei einer allgemeinen Verdauungsschwäche ebenfalls aufs Beste. Man mischt je 10 Gramm Kamillenblüten und Pfefferminzblätter sowie jeweils 5 Gramm Enzianwurzel, Schafgarbenkraut und Tausendgüldenkraut.

▶ **Zubereitung:** Ein gehäufter Esslöffel der Mischung wird mit einem Viertelliter kochendem Wasser überbrüht und zugedeckt an einen warmen Ort gestellt. Man lässt das Ganze eine Viertelstunde ziehen und seiht dann ab.

▶ **Anwendung:** Bei Bedarf trinkt man nach dem Essen eine Tasse des ungesüßten Tees.

▶ **Achtung:** *Wer an Magen- und Darmgeschwüren leidet, darf den Tee ohne ärztliches Anraten nicht trinken!*

Löwenzahn-Birkenblätter-Teemischung

Die Löwenzahn-Birkenblätter-Teemischung hat sich als probates Hausmittel bei Verdauungsbeschwerden erwiesen. Man mischt den Tee aus 10 Gramm Löwenzahnwurzel mit Kraut sowie jeweils 5 Gramm Birken-, Brennnessel- und Pfefferminzblättern, Faulbaumrinde, Kümmelfrüchten und Tausendgüldenkraut.

▶ **Zubereitung:** Zwei Teelöffel der Mischung übergießt man mit einem Viertelliter kochendem Wasser, lässt das Ganze etwa zehn Minuten zugedeckt ziehen und seiht dann ab.

▶ **Anwendung:** Bei Beschwerden trinkt man täglich ein bis drei Tassen des ungesüßten Tees.

▶ **Achtung:** *Wer an Ödemen infolge eingeschränkter Herz- oder Nierentätigkeit leidet, sollte vor dem Einnehmen dieses wassertreibenden Tees auf alle Fälle den Arzt befragen. Bei magenempfindlichen Patienten kann es manchmal bei längerer Anwendung von Löwenzahn zu Magenschmerzen kommen. Dann muss man dieses Hausmittel sofort absetzen!*

Schwedenbitter

Schwedenbitter bekommt man in der Apotheke. Es ist ein sehr altes Hausmittel gegen Verdauungsschwäche.

▶ **Anwendung:** Man nimmt einen halben bis einen ganzen Teelöffel Schwedenbitter mit etwas Wasser vor der Mahlzeit ein.

Durchfall

Durchfall gehört ebenfalls zu den akuten Magen- und Darmbeschwerden. Er kann durch reichliches Essen, durch Infektionen oder auch Klimawechsel im Urlaub hervorgerufen werden. Eine ganze Reihe von Mitteln aus der Hausapotheke kann schnell und nachhaltig helfen.

Blutwurztee

Blutwurztee hilft bei akuten und chronischen Durchfällen, wenn sie durch Gärungserreger im Darm hervorgerufen werden.

▶ **Zubereitung:** Zwei Teelöffel zerkleinerte Blutwurz übergießt man mit einem Viertelliter kaltem Wasser, erhitzt dieses bis zum Sieden, lässt es fünf Minuten kochen und seiht dann ab.

▶ **Anwendung:** Man trinkt täglich dreimal eine Tasse ungesüßten Tee nach dem Essen.

Blutwurz-Pfefferminz-Teemischung

Die Blutwurz-Pfefferminz-Teemischung hilft bei akutem Durchfall schnell. Man mischt den Tee aus 20 Gramm Blutwurz und jeweils 10 Gramm Pfefferminzblättern und Kamillenblüten.

▶ **Zubereitung:** Zwei Teelöffel der Mischung werden mit kaltem Wasser übergossen, zum Sieden gebracht und müssen dann zehn Minuten ziehen. Danach werden sie abgeseiht.

▶ **Anwendung:** Man trinkt täglich zwei bis drei Tassen des ungesüßten Tees, wenn die Beschwerden auftreten.

Blutwurztinktur

Blutwurztinktur ist bei plötzlichem Durchfall ebenso wirksam wie reiner Blutwurztee. Die Tinktur bekommt man in der Apotheke.

▶ **Anwendung:** Man löst 30 Tropfen Blutwurztinktur in einem Glas Wasser auf und trinkt dies dann.

▶ **Achtung:** *Die Tinktur enthält Alkohol!*

Heidelbeertee

Heidelbeertee ist ein altes Hausmittel bei Durchfall. Man muss für den Tee immer getrocknete Beeren verwenden – frische können sogar die gegenteilige Wirkung erzielen.

▶ **Zubereitung:** Zwei Esslöffel getrocknete Heidelbeeren übergießt man mit einem halben Liter kaltem Wasser, bringt das Ganze zum Sieden und lässt es etwa zehn Minuten kochen. Danach seiht man den Tee ab.

▶ **Anwendung:** Man trinkt mehrmals täglich eine Vierteltasse des ungesüßten Tees, und zwar mäßig warm.

Heidelbeeren-Melissen-Teemischung

Die Heidelbeeren-Melissen-Teemischung hat sich bei akutem Durchfall ebenfalls bewährt. Man mischt den Tee aus 20 Gramm getrockneten Heidelbeeren sowie jeweils 10 Gramm Melissenblättern und Kamillenblüten.

► **Zubereitung:** Zwei Teelöffel dieser Mischung übergießt man mit einem Viertelliter kaltem Wasser, erhitzt das Ganze bis zum Sieden, lässt es zehn Minuten ziehen und seiht dann ab.

► **Anwendung:** Tritt der Durchfall auf, so trinkt man täglich zwei bis drei Tassen des ungesüßten Tees.

Knoblauch

Knoblauch desinfiziert den Darm und ist schon deshalb ein gutes Mittel bei Darminfektionen.

► **Anwendung:** Man hackt Knoblauch klein und isst bei Bedarf eine Messerspitze voll.

Kohlepulver

Kohlepulver ist nicht nur ein altbewährtes Hausmittel, sondern sogar ein ärztlich anerkanntes Medikament gegen Durchfall.

► **Anwendung:** Bei Bedarf löst man mehrmals täglich ein bis zwei Esslöffel Kohlepulver in Wasser auf und trinkt diese Mischung dann.

Roher Apfel

Roher Apfel ist ein altes Hausmittel gegen Durchfall, das schon unsere Großeltern kannten. Vor allem bei Kleinkindern und älteren Menschen kann roher Apfel gut helfen.

► **Anwendung:** Ein geschälter Apfel wird geschabt, geraspelt oder gerieben gegessen.

Schwarzer Johannisbeerensaft

Schwarzer Johannisbeerensaft aus der Apotheke oder dem Reformhaus ist – ungesüßt! – ein gutes Anti-Durchfall-Mittel.

► **Anwendung:** Man trinkt zweimal täglich ein kleines Glas Johannisbeerensaft.

Thymian-Pfefferminz-Teemischung

Die Thymian-Pfefferminz-Teemischung ist dann empfehlenswert, wenn der Durchfall mit übelriechenden Darmgasen verbunden ist. Man mischt den Tee aus 20 Gramm Thymiankraut und jeweils 10 Gramm Pfefferminzblättern, Blutwurz und Kamillenblüten.

► **Zubereitung:** Zwei Teelöffel dieser Mischung werden mit einem Viertelliter kaltem Wasser übergossen, zum Sieden gebracht und sollen zehn Minuten ziehen. Danach seiht man den Tee ab.

► **Anwendung:** Man trinkt täglich zwei bis drei Tassen ungesüßten Tee.

Zwiebel

Die Zwiebel ist – ebenso wie Knoblauch – ein altes Hausmittel gegen Durchfall.

► **Anwendung:** Man schneidet eine Zwiebel in kleine Stücke und isst bei Bedarf mehrmals täglich einen Löffel davon.

Verstopfung, akute Form

Eine Verstopfung (medizinisch Obstipation) liegt dann vor, wenn man innerhalb von fünf Tagen keinen Stuhlgang hatte. Folgende Naturheilmittel helfen nur bei einer akuten Verstopfung.

Holunderblüten-Fenchel-Teemischung

Die Holunderblüten-Fenchel-Teemischung hat eine relativ milde Wirkung. Man mischt den Tee aus 20 Gramm Holunderblüten sowie jeweils 10 Gramm zerstoßenen Fenchelfrüchten, Sennesblättern und Kamillenblüten.

▶ **Zubereitung:** Zwei Teelöffel der Mischung übergießt man mit einem Viertelliter kochendem Wasser und lässt das Ganze zehn Minuten ziehen; dann wird abgeseiht.

▶ **Anwendung:** Am Abend trinkt man eine Tasse ungesüßten Tee. Die Wirkung zeigt sich allerdings erst am nächsten Morgen.

Rizinusöl

Rizinusöl ist ein probates Hausmittel gegen eine akute Verstopfung. Es ist in seiner Wirkung sehr zuverlässig und dennoch mild. Man bekommt es in der Apotheke.

▶ **Anwendung:** Ein bis zwei Esslöffel Rizinusöl werden eingenommen; man verspürt nach etwa zwei bis vier Stunden eine abführende Wirkung. Den Geschmack kann man mit einem Stückchen Brot oder etwas Bohnenkaffee neutralisieren.

Sennesblätter-Sennesschoten-Teemischung

Die Sennesblätter-Sennesschoten-Teemischung zeigt meist rasche Wirkung. In ihr sind die bekanntesten pflanzlichen Abführmittel enthalten. Man mischt jeweils 10 Gramm Sennesblätter, Sennesschoten und Faulbaumrinde.

▶ **Zubereitung:** Ein bis zwei Teelöffel der Mischung werden mit einem Viertelliter kochendem Wasser übergossen, sollen zehn Minuten ziehen und werden dann abgeseiht.

▶ **Anwendung:** Man trinkt abends eine Tasse des ungesüßten Tees; die Wirkung erfolgt am nächsten Morgen.

Verstopfung, chronische Form

Wer chronisch unter Stuhlverstopfung zu leiden hat, darf nicht ständig zu stark wirkenden Abführtees greifen. Dies kann nämlich zu erheblichen Darmbeschwerden führen. Es kann in der Folge sogar zu Herz- und Kreislaufstörungen und Muskelkrämpfen kommen. Auf jeden Fall sollte man den Arzt befragen, ob keine ernste Erkrankung vorliegt, die zur chronischen Verstopfung geführt hat. Ist dies nicht der Fall, versucht man mit milden Hausmitteln, seinen Darm »zu erziehen«.

Dörrpflaumen und Feigen

Dörrpflaumen und Feigen sind natürliche Mittel gegen Darmträgheit.

▶ **Anwendung:** Man übergießt abends drei bis fünf Dörrpflaumen und eine getrocknete Feige in einem Glas mit so viel lauwarmem Wasser, dass die Früchte bedeckt sind, und lässt sie über Nacht stehen. Morgens trinkt man die Flüssigkeit sofort auf nüchternen Magen und isst die Früchte auf. Spätestens nach zwei bis drei Stunden setzt die Wirkung ein.

Kaltes Fußbad

Ein kaltes Fußbad sollte man regelmäßig abends durchführen. Es kann dann gegen chronische Verstopfung wirken.

▶ **Anwendung:** Eine hohe Fußbadewanne (oder ein Eimer) werden mit kaltem Wasser gefüllt, dass Füße und Unterschenkel zur Hälfte bedeckt sind. Während des Bades muss man die Füße ständig bewegen. Nach zwei Minuten trocknet man die Füße ab.

Karlsbader Salz

Karlsbader Salz aus der Apotheke hat sich bei Darmträgheit ebenfalls bewährt.

▶ **Anwendung:** Morgens nimmt man eine große Messerspitze Karlsbader Salz auf nüchternen Magen ein. Man kann auch eine Lösung aus einem halben bis einem ganzen Teelöffel Karlsbader Salz auf ein Glas Wasser zubereiten und dieses dann morgens auf nüchternen Magen trinken.

Leinsamen

Leinsamen sind schon von alters her ein Hausmittel gegen Verstopfung. Die Wirkung zeigt sich allerdings nicht sofort, sondern erst nach zwei bis drei Tagen.

▶ **Anwendung:** Im Rahmen einer Kur nimmt man drei Wochen lang morgens und abends jeweils zwei Esslöffel Leinsamen (zerquetscht oder grob gemahlen) ein. Man kann die Leinsamen mit Fruchtmus im Verhältnis 1 : 1 verrühren und nach Geschmack mit Honig süßen. Dazu sollte man viel trinken, damit der Leinsamen seine Wirkung entfalten kann.

▶ **Achtung:** *Diabetiker dürfen keinen Honig zu sich nehmen!*

Meerrettichmilch

Die Meerrettichmilch wird dann als Hausmittel empfohlen, wenn die Verstopfung mit Blähungen einhergeht.

▶ **Zubereitung:** Frischer Meerrettich wird auf einer Reibe klein geraspelt. Einen halben Teelöffel davon rührt man in ein Glas lauwarme Milch.

▶ **Anwendung:** Man sollte die Meerrettich-Milch als Kur über zwei Wochen täglich ein Glas trinken. Am besten nimmt man sie abends zu sich.

Rettichsaft

Rettichsaft wird bei ähnlichen Fällen empfohlen wie die Meerrettich-Milch.

▶ **Anwendung:** Man stellt im Entsafter einen Rettichsaft her und trinkt diesen kurmäßig 14 Tage lang täglich ein Glas vor den Hauptmahlzeiten.

Sauerkraut

Sauerkraut ist schon unseren Großeltern als mildes, aber probates Abführmittel bekannt gewesen. Es enthält zusätzlich viele Ballaststoffe, die die Darmbewegung anregen.

▶ **Anwendung:** Als Kur nimmt man Sauerkraut etwa drei bis vier Wochen täglich (etwa 200 bis 300 Gramm) roh zu sich.

Senfkörner

Senfkörner haben ebenfalls eine abführende Wirkung.

▶ **Anwendung:** Man nimmt jeden Morgen einen Teelöffel weiße Senfkörner ein und trinkt dazu eine Viertelliter Wasser.

Weizenkleie mit Leinsamen

Weizenkleie mit Leinsamen sind ein probates Mittel bei Verstopfung.

▶ **Anwendung:** Morgens nimmt man zwei bis drei Esslöffel Weizenkleie mit viel Wasser ein. Oder man mischt einen Esslöffel Weizenkleie mit einem Esslöffel ganzer Leinsamen und nimmt dies zwei- bis dreimal täglich zu sich.

Bauchspeicheldrüsenentzündung

Eine Bauchspeicheldrüsenentzündung ist eine ernsthafte Erkrankung, die auf jeden Fall vom Arzt behandelt werden muss. Hausmittel können – immer nach Rücksprache mit dem Arzt – die Therapie nur unterstützen.

Rote Bete

Rote Bete sollen bei Entzündungen der Bauchspeicheldrüse lindernde Wirkung haben.

▶ **Anwendung:** Man sollte als Kur über etwa zwei Wochen hinweg täglich 200 Gramm gekochte Rote Bete essen. Man kann stattdessen auch täglich 100 Milliliter Rote-Bete-Saft trinken, der allerdings frisch im Entsafter hergestellt sein sollte.

Hämorrhoiden

Hämorrhoiden sind eine Zivilisationskrankheit. Man sollte sie auf jeden Fall vom Arzt behandeln lassen. Die nachstehenden Hausmittel können nur helfen, unangenehme Beschwerden zu lindern und die Heilung voranzutreiben.

Eichenrinden-Sitzbad

Das Eichenrinden-Sitzbad desinfiziert die entzündeten Stellen.

▶ **Zubereitung:** Zwei bis drei Esslöffel Eichenrinde werden mit einem Liter kaltem Wasser übergossen und dann zum Sieden gebracht. Es soll fünf Minuten kochen und wird danach abgeseiht.

▶ **Anwendung:** Man gießt den Eichenrinden-Sud in eine Sitzbadewanne und gibt so viel warmes Wasser dazu, bis eine Temperatur von 38 Grad Celsius erreicht ist und beim Sitzen der Analbereich gut bedeckt ist. Das Sitzbad sollte etwa eine Viertelstunde dauern und jeden zweiten Tag wiederholt werden.

Kamillen-Sitzbad

Das Kamillen-Sitzbad hat eine ähnlich desinfizierende und heilende Wirkung wie das Eichenrinden-Sitzbad. Es lindert außerdem die Schmerzen.

▶ **Zubereitung:** Eine Hand voll Kamillenblüten wird mit drei Liter kochendem Wasser übergossen, das Ganze soll zehn Minuten ziehen und wird dann abgeseiht.

▶ **Anwendung:** Diesen Sud gibt man in eine Sitzbadewanne und füllt mit lauwarmem Wasser nach, bis der Analbereich gut bedeckt und eine Temperatur von 38 Grad Celsius erreicht ist. Man badet etwa eine Viertelstunde und sollte das Kamillen-Sitzbad täglich wiederholen, bis die Beschwerden abgeklungen sind.

Rizinusöl

Rizinusöl ist ein altes Hausmittel bei Verstopfung, das aber auch gegen Hämorrhoiden hilft.

▶ **Anwendung:** Nach jedem Stuhlgang und regelmäßig zwei- bis dreimal täglich reibt man die betroffenen Stellen leicht mit Rizinusöl ein.

Magengeschwür, Magenschleimhautentzündung und Zwölffingerdarm-Geschwür

Magengeschwür, Magenschleimhautentzündung und Zwölffingerdarm-Geschwür sind ernsthafte Krankheiten, deren Behandlung in die Hände des Arztes gehört. Er muss nach den Ursachen forschen, um eine Heilung herbeizuführen. Dennoch gibt es einige heilsame Hausmittel, die – immer nach Rücksprache mit dem Arzt – die Therapie unterstützen können.

Kamillentee

Kamillentee ist bei chronischen Entzündungen der Magenschleimhaut, auch bei Magengeschwüren sehr nutzvoll.

▶ **Zubereitung:** Ein bis zwei gehäufte Teelöffel Kamillenblüten (oder auch Kamillenblüten zu gleichen Teilen gemischt mit Melissen- und/oder Pfefferminzblättern) übergießt man mit einer Tassen kochendem Wasser. Man lässt das Ganze zehn Minuten ziehen und seiht dann ab.

▶ **Anwendung:** Man sollte den Kamillentee als Kur über drei bis vier Wochen trinken. Täglich nimmt man dann dreimal (morgens noch nüchtern) je eine Tasse ungesüßten Tees zu sich.

Kamillen-Kümmel-Teemischung

Die Kamillen-Kümmel-Teemischung hat eine gute Wirkung bei Magengeschwüren und auch bei Gastritis. Man mischt 30 Gramm Kamillenblüten mit jeweils 10 Gramm zerstoßenen Kümmelfrüchten und Tausendgüldenkraut und gibt dazu noch je 3 Gramm Pfefferminz- und Sennesblätter.

▶ **Zubereitung:** Zwei Teelöffel der Mischung werden mit einem Viertelliter kochendem Wasser überbrüht, sollten zehn Minuten ziehen und werden dann abgeseiht.

▶ **Anwendung:** Der Tee sollte schon morgens, vor dem Aufstehen, sowie abends vor dem Schlafengehen getrunken werden. Am besten gibt man ihn deshalb in eine Thermoskanne. Man kann diese Teemischung auch als Kur solange trinken, bis die Schmerzen auf Dauer verschwunden sind.

Rollkuren

Rollkuren sorgen dafür, dass sich der Heiltee (Kamillentee pur oder als Bestandteil einer Teemischung) gleichmäßig über die Magenschleimhaut verteilt und so auf alle entzündeten Stellen heilend einwirken kann.

▶ **Anwendung:** Man trinkt morgens vor dem Aufstehen drei Tassen ungesüßten, gut warmen, aber nicht heißen Kamillentee. Danach legt man sich jeweils fünf Minuten auf den Rücken, dann auf die linke Seite, auf den Bauch und abschließend auf die rechte Seite. (Diese Reihenfolge muss auf Grund der Beschaffenheit des Magens genau eingehalten werden.)

Rollkuren kann man auch mit einer Kamillen-Melissen-Teemischung aus 20 Gramm Kamillenblüten und 5 Gramm Melissenblättern machen.

▶ **Zubereitung:** Drei Esslöffel der Mischung werden mit einem Liter kochendem Wasser überbrüht, sollten zehn Minuten ziehen und dann abgeseiht werden. Auch hierbei trinkt man zur Rollkur drei Tassen des ungesüßten Tees gut warm, aber nicht zu heiß.

Statt einer Kamillen-Melissen-Teemischung empfiehlt sich auch die Kamillen-Pfefferminz-Mischung aus 20 Gramm Kamillenblüten und 5 Gramm Pfefferminzblättern.

▶ **Zubereitung:** Drei Esslöffel der Mischung werden mit einem Liter kochendem Wasser überbrüht, das Ganze anschließend zehn Minuten ziehen lassen und dann abseihen. Die Rollkur wird wie links beschrieben durchgeführt.

Magenschmerzen

Magenschmerzen können die unterschiedlichsten Ursachen haben. Wenn nicht innerhalb kurzer Zeit eines der nachfolgendes Hausmittel nachhaltig hilft, sollte man auf jeden Fall einen Arzt aufsuchen und den Befund abklären lassen.

Baldriantropfen

Baldriantropfen bekommt man in der Apotheke. Sie helfen vor allem bei nervösen Magenbeschwerden.

▶ **Anwendung:** 30 Tropfen werden in etwas Wasser eingenommen.

▶ **Achtung:** *In den Tropfen ist Alkohol enthalten!*

Engelwurz-Schafgarben-Teemischung

Die Engelwurz-Schafgarben-Teemischung wird als Hausmittel ebenfalls bei nervösen Magenbeschwerden empfohlen. Man mischt einen Tee aus

20 Gramm Engelwurz und jeweils 10 Gramm Schafgarbenkraut sowie Melissen- und Erdbeerblättern und Orangenblüten.

▶ **Zubereitung:** Zwei Teelöffel der Mischung werden mit einem Viertelliter kochendem Wasser übergossen, das Ganze soll anschließend zugedeckt etwa eine Viertelstunde ziehen und wird dann abgeseiht.

▶ **Anwendung:** Man trinkt nach Bedarf ein bis drei Tassen dieses Tees, und zwar ungesüßt.

Heublumensack

Der Heublumensack eignet sich nicht nur hervorragend zur Behandlung von Magenschmerzen, ja, er hilft sogar bei Magen- und Darmkoliken. Man kann den Heublumensack fertig in der Apotheke kaufen oder aber ihn selbst herstellen.

▶ **Zubereitung:** Man näht einen Leinensack in der Größe der zu behandelnden Stelle und füllt ihn mit Heublumen, bis er etwa fünf bis acht Zentimeter dick ist. Der Sack wird zugenäht, in einem Topf mit kochendem Wasser übergossen und sollte anschließend etwa eine Viertelstunde zugedeckt ziehen. Danach wird er zwischen zwei Holzbrettern ausgepresst.

▶ **Anwendung:** Man schlägt den Sack in ein Tuch ein und legt ihn so heiß wie nur möglich auf die schmerzende Stelle. Mit einem Wolltuch wird er fest am Körper angebunden. Er bleibt so lange liegen, bis er kalt geworden ist.

Johanniskrautöl

Johanniskrautöl eignet sich gut als Mittel zur Beruhigung eines nervösen Magens.

▶ **Anwendung:** Man nimmt bei Bedarf oder auch als Kur über längere Zeit täglich ein bis zwei Teelöffel Johanniskrautöl ohne weitere Zusätze ein.

▶ **Achtung:** *Dieses Öl macht lichtempfindlich. Deshalb sollte der Patient während der Einnahme Höhensonne, Solarium und direkte Sonnenbestrahlung meiden!*

Kümmelschnaps

Kümmelschnaps ist auch ein gutes Mittel gegen nervöse Magenbeschwerden.

▶ **Zubereitung:** 50 Gramm zerstoßener Kümmel werden mit eine Dreiviertelliter Kornschnaps übergossen. Diese Mischung muss zehn Tage lang ziehen und wird dann abgeseiht.

▶ **Anwendung:** Man trinkt bei Bedarf ein Likörglas des Schnapses.

Melissentee

Melissentee beruhigt den Magen und hat außerdem eine entblähende Wirkung.

▶ **Zubereitung:** Zwei Teelöffel zerschnittene Melissenblätter werden mit einer Tasse kochendem Wasser übergossen, müssen zugedeckt etwa zehn Minuten ziehen und werden dann abgeseiht.

▶ **Anwendung:** Man trinkt täglich dreimal eine Tasse des ungesüßten Tees.

Wärmflasche

Die Wärmflasche ist natürlich schon von alters her ein gutes Hausmittel gegen Magenschmerzen. Sie lockert außerdem verkrampfte Muskeln.

▶ **Anwendung:** So heiß wie der Patient es verträgt sollte Wasser in eine Gummiwärmflasche gefüllt werden. Diese wird dann mit einem Tuch umwickelt und auf die Magenregion gelegt.

Nervosität und Schlafstörungen

In unserer hektischen Zeit klagt fast jeder über Schlafstörungen. Und viele Menschen greifen recht schnell nach einem Schlafmittel aus der Apotheke. Doch man sollte es auf jeden Fall – bevor man sich vom Arzt Schlaftabletten verschreiben lässt – mit den guten alten Hausmitteln aus Großmutters Zeit versuchen.

Baldrian-Bad

Ein Baldrianbad wirkt als zusätzliche Maßnahme – neben Tees – ganz hervorragend. Man kann Baldrian-Bäder fertig in der Apotheke kaufen, aber auch selbst herstellen.

▶ **Zubereitung:** 100 Gramm Baldrianwurzel werden mit einem Liter kochendem Wasser übergossen. Der Sud soll zehn Stunden ziehen und wird danach abgeseiht.

▶ **Anwendung:** Man setzt diese Flüssigkeit dem Badewasser zu, wobei die Badetemperatur 38 Grad Celsius betragen sollte und die Badedauer etwa eine Viertelstunde.

Baldrian-Melissen-Koriander-Teemischung

Die Baldrian-Melissen-Koriander-Teemischung hilft vor allem dann zu geruhsamem Schlaf, wenn die Schlafstörungen durch Verdauungsbeschwerden etwa nach zu üppigem Essen hervorgerufen werden. Man mischt sich den Tee aus jeweils 10 Gramm Baldrianwurzel, Melissenblättern, Korianderfrüchten und Ingwerwurzel sowie 20 Gramm Johanniskraut.

▶ **Zubereitung:** Zwei gehäufte Teelöffel der Mischung werden mit einem Viertelliter kochendem Wasser übergossen, müssen zehn Minuten ziehen und werden dann abgeseiht.

▶ **Anwendung:** Man trinkt vor dem Zubettgehen eine halbe Tasse ungesüßten Tee.

Baldrian-Melissen-Teemischung

Die Baldrian-Melissen-Teemischung sorgt für Entspannung und löst seelische Verkrampfungen. Man mischt dafür jeweils 10 Gramm Baldrianwurzel und Melissenblätter.

▶ **Zubereitung:** Zwei Teelöffel der Mischung werden mit einem Viertelliter heißem Wasser übergossen, sollten zehn Minuten ziehen und werden dann abgeseiht.

▶ **Anwendung:** Man trinkt täglich zwei bis drei Tassen des ungesüßten Tees.

Baldriantee

Baldriantee ist der Tee aus einer altbewährten Heilpflanze. Er wirkt beruhigend auf das Zentralnervensystem ein und ist auch krampflösend.

▶ **Zubereitung:** Zwei Teelöffel zerkleinerte Baldrianwurzel übergießt man mit einem Viertelliter kaltem Wasser und lässt dies dann zehn bis zwölf Stunden zugedeckt ziehen. Gelegentlich sollte man umrühren. Danach wird der Kaltauszug abgeseiht und auf Trinktemperatur erwärmt.

▶ **Anwendung:** Man trinkt täglich zwei bis drei Tassen ungesüßten Tee.

Baldriantropfen

Baldriantropfen haben dieselbe Wirkung wie Baldriantee. man bekommt sie in der Apotheke und sie sind vor allem dann gut geeignet, wenn man Entspannung in bestimmten Situationen – etwa Prüfungen oder wichtige Geschäftsverhandlungen – braucht.

▶ **Anwendung:** Man nimmt etwa eine halbe Stunde vor dem entsprechenden Termin einen halben Teelöffel Baldriantropfen in etwas Wasser ein.

▶ **Achtung:** *Die Baldriantropfen enthalten Alkohol!*

Baldrianwein

Baldrianwein kann man leicht selbst herstellen. Er wirkt gegen nervöse Unruhe und bei Schlafstörungen. Man kann eine ähnlich beruhigende Wirkung auch mit Melissen- oder Hopfenwein erzielen.

▶ **Zubereitung:** Ein Liter Weißwein wird mit 30 Gramm fein geschnittener Baldrianwurzel versetzt und sollte dann gut verschlossen etwa zwei Wochen bei Zimmertemperatur ziehen können. Danach seiht man durch ein Tuch oder Filterpapier ab.

▶ **Anwendung:** Täglich nimmt man zwei- bis dreimal ein Likörgläschen voll ein.

Entspannung und Schlafvorbereitung

Entspannung und Schlafvorbereitung sind wichtig, denn ohne dies kann kein Mensch die nötige Ruhe finden. Einige Hausmittel helfen dabei, wenn man aus Stressgründen nicht mehr selbst entspannen kann.

Essigstrumpf

Der Essigstrumpf ist schon von Pfarrer Sebastian Kneipp als probates Mittel gegen Nervosität und Einschlafstörungen empfohlen worden.

▶ **Zubereitung:** Man gibt in einen halben Liter zimmerwarmes Wasser drei Esslöffel Essig.

▶ **Anwendung:** In diese Wasser-Essig-Mischung legt man Baumwoll-Kniestrümpfe, wringt sie kurz aus und zieht sie dann an. Beide Beine umwickelt man gut mit wollenen Tüchern und zieht die Essigstrümpfe nach etwa einer Stunde wieder aus.

Heublumenbad

Das Heublumenbad dient ebenfalls zur Beruhigung, hilft aber auch gegen eine allgemeine Schwäche.

▶ **Zubereitung:** 500 Gramm Heublumen werden mit drei Litern Wasser übergossen, zum Sieden gebracht und dann nach einer halben Stunde abgeseiht.

▶ **Anwendung:** Diese Flüssigkeit setzt man dem Badewasser zu. Man sollte beim Heublumenbad eine Temperatur von 38 Grad Celsius einhalten (also nicht zu heiß baden) und etwa eine Viertelstunde im Wasser bleiben.

Hopfen-Melissen-Teemischung

Die Hopfen-Melissen-Teemischung hilft ausgezeichnet gegen nervöse Erregung und Einschlafstörungen. Man mischt sich je 20 Gramm Hopfenzapfen und Melissenblätter sowie 10 Gramm Baldrianwurzel.

▶ **Zubereitung:** Zwei gehäufte Teelöffel der Mischung werden mit einem Viertelliter lauwarmem Wasser übergossen und müssen anschließend fünf Stunden zugedeckt ziehen. Danach seiht man das Ganze ab und bringt den Tee auf Trinktemperatur.

▶ **Anwendung:** Man trinkt täglich zwei Tassen ungesüßten Tee. Als Schlaftrunk kann man eine halbe Stunde vor dem Zubettgehen eine Tasse mit Honig gesüßtem Tee zu sich nehmen.

▶ **Achtung:** *Diabetiker dürfen nur ungesüßten Tee trinken!*

»Kindertropfen«

»Kindertropfen« sind nicht nur für Kinder gedacht – sie helfen auch Erwachsenen beim Einschlafen. Man kann sie sich in der Apotheke mischen lassen, und zwar aus 10 Gramm Kamillentinktur und jeweils 5 Gramm Pfefferminz-, Wermut- und Baldriantinktur sowie Hoffmannstropfen.

▶ **Anwendung:** Kinder nehmen zehn, Erwachsene 30 Tropfen auf Zucker oder in etwas Wasser ein.

▶ **Achtung:** *Diabetiker dürfen keinen Zucker zu sich nehmen. Die Tropfen enthalten Alkohol.*

Knoblauch

Knoblauch ist – obwohl man das kaum glauben mag – ein gutes Mittel gegen Abgeschlagenheit und Leistungsminderung. Und er hilft auch bei Schlafstörungen. Man kann Knoblauchdragées in der Apotheke kaufen. Wer gegen den Geruch nichts einzuwenden hat, kann frischen Knoblauch zu sich nehmen.

▶ **Anwendung:** Täglich isst man eine frische, klein geschnittene Knoblauchzehe, z. B. auf Butterbrot, als Einschlafhilfe.

Kräuterkissen

Kräuterkissen sind ein altes Heilmittel der Volksmedizin – auch gegen Einschlafstörungen. In der Apotheke bekommt man fertige Kräuterkissen, man kann sie aber auch selbst herstellen. Kräuter gegen Schlaflosigkeit sind Oregano, Quendel, Hopfen, Lavendel und Thymian.

▶ **Zubereitung:** Man näht eine kleine Kissenhülle, füttert sie mit Verbandswatte und füllt dann die Duftkräuter aus der Apotheke ein. Ein Teil der Kräuter sollte grob gepulvert sein, der andere Teil geschnitten.

▶ **Anwendung:** Man legt das Kräuterkissen abends unter das Kopfkissen oder direkt unter den Kopf.

Lavendel-Bad

Ein Lavendel-Bad ist bei nervösen Einschlafstörungen sehr zu empfehlen. Es wirkt entspannend und beruhigend.

▶ **Zubereitung:** 50 bis 60 Gramm Lavendelblüten werden mit einem Liter Wasser übergossen, zum Sieden gebracht und dann nach zehn Minuten abgeseiht.

▶ **Anwendung:** Diesen Absud gibt man dem Badewasser zu. Man sollte bei 38 Grad Celsius baden und etwa eine Viertelstunde im Wasser bleiben.

»Mehrerlei-Tropfen«

»Mehrerlei-Tropfen« wirken sehr beruhigend bei Aufregungen und Überanstrengung. Man kann sich in der Apotheke folgende Zusammensetzung mischen lassen: 20 Gramm Melissengeist und dazu jeweils 10 Gramm ätherische Baldriantropfen, Pfefferminz- und Weißdorn-Tinktur.

▶ **Anwendung:** Man nimmt zehn bis 30 Tropfen auf Zucker oder in etwas Wasser ein.

▶ **Achtung:** *Diabetiker dürfen die Tropfen nur in Wasser zu sich nehmen. Die »Mehrerlei-Tropfen« enthalten Alkohol.*

Melissen-Bad

Das Melissen-Bad wirkt bei Nervosität ausgleichend und entspannend. Man kann es fertig in der Apotheke oder im Reformhaus kaufen, aber auch selbst herstellen.

▶ **Zubereitung:** 50 bis 60 Gramm Melissenblätter werden in einem Liter kaltem Wasser angesetzt, zum Sieden gebracht und dann nach zehn Minuten abgeseiht.

▶ **Anwendung:** Diesen Sud gibt man dem Badewasser zu. Die Badetemperatur sollte 38 Grad Celsius betragen; man sollte nicht länger als eine Viertelstunde in der Wanne bleiben.

Melissen-Fenchel-Kümmel-Teemischung

Die Melissen-Fenchel-Kümmel-Teemischung hilft ebenfalls gegen Schlafstörungen, die von Verdauungsbeschwerden herrühren. Man mischt den Tee aus 15 Gramm Melissenblättern, 10 Gramm zerstoßenen Fenchelfrüchten sowie jeweils 5 Gramm zerstoßenem Kümmel, Pfefferminzblättern, Baldrianwurzel und Johanniskraut.

▶ **Zubereitung:** Zwei gehäufte Teelöffel der Mischung werden mit einem Viertelliter kochendem Wasser übergossen, müssen zehn Minuten ziehen und werden dann abgeseiht.

▶ **Anwendung:** Man trinkt vor dem Zubettgehen eine halbe Tasse ungesüßten Tee.

Melissen-Orangenblüten-Teemischung

Die Melissen-Orangenblüten-Teemischung sollte man dann trinken, wenn man an Schlafstörungen leidet, weil man am Abend nicht »abschalten« kann. Man mischt dann 25 Gramm Melissenblätter mit jeweils 10 Gramm Orangenblüten und Hagebuttenfrüchten mit Samen sowie 5 Gramm Hibiskusblüten (Rote Malve).

▶ **Zubereitung:** Zwei Teelöffel der Mischung übergießt man mit einem Viertelliter kochendem Wasser, lässt alles zehn Minuten ziehen und seiht dann ab. Man kann noch mit einem Teelöffel Honig süßen.

▶ **Anwendung:** Vor dem Zubettgehen trinkt man eine halbe Tasse Tee.

Melissentee

Melissentee war schon in den Klostergärten zu Zeiten Karls des Großen als Heilmittel gegen Nervosität und Überreizungen bekannt. Eine Kur mit Melissentee ist für all jene Menschen das Richtige, die abends keine Ruhe finden, weil sie tagsüber total überlastet sind.

▶ **Zubereitung:** Drei Teelöffel geschnittene Melissenblätter werden mit einem Viertelliter kochendem Wasser übergossen, müssen zugedeckt etwa zehn Minuten ziehen und werden dann abgeseiht.

▶ **Anwendung:** Als Kur trinkt man sechs Wochen lang täglich drei Tassen Melissentee. Man kann die Wirkung des Tees durch Zugabe von Bienenhonig verstärken.

▶ **Achtung:** *Diabetiker dürfen ihren Tee nicht mit Honig süßen!*

Melissenwein

Melissenwein spielte schon früher in der Volksmedizin eine wichtiger Rolle. Als beruhigender Medizinalwein kann man ihn bei nervöser Unruhe und bei Schlafstörungen einnehmen.

▶ **Zubereitung:** Ein Liter Weißwein wird mit 500 Gramm Melissenblättern versetzt und sollte gut verschlossen zwei Wochen bei Zimmertemperatur und abgedunkelt ziehen. Danach seiht man ihn durch ein Tuch oder einen Papierfilter ab.

▶ **Anwendung:** Man trinkt täglich zwei- bis dreimal ein Likörglas voll Wein.

Milch-Fenchel-Honig

Milch-Fenchel-Honig ist eine gute Einschlafhilfe.

▶ **Zubereitung:** Man kocht zwei Teelöffel zerdrückter Fenchelfrüchte mit einem Viertelliter Vollmilch auf, seiht alles durch ein Sieb und verrührt es nach dem Abkühlen mit zwei Esslöffeln Honig.

▶ **Anwendung:** Etwa eine halbe Stunde vor dem Zubettgehen trinkt man den Milch-Fenchel-Honig.

▶ **Achtung:** *Diabetiker sollten keinen Honig zu sich nehmen!*

Oliventee

Oliventee wird immer öfter auch als Mittel zur Entspannung gebraucht.

▶ **Zubereitung:** Zwei gehäufte Teelöffel Olivenblätter werden mit einem Viertelliter kochendem Wasser übergossen. Man lässt das Ganze zehn Minuten ziehen und seiht es ab. Nach Geschmack kann man mit Honig süßen.

▶ **Anwendung:** Als Kur trinkt man Oliventee drei Wochen lang abends eine Tasse lauwarmen Tee.

▶ **Achtung:** *Diabetiker dürfen ihren Tee nur ungesüßt zu sich nehmen.*

Passionsblumentee

Die Passionsblume enthält Stoffe, die gegen Schlafstörungen und nervöse Unruhe wirken.

▶ **Zubereitung:** Zwei gehäufte Teelöffel Passionsblumenkraut werden mit einem Viertelliter kochendem Wasser übergossen. Man lässt den Tee zehn Minuten lang ziehen und seiht ihn dann ab.

▶ **Anwendung:** Täglich sollte man zwei Tassen des Tees trinken, und zwar ungesüßt.

Rotwein mit Zusätzen

Rotwein mit Zusätzen kann ein besonders wirksamer und schmackhafter Schlummertrunk sein.

▶ **Zubereitung:** Man zerstößt jeweils 10 Gramm Baldrianwurzel, Hopfenblüten, Melissenblätter und Johanniskraut sowie 5 Gramm Lavendelblüten sehr fein in einem Mörser. Die Kräuter gibt man in eine Literflasche Rotwein, die mit einem mittelschweren Rotwein aufgefüllt wird. Man schüttelt alles gut durch, gibt noch eine Stange Zimt dazu und lässt die Mischung zehn Tage lang ziehen. Zwischendurch schüttelt man die Flasche hin und wieder und seiht den Wein dann ab.

▶ **Anwendung:** Vor dem Zubettgehen trinkt man jeweils ein Likörglas des Kräuterweins.

Wassertreten

Wassertreten, Tautreten oder kurzes Umhergehen im Schnee oder auf kalten Steinen ist nicht nur erfrischend, sondern nützt auch, wenn man unter Einschlafstörungen leidet.

▶ **Anwendung:** Man geht ein bis drei Minuten (auf keinen Fall länger) in kaltem Wasser, Tau, Schnee oder auf kalten Steinen auf und ab. Danach rubbelt man die Füße mit einem rauen Handtuch wieder warm.

Rheumatische Leiden

Schon vor mehr als 2000 Jahren kannten die »alten Griechen« rheumatische Leiden, und bis heute gibt es kein Wundermittel dagegen, sie können noch nicht geheilt werden, und auch Ärzte können nur versuchen, ihren Fortgang

aufzuhalten und die Schmerzen so gut wie möglich zu lindern.
Die Volksmedizin kennt allerdings seit langem allerlei Mittel gegen die »Zipperlein«, die so manch einen Mitmenschen plagen. Die Gicht gehört zu den rheumatischen Leiden und ist eine Stoffwechselkrankheit. Gegen Gicht hat die Schulmedizin allerhand Mittel und Therapien entwickelt. Aus der Hausapotheke kommen noch einige hinzu.

Arnikasalbe

Arnikasalbe kann man in der Apotheke kaufen. Sie lindert unter anderem auch rheumatische Schmerzen.
▶ **Anwendung:** Man geht nach den Angaben auf der Packung vor.

▶ **Achtung:** *Auf Arnika reagieren manche Menschen allergisch mit Hautrötungen, Hautjucken oder sogar Bläschenbildung. Dann muss dieses Hausmittel sofort abgesetzt werden.*

Birkenblättersaft

Birkenblättersaft sollte man als Kur zu sich nehmen. Vor allem Gichtkranke empfinden eine Birkenblätter-Saftkur als vorteilhaft. Den Saft kann man in Apotheken, Reformhäusern und Drogerien kaufen.
▶ **Anwendung:** Vier Wochen lang sollte man kurmäßig täglich zwei- bis dreimal einen Esslöffel Birkenblättersaft einnehmen.

Birkenblätter-Tee

Birkenblätter-Tee sorgt dafür, dass rheumatische Beschwerden gelindert werden. Er regt den gesamten Körperstoffwechsel an.
▶ **Zubereitung:** Zwei gehäufte Teelöffel Birkenblätter werden mit einem Viertelliter kochendem Wasser übergossen, sollen zehn Minuten ziehen und werden dann abgeseiht.
▶ **Anwendung:** Den Tee trinkt man im Rahmen einer Kur vier bis acht Wochen lang, und zwar täglich zwei bis drei Tassen.

▶ **Achtung:** *Tees mit wassertreibender Wirkung sollten von Patienten, die unter Wasseransammlungen im Körper infolge einer eingeschränkten Herz- und Nierentätigkeit leiden, nur nach ärztlicher Beratung eingenommen werden!*

Birkenblätter-Brennnessel-Teemischung

Die Birkenblätter-Brennnessel-Teemischung ist bei rheumatischen Erkrankungen wie Gicht sehr zu empfehlen. Man mischt jeweils 10 Gramm Birken- und Brennnesselblätter sowie Bohnenschalen und Hagebuttenfrüchte mit Samen.
▶ **Zubereitung:** Man übergießt einen gehäuften Teelöffel der Mischung mit einem Viertelliter kochendem Wasser. Das Ganze soll wenigstens zehn Minuten ziehen und wird dann abgeseiht. Den Tee trinkt man schluckweise.

▶ **Anwendung:** Im Rahmen einer Kur trinkt man diesen Tee drei bis vier Wochen lang täglich zwei Tassen, und zwar ungesüßt.

Brennnesselsaft

Brennnesselsaft bekommt man in der Apotheke, im Reformhaus und in Drogerien. Er ist wirksam gegen rheumatische Beschwerden.

▶ **Anwendung:** Im Rahmen einer Kur nimmt man vier Wochen lang täglich zwei- bis dreimal einen Esslöffel Brennnesselsaft zu sich.

▶ **Achtung:** *Bei Wasseransammlungen im Körper (Ödemen) infolge einer eingeschränkten Herz- und Nierentätigkeit darf man diesen Saft nicht einnehmen!*

Brennnesseltee

Brennnesseltee wird kurmäßig getrunken, wenn man unter Muskelrheumatismus leidet. Auch für Gichtkranke ist er sehr bekömmlich.

▶ **Zubereitung:** Ein gehäufter Teelöffel Brennnesselkraut wird mit einem Viertelliter kochendem Wasser übergossen. Alles soll fünf bis zehn Minuten ziehen und wird dann abgeseiht.

▶ **Anwendung:** Im Rahmen einer Kur trinkt man diesen Tee vier bis acht Wochen lang, und zwar täglich drei Tassen.

Erdrauch-Liebstöckel-Teemischung

Die Erdrauch-Liebstöckel-Teemischung hilft vor allem gichtkranken Patienten mit gestörter Leberfunktion. Man mischt den Tee aus je 10 Gramm Erdrauchkraut und Liebstöckelwurzel sowie je 5 Gramm Tausendgüldenkraut und Pfefferminzblättern.

▶ **Zubereitung:** Ein gehäufter Teelöffel der Mischung wird mit einem Viertelliter kochendem Wasser übergossen, soll zehn Minuten ziehen und wird dann abgeseiht.

▶ **Anwendung:** Im Rahmen einer Kur trinkt man diesen Tee über drei bis vier Wochen täglich, und zwar zwei Tassen, ungesüßt.

▶ **Achtung:** *Sehr magenempfindliche Patienten können bei einer Teekur, in der Löwenzahn enthalten ist, Magenschmerzen bekommen. In solchen Fällen muss man die Teekur sofort beenden!*

Eukalyptusöl

Eukalyptusöl aus der Apotheke wird als Hausmittel gegen rheumatische Schmerzen empfohlen.

▶ **Anwendung:** Bei Bedarf gibt man einige Tropfen Öl auf die schmerzenden Stellen und massiert sie mit leichtem Druck ein.

▶ **Achtung:** *Auf ätherische Öle reagieren manche Menschen allergisch. In diesem Fall muss dieses Hausmittel sofort abgesetzt werden.*

▶ **Achtung:** *Eukalyptusöl ist wegen seines Gehalts an ätherischen Ölen für Säuglinge und Kinder unter fünf Jahren ungeeignet!*

Franzbranntwein

Franzbranntwein ist ein sehr altes Mittel aus dem Hausschatz unserer Großeltern. Früher und auch heute noch wird er erfolgreich als Einreibemittel bei rheumatischen Erkrankungen wie Gicht verwendet.

▶ **Anwendung:** Mehrmals täglich reibt man die schmerzenden Stellen mit Franzbranntwein ein. Akut von Gicht befallene Stellen bedeckt man mit einem in Franzbranntwein getränkten Mull-Läppchen.

Giersch-Auflage

Die Giersch-(Geißfuß-)Auflage ist schon seit alters als Gicht-Mittel bekannt.

▶ **Zubereitung:** Man zerquetscht frische Gierschblätter zu einem Brei.

▶ **Anwendung:** Der Brei wird auf die befallene Stelle gelegt. Die Auflage sollte alle zwei Stunden erneuert werden.

▶ **Achtung:** *Giersch oder Geißblatt ist ein Doldengewächs. Man darf die Pflanze nur dann selbst sammeln, wenn man sie genau kennt. Denn es gibt auch sehr giftige Doldengewächse.*

Giersch-(Geißfuß-)Tee

Giersch-(Geißfuß-)Tee ist ein uraltes Hausmittel für Patienten, die unter Gicht leiden.

▶ **Zubereitung:** Ein gehäufter Teelöffel geschnittene, getrocknete Gierschblätter (aus der Apotheke) werden mit einem Viertelliter kochendem Wasser überbrüht. Man lässt alles zehn Minuten ziehen und seiht dann ab.

▶ **Anwendung:** Als Kur trinkt man Gierschtee höchstens zwei Wochen lang, täglich drei Tassen.

Goldruten-Birkenblätter-Teemischung

Die Goldruten-Birkenblätter-Teemischung wird vor allem Gichtkranken mit verminderter Wasserausscheidung empfohlen. Man mischt 20 Gramm Goldrutenkraut mit jeweils 10 Gramm Birkenblättern, Löwenzahnwurzel mit Kraut, Hauhechelwurzel und Pfefferminzblättern.

▶ **Zubereitung:** Ein gehäufter Teelöffel dieser Mischung wird mit einem Viertelliter kochendem Wasser übergossen; alles soll zehn Minuten ziehen und wird dann abgeseiht.

▶ **Anwendung:** Als Kur trinkt man diesen Tee drei bis vier Wochen lang; täglich nimmt man zwei Tassen ungesüßten Tee zu sich.

▶ **Achtung:** *Wer unter Wasseransammlungen leidet, die durch eine eingeschränkte Herz- und Nierentätigkeit entstehen, sollte diesen wassertreibenden Tee nicht ohne ärztlichen Ratschlag trinken!*

Heublumenbad

Ein Heublumenbad kann rheumatischen Leiden wie Gicht spürbar lindern. Man kann dieses Bad fertig in der Apotheke kaufen, kann es aber auch selbst herstellen.

▶ **Zubereitung:** 500 Gramm Heublumen werden mit drei Litern Wasser übergossen, zum Sieden gebracht und nach einer halben Stunde abgeseiht.

▶ **Anwendung:** Diese Flüssigkeit setzt man dem Badewasser zu. Man sollte beim Heublumenbad eine Temperatur von 38 Grad Celsius einhalten und etwa eine Viertelstunde im Wasser bleiben.

Heublumensack

Der Heublumensack ist ein wichtiges Heilmittel gegen rheumatische Leiden. Die Auflage dieses Kräutersacks begünstigt den Gewebestoffwechsel, entkrampft die Muskeln und lindert nachhaltig den Schmerz.

▶ **Zubereitung:** Man näht einen Leinensack in der Größe der zu behandelnden Stelle und füllt ihn mit Heublumen, bis er etwa fünf bis acht Zentimeter dick ist. Der Sack wird zugenäht, in einem Topf mit kochendem Wasser übergossen und sollte etwa eine Viertelstunde zugedeckt ziehen. Danach wird er zwischen zwei Holzbrettern ausgepresst.

▶ **Anwendung:** Man schlägt den Sack in ein Tuch ein und legt ihn so heiß wie nur möglich auf die schmerzende Stelle. Mit einem Wolltuch wird er fest am Körper angebunden. Er bleibt so lange liegen, bis er kalt geworden ist.

Holunder-Schachtelhalm-Teemischung

Die Holunder-Schachtelhalm-Teemischung wird vor allem den Patienten empfohlen, die an Muskel- oder Gelenkrheumatismus oder Hexenschuss leiden. Man wendet die Teemischung als Kur an. Gemischt werden jeweils 10 Gramm Holunderblättern, Schachtelhalm, Brennnesselblätter und Löwenzahnwurzel mit Kraut.

▶ **Zubereitung:** Ein gehäufter Teelöffel der Mischung wird mit einem Viertelliter kochendem Wasser übergossen, soll zehn Minuten ziehen und wird dann abgeseiht.

▶ **Anwendung:** Man trinkt – etwa acht Wochen lang – täglich zwei Tassen des ungesüßten Tees.

▶ **Achtung:** *Wer unter Ödemen wegen eingeschränkter Herz- oder Nierentätigkeit leidet, darf wassertreibende Tees ohne Rücksprache mit dem Arzt nicht über einen längeren Zeitraum trinken!*

Holunderbeersaft

Holunderbeersaft soll gegen schmerzhafte rheumatische Anfälle helfen. Den Saft bekommt man in der Apotheke und im Reformhaus.

▶ **Anwendung:** Vier Wochen lang trinkt man – als Kur – dreimal täglich einen Achtelliter Holunderbeersaft.

Holunderblütentee

Holunderblütentee wird vor allem den Patienten empfohlen, die ein chronisches rheumatisches Leiden haben. Man kann mit diesem Tee die Schmerzen lindern und auch die Abstände zwischen den Schmerzanfällen vergrößern.

▶ **Zubereitung:** Ein gehäufter Teelöffel Holunderblätter wird mit einem Viertelliter kochendem Wasser übergossen. Man lässt den Tee zehn Minuten ziehen und seiht ihn dann ab.

▶ **Anwendung:** Als Kur trinkt man Holunderblütentee vier bis sechs Wochen lang, und zwar täglich zwei bis drei Tassen ungesüßten Tee, nicht zu warm.

Ringelblumensalbe

Ringelblumensalbe ist von alters her ein bekanntes Hausmittel gegen rheumatische Leiden wie Gicht. Die Salbe ist in der Apotheke zu bekommen.

▶ **Anwendung:** Man hält sich an die Angaben auf der Packung,.

Johanniskrautöl

Auf Johanniskrautöl können rheuma- und gichtkranke Menschen kaum verzichten. Das Öl kann man in Apotheken kaufen.

▶ **Anwendung:** Man reibt die erkrankten Körperstellen oder die »gichtigen« Gelenke mehrmals täglich mit Johanniskrautöl ein.

Kalter Wasserguss

Ein kalter Wasserguss ist ein sehr altes Hausmittel, das man vor allem dann anwendet, wenn die Schmerzen in der Schulter auftreten und jede Bewegung des Armes schmerzhaft ist.

▶ **Anwendung:** Man füllt eine Gießkanne mit kaltem Wasser. Dann begießt man zuerst den Handrücken, die Außenseiten des einen Arms bis zur Schulter, danach die Arminnenseite von oben bis hin zur Innenseite der Hand. Der ganze Arm sollte von einem »Wassermantel« umhüllt sein. Den anderen Arm behandelt man anschließend auf dieselbe Weise. Der kalte Wasserguss wird zweimal wiederholt.

Kampferspiritus

Kampferspiritus kannten unsere Großeltern als bewährtes Hausmittel gegen rheumatische Leiden wie Gicht.

▶ **Anwendung:** Man reibt die erkrankten Stellen mehrmals täglich mit Kampferspiritus ein. Von Gicht befallene Gelenke bedeckt man mit einem Mull-Läppchen, das vorher in Kampferspiritus getaucht worden ist.

Löwenzahn-Pfefferminz-Teemischung

Die Löwenzahn-Pfefferminz-Teemischung wird – wie viele Tees gegen rheumatische Leiden wie Gicht – als Kur angewendet. Man mischt 20 Gramm Löwenzahnwurzel mit Kraut sowie jeweils 5 Gramm Pfefferminzblätter, Hagebuttenfrüchte mit Samen und Hibiskusblüten (Rote Malve).

▶ **Zubereitung:** Ein bis zwei Teelöffel dieser Mischung werden mit einer Tasse kaltem Wasser übergossen, zum Sieden gebracht und sollen nach zehn Minuten ziehen abgeseiht werden.

▶ **Anwendung:** Mindestens acht Wochen lang trinkt man morgens zum oder nach dem Frühstück sowie abends vor dem Zubettgehen je eine Tasse ungesüßten Tee.

▶ **Achtung:** *Löwenzahn kann bei empfindlichen Menschen Magenschmerzen hervorrufen. Dann muss dieses Hausmittel sofort abgesetzt werden!*

Löwenzahnsaft

Löwenzahnsaft sollten solche Patienten zu sich nehmen, denen eine Teekur mit Löwenzahntee zu umständlich ist. Löwenzahnsaft bekommt man in der Apotheke, im Reformhaus oder in der Drogerie.

▶ **Anwendung:** Sechs bis acht Wochen lang nimmt man täglich zweimal je ein bis eineinhalb Esslöffel Löwenzahnsaft ein.

▶ **Achtung:** *Patienten, die unter einem Verschluss oder einer Entzündung der Gallenwege leiden, dürfen diesen Saft nicht einnehmen!*

Löwenzahnsalat

Löwenzahnsalat ist eine gute Ergänzung zu einer Kur mit Löwenzahntee oder -saft. Dieselbe Wirkung erreichen Rheumapatienten auch mit Brennnessel- oder Birkenblättersalat.

Löwenzahn-Tausendgüldenkraut-Teemischung

Die Löwenzahn-Tausendgüldenkraut-Teemischung trinkt man als Kur – ihr Geschmack ist besser als reiner Löwenzahntee (siehe rechts). Man mischt 20 Gramm Löwenzahnwurzel mit Kraut mit jeweils 5 Gramm Pfefferminzblättern, Hagebuttenfrüchten mit Samen und Hibiskusblättern (Rote Malve).

▶ **Zubereitung:** Ein bis zwei Teelöffel der Mischung werden mit einer Tasse kaltem Wasser übergossen, zum Sieden gebracht und sollen zehn Minuten ziehen. Danach wird abgeseiht.

▶ **Anwendung:** Mindestens acht Wochen lang trinkt man morgens zum oder nach dem Frühstück sowie abends vor dem Zubettgehen eine Tasse des ungesüßten Tees.

▶ **Achtung:** *Magenempfindliche Menschen können bei längerem Genuss von Löwenzahn Magenschmerzen bekommen. Dann muss man dieses Hausmittel sofort absetzen!*

Löwenzahntee

Löwenzahntee ist bei nahezu allen Beschwerden des rheumatischen Formenkreises wirksam. Eine Teekur sorgt für bessere Durchblutung des Bindegewebes und die allgemeine Anregung des Stoffwechsels. Rheumaschmerzen werden verringert, auch die Rheumaanfälle werden seltener.

▶ **Zubereitung:** Ein bis zwei Teelöffel zerschnittene Löwenzahnwurzel mit Kraut werden mit einer Tasse kaltem Wasser übergossen, zum Sieden gebracht und sollen zehn Minuten ziehen. Dann seiht man ab.

▶ **Anwendung:** Als Kur trinkt man Löwenzahntee mindestens acht Wochen lang täglich zweimal; und zwar morgens zum Frühstück eine Tasse sowie abends vor dem Zubettgehen.

▶ **Achtung:** *Patienten, die unter einem Verschluss oder einer Entzündung der Gallenwege leiden, dürfen diesen Tee nicht trinken. Ebenso sehr magenempfindliche Menschen – bei ihnen kann es nach dem Genuss von Löwenzahn zu Magenschmerzen kommen. Dann muss man die Teekur sofort beenden!*

Moor- und Schwefelbad

Das Moor- und Schwefelbad ist ein altes Hausmittel bei rheumatischen Leiden. Man kann das Bad fertig in der Apotheke kaufen, sollte aber vorher den Arzt befragen.

▶ **Anwendung:** Man wendet dieses Bad nach der Packungsanleitung an.

Obstessig mit Honig

Obstessig mit Honig wird bei rheumatischen Leiden empfohlen.

▶ **Zubereitung:** Je zwei Teelöffel Obstessig und Honig werden in einem Viertelliter kaltem Wasser verrührt und dann täglich morgens getrunken.

▶ **Achtung:** *Diabetiker dürfen keinen Honig zu sich nehmen!*

Rhabarber-Sennesschoten-Teemischung

Die Rhabarber-Sennesschoten-Teemischung ist für alle jene Patienten geeignet, die unter Gicht und chronischer Verstopfung (siehe Seite 185) leiden. Man mischt diesen Tee aus je 10 Gramm Rhabarberwurzel und Sennesschoten sowie je 5 Gramm Pfefferminzblättern und Hagebuttenfrüchten mit Samen.

▶ **Zubereitung:** Ein gehäufter Teelöffel der Mischung wird mit einem Viertelliter kochendem Wasser übergossen, muss zehn Minuten ziehen und wird dann abgeseiht.

▶ **Anwendung:** Als Kur trinkt man diesen Tee drei bis vier Wochen lang täglich zweimal ungesüßt.

Schachtelhalmbad

Das Schachtelhalmbad wurde schon von unseren Großeltern als Heilmittel gegen rheumatischen Leiden wie Gicht empfohlen.

▶ **Zubereitung:** 100 Gramm Schachtelhalm werden mit zwei Litern kochendem Wasser übergossen, nach einer Stunde zum Sieden gebracht, eine Viertelstunde lang gekocht und dann abgeseiht.

▶ **Anwendung:** Diesen Sud setzt man dem Badewasser zu. Die Temperatur des Bades sollte 39 Grad Celsius betragen, die Badezeit etwa zehn bis 15 Minuten. Danach sollte man eine Bettruhe von einer Stunde einhalten.

Schafgarben-Schachtelhalm-Teemischung

Die Schafgarben-Schachtelhalm-Teemischung hilft immer dann, wenn man unter Muskel- oder Gelenkrheumatismus oder Hexenschuss leidet. Man mischt jeweils 10 Gramm Schafgarbenkraut, Schachtelhalm, Weidenrinde, Birkenblätter und Löwenzahnwurzel mit Kraut.

▶ **Zubereitung:** Ein gehäufter Teelöffel der Mischung wird mit einem Viertelliter kochendem Wasser übergossen, soll zehn Minuten lang ziehen und wird dann abgeseiht.

▶ **Anwendung:** Als Kur trinkt man diesen Tee acht Wochen lang täglich zweimal eine Tasse.

▶ **Achtung:** *Auf Schafgarbentee reagieren manche Menschen allergisch: Es kann zu Hautrötungen, Jucken und Nesselausschlag kommen. Man kann bei diesem Tee jedoch statt der Schafgarbe auch Melissenblätter verwenden.*

Schlehen-Veilchen-Teemischung

Die Schlehen-Veilchen-Teemischung eignet sich für Gichtkranke, die außerdem an chronischer Verstopfung leiden. Man mischt den Tee aus je 10 Gramm Schlehenkraut und Veilchenblüten sowie jeweils 5 Gramm Holunderblüten und Faulbaumrinde.

▶ **Zubereitung:** Ein gehäufter Teelöffel der Mischung wird mit einem Viertelliter kochendem Wasser übergossen, sollte zehn Minuten lang ziehen und wird dann abgeseiht.

▶ **Anwendung:** Als Kur trinkt man diesen Tee drei bis vier Wochen lang täglich zwei Tassen, und zwar ungesüßt.

Senfpflaster

Das Senfpflaster oder die Senfauflage waren schon früher beliebte Heilmittel gegen rheumatische Erkrankungen. Heute kann man Senfpflaster fertig in der Apotheke kaufen. Man kann es aber auch selbst herstellen.

▶ **Zubereitung:** Eine Hand voll Senfkörner werden im Mörser zerstoßen, mit drei bis vier Esslöffeln warmem Wasser übergossen. Anschließend wartet man ab, bis ein starker, beißender Geruch entstanden ist.

▶ **Anwendung:** Der Senfbrei wird auf ein etwa handtellergroßes Leinentuch gestrichen, das man dann auf die schmerzende Stelle legt. Nachdem man noch ein Wolltuch darüber gelegt hat, bleibt die Auflage ein paar Minuten darauf liegen. Sobald die Wärme in Brennen übergeht, muss sie allerdings entfernt werden, damit keine Blasen entstehen. Man wäscht die Körperstelle danach mit lauwarmem Wasser ab. Senfpflaster kann man alle zwei Tage auflegen.

Senfspiritus und Ameisengeist

Senfspiritus und Ameisengeist (Ameisensäure) sind schon im Hausschatz unserer Großmütter als erfolgreiches Mittel gegen rheumatische Leiden wie Gicht erwähnt. Beides bekommt man in der Apotheke.

▶ **Anwendung:** Man mischt Senfspiritus und Ameisengeist zu gleichen Teilen und trägt das Ganze dann mehrmals täglich auf die rheumatischen Körperstellen auf. Von Gicht befallene Gelenke kann man mit einem Mull-Läppchen belegen, das man mit dieser Mischung getränkt hat.

Teufelskrallentee

Teufelskrallentee stammt ursprünglich aus Afrika und hilft bei rheumatischen Erkrankungen und Arthrose. Man sollte auch diesen Tee (aus der Apotheke) als Kur anwenden.

▶ **Anwendung:** Man geht nach den Dosierungsvorschriften auf der Packung vor.

Wacholderbeerkur

Die Wacholderbeerkur ist schon von Pfarrer Sebastian Kneipp als heilsames Mittel gegen rheumatische Leiden verordnet worden.

▶ **Anwendung:** Insgesamt 30 Tage lang kaut man Wacholderbeeren, und zwar nach folgendem Rezept: am ersten Tag dreimal täglich eine Beere, am zweiten tag dreimal täglich zwei Beeren und so fort, bis man bei dreimal 15 Beeren täglich angelangt ist. Danach verringert man die Dosis wieder um eine Beere pro Tag – 15 Tage lang. Man darf diese Kur frühestens nach drei Monaten wiederholen.

▶ **Achtung:** *Die Wacholderbeerkur darf nur von Patienten mit gesunden Nieren und nach ausdrücklicher Billigung des Arztes angewendet werden.*

▶ **Vorsicht:** *Schwangere dürfen diese Kur nicht machen!*

Wacholderbeeren-Brennnessel-Teemischung

Die Wacholderbeeren-Brennnessel-Teemischung ist den Patienten empfohlen, die unter Muskel- oder Gelenkrheumatismus oder Hexenschuss sowie Gelenkrheuma leiden. Man mischt jeweils 10 Gramm zerstoßene Wacholderbeeren, Brennnessel- und Birkenblätter, Hagebuttenfrüchte mit Samen sowie Pfefferminzblätter.

▶ **Zubereitung:** Ein gehäufter Teelöffel der Mischung wird mit einem Viertelliter kochendem Wasser übergossen, soll zehn Minuten ziehen und wird dann abgeseiht.

▶ **Anwendung:** Als Kur trinkt man diesen Tee acht Wochen lang, und zwar täglich zweimal eine Tasse ungesüßt.

▶ **Achtung:** *Während der Schwangerschaft darf man keinen Tee trinken, der Wacholderbeeren enthält!*

Sonnenbrand

Heute muss sich niemand mehr einen Sonnenbrand holen: Zu gut und perfekt schützen uns die entsprechenden Sonnenschutzmittel der Kosmetikindustrie. Die meisten sind allergiegetestet und mit hohen Lichtschutzfaktoren für jeden Hauttyp zu haben. Auch wegen der eventuellen Hautkrebsgefahr sollte man einen Sonnenbrand unbedingt vermeiden. Wenn es aber doch einmal passiert ist, empfehlen sich zwei Hausmittel:

Labkrautbad

Ein Labkrautbad lindert die Schmerzen sonnenverbrannter Haut.

▶ **Zubereitung:** 100 Gramm getrocknetes Labkraut werden mit zwei Litern kaltem Wasser übergossen, zum Sieden gebracht und sollen ein bis zwei Minuten kochen. Dann seiht man ab.

▶ **Anwendung:** Man setzt diesen Sud dem Badewasser zu. Beim Labkrautbad sollte man nicht über 35 Grad Celsius baden und etwa zehn bis 15 Minuten im Wasser bleiben.

Quarkauflage

Die Quarkauflage ist ebenfalls ein altbewährtes Mittel gegen einen Sonnenbrand.

▶ **Zubereitung:** Fünf Esslöffel Magerquark werden mit so viel Milch gemischt, dass der Quark gut streichfähig wird.

▶ **Anwendung:** Man streicht den Quark dann auf einen Leinenlappen und legt diesen auf die vom Sonnenbrand betroffenen schmerzenden Hautstellen. So lange die Quarkauflage kühlt, lässt man sie liegen, danach erneuert man den Umschlag.

Verbrennungen und Verbrühungen

Verbrennungen (durch Flammeneinwirkung und heiße Gegenstände) und Verbrühungen (durch heiße Flüssigkeiten) sind beim Kochen oder im Sommer beim Grillen leider keine Seltenheit. Diese Verletzungen der Haut werden je nach ihrer Schwere und Symptome in vier Grade eingeteilt: Der 1. Grad äußert sich in einer Rötung, der 2. Grad in Blasenbildung, der 3. Grad im Gewebsuntergang (medizinisch Nekrose) und der 4. Grad in der Verkohlung der betroffenen Hautpartien.

Schwere Verbrennungen oder Verbrühungen, Verkohlungen oder gar große Brandwunden (3. und 4. Grad) muss man sofort vom Arzt behandeln lassen. Für kleinere Verletzungen dieser Art (1. und 2. Grad) gibt es allerdings zwei einfache Hausmittel.

Essig

Essig ist ein probates Erste-Hilfe-Mittel bei Verbrennungen und Verbrühungen 1. und 2. Grades – allerdings nur dann, wenn keine offenen Brandwunden vorhanden sind.

▶ **Anwendung:** Man mischt Essig und Wasser im Verhältnis 1:1. Die verbrannten Körperstellen muss man sofort in diese Mischung tauchen oder aber ein mit dem Essigwasser getränktes Tuch auflegen.

Kaltes Wasser

Kaltes Wasser ist bei Verbrennungen und Verbrühungen das Wundermittel schlechthin, es kann sogar Brandblasen verhindern.

▶ **Anwendung:** Die verbrannten Stellen werden sofort in kaltes Wasser getaucht oder unter fließendes kaltes Wasser gehalten. Bei offenen Brandwunden gibt man Eiswürfel in einen Beutel, bedeckt die verbrannte Hautstelle mit einem keimfreien Mulltuch und legt den Eisbeutel darauf.

Verletzungen

Verletzungen leichter Art – z. B. Blutergüsse, Prellungen, Verstauchungen, Verrenkungen, Zerrungen und Schwellungen – passieren immer wieder einmal. Ob beim Sport oder bei der Garten- und Hausarbeit, ob auf dem Spielplatz – einige Hausmittel sind als Erste-Hilfe-Maßnahme bei leichten Verletzungen gut anzuwenden. Bei schweren Verletzungen muss man selbstverständlich einen Arzt oder ein Krankenhaus aufsuchen.

Arnika-Anwendungen

Arnika-Aufguss, Arnikasalbe und Arnikatinktur sind empfehlenswert bei Verstauchungen, Verrenkungen, Zerrungen oder Schwellungen nach Knochenbrüchen. Schlecht heilende Wunden werden mit Arnika-Umschlägen und Bädern behandelt; Blutergüssen heilen schneller, wenn man sie mit dem alten Hausmittel Arnika behandelt. Auch bei den manchmal hartnäckigen Unterschenkelgeschwüren ist diese Heilpflanze das richtige Rezept.

▶ **Zubereitung des Aufgusses:** Man übergießt zwei Teelöffel getrocknete Arnika-Blüten mit einem Viertelliter kochendem Wasser, lässt das Ganze zehn Minuten ziehen, seiht ab und lässt alles auf Zimmertemperatur abkühlen.

▶ **Zubereitung der Tinktur:** Ein Teelöffel der Arnikatinktur aus der Apotheke wird mit einem Viertelliter lauwarmem Wasser verdünnt.

▶ **Anwendung:** Man tränkt Verbandmull oder Watte mit dem Arnika-Aufguss oder der verdünnten Tinktur, legt dies auf die zu behandelnde Stelle und umwickelt es mit einer Binde. Sobald der Umschlag getrocknet ist, muss man ihn erneut mit der Flüssigkeit befeuchten – der Verband muss dabei nicht unbedingt abgenommen werden. Er sollte aber auf jeden Fall luftdurchlässig sein – also nicht mit Plastik abdecken!

▶ **Achtung:** *Auf Arnika reagieren manche Menschen allergisch – es kann zu bläschenbildenden Stellen auf der Haut kommen. Dann muss die Behandlung sofort gestoppt werden. Weniger Allergien löst z.B. Ringelblumen-Salbe (siehe Seite 210) aus.*

Arnika-Seifenbad

Das Arnika-Seifenbad wendet man vor allem bei einer beginnenden Nagelbettentzündung an.

▶ **Zubereitung:** Ein Esslöffel Schmierseife wird in einem Viertelliter Wasser bei mäßiger Hitze aufgelöst, mit zwei Esslöffeln Arnikablüten versetzt. Nach drei bis fünf Minuten abseihen.

▶ **Anwendung:** Der entzündete Nagel wird so heiß wie möglich etwa zehn Minuten darin gebadet.

Essigsaure Tonerde

Essigsaure Tonerde ist eines der bekanntesten Hausmittel bei Zerrungen, Prellungen, Blutergüssen, Verstauchungen und Verrenkungen.

▶ **Zubereitung:** Ein Esslöffel essigsaure Tonerde wird mit einem Glas Wasser verrührt.

▶ **Anwendung:** Man tränkt ein Stückchen Mullverband oder Watte mit der essigsauren Tonerde, legt sie auf die schmerzenden Stellen und umwickelt das Ganze mit einer Mullbinde. Wenn der Umschlag ausgetrocknet ist, muss man ihn erneut mit der Flüssigkeit tränken, ohne ihn jedoch abzunehmen. Er sollte aber immer luftdurchlässig, also ohne eine Plastikumhüllung, angelegt werden.

Franzbranntwein

Franzbranntwein spielte in der Hausapotheke unserer Großmutter eine wichtige Rolle – auch zur Kühlung bei Prellungen, Zerrungen, Verstauchungen, stumpfen Verletzungen oder Knochenbrüchen.

▶ **Anwendung:** Man tränkt ein Stückchen Mullbinde oder Watte mit Franzbranntwein, legt es auf die verletzte Stelle und umwickelt diese mit einer sauberen Mullbinde. Ist der Umschlag weitgehend ausgetrocknet, muss man ihn erneut befeuchten, allerdings ohne ihn dabei abzunehmen. Auch bei dieser Anwendung ist wichtig: Der Verband muss immer luftdurchlässig bleiben – also keine Plastikumhüllung verwenden.

Johanniskrautöl

Johanniskrautöl als Einreibung oder Auflage hilft auch gegen kleiner Verletzungen und lindert den Schmerz bei Verrenkungen, Verstauchungen, Blutergüssen sowie bei schlecht heilenden Wunden.

▶ **Anwendung:** Ein Mull-Läppchen wird mit dem Johanniskrautöl getränkt und auf die schmerzende Stelle gelegt. Man fixiert es mit einer Mullbinde und wechselt diesen Verband täglich.

Kaltes Wasser

Kaltes Wasser ist eine der besten Erste-Hilfe-Maßnahmen bei Zerrungen, Verrenkungen und Blutergüssen. Man kann Schwellungen und Schmerzen vermeiden, wenn man sofort nach der Verletzung einen Kaltwasser-Umschlag macht.

▶ **Anwendung:** Man tränkt einen Mullverband oder ein Stück Watte mit kaltem Wasser und legt es auf die schmerzende und verletzte Stelle. Es wird mit einer Mullbinde umwickelt und – wenn es ausgetrocknet ist – erneut mit kaltem Wasser beträufelt. Der Verband braucht dabei nicht abgenommen zu werden, er muss aber luftdurchlässig sein.

Kamillenaufguss

Der Kamillenaufguss eignet sich besonders gut zur Behandlung von Schürfwunden, von schlecht heilenden Wunden und von Entzündungen.

▶ **Zubereitung:** Man übergießt zwei Teelöffel Kamillenblüten mit einem

Viertelliter kochendem Wasser, lässt dies zehn Minuten ziehen und seiht dann ab.

▶ **Anwendung:** Ein Stück Watte oder Verbandmull wird in den Kamillenaufguss eingetaucht, auf die schmerzende Stelle gelegt und mit einer Binde umwickelt – der Aufguss sollte dabei so warm wie möglich sein. Sobald der Umschlag ausgetrocknet ist, wird er erneut befeuchtet. Man muss ihn dabei aber nicht unbedingt abnehmen. Der Verband muss luftdurchlässig angelegt sein.

Lehmumschlag

Ein Lehmumschlag wurde als bewährtes Hausmittel schon von Pfarrer Sebastian Kneipp empfohlen. Er hilft vor allem bei Verstauchungen.

▶ **Zubereitung:** Eine Hand voll Lehm (z. B. aus den lehmigen Tongruben einer Ziegelei) wird mit so viel Wasser versetzt, dass eine streichbare Masse entsteht. Das Wasser muss etwas Essig enthalten.

▶ **Anwendung:** Die Lehm-Wasser-Masse wird dick auf einen Leinenlappen aufgetragen. Diesen legt man kalt auf die schmerzende Stelle und umwickelt ihn mit einer Mullbinde. Sobald der Lehm trocken ist, muss man den Umschlag erneuern.

▶ **Achtung:** *Ein Lehmumschlag darf in keinem Fall auf eine offene Wunde gelegt werden! Es besteht sonst akute Infektionsgefahr!*

Majoransalbe

Majoransalbe enthält viele ätherische Öle, die auch bei Verrenkungen, Prellungen, Zerrungen und Verstauchungen den Schmerz lindern können. Man kann die Salbe fertig in der Apotheke kaufen oder aber selbst herstellen.

▶ **Zubereitung:** Drei Teelöffel gepulverter Majoran wird mit einem Esslöffel Weingeist übergossen und ein paar Stunden stehen gelassen. Diesen Ansatz vermischt man mit zwei Esslöffeln frischer, ungesalzener Butter und erhitzt alles zusammen fünf Minuten im Wasserbad. Danach wird durch ein Mulltuch abgeseiht, und die Salbe muss noch abkühlen.

▶ **Anwendung:** Man bestreicht ein Mull-Läppchen mit der Majoransalbe und legt dieses anschließend auf die Wunden oder schmerzenden Stellen. Alles wird mit einer Mullbinde fixiert. Der Verband sollte unbedingt täglich gewechselt werden.

Petersilie mit Eischnee

Petersilie mit Eischnee ist bei verstauchten Gelenken und bei Schwellungen ein probates Hausmittel.

▶ **Zubereitung:** Zwei gehäufte Esslöffel geschnittene frische Petersilie werden mit dem zu Eischnee geschlagenen Eiweiß von drei Eiern vermischt und auf ein Leinentuch gestrichen.

▶ **Anwendung:** Das Tuch legt man aufs verstauchte Gelenk und befestigt es mit einer elastischen Binde. Man sollte den Umschlag alle zwei Stunden erneuern –

so lange, bis das Gelenk nicht mehr schmerzt.

Ringelblumen-Anwendungen

Ringelblumenaufguss, Ringelblumensalbe und Ringelblumenkompresse sind für all jene Menschen eine Alternative, die auf die Heilpflanze Arnika allergisch reagieren. Ein Ringelblumenumschlag wird gerne bei Sportverletzungen angewendet und auch für Wunden, die bei längerem Liegen entstehen. Bei Furunkeln wendet man Ringelblumenwirkstoffe in einer Kompresse an. Danach öffnen sie sich meist schnell, der Eiter fließt ab.

Ringelblumensalbe bekommt man in der Apotheke. Ringelblumenaufguss und Ringelblumenkompressen kann man selbst herstellen.

▶ **Zubereitung:** Ein bis zwei Teelöffel Ringelblumenblüten werden mit einem Viertelliter kochendem Wasser übergossen, sollten zehn Minuten ziehen und müssen dann abgeseiht werden. Man lässt das Ganze auf Zimmertemperatur abkühlen.

▶ **Anwendung des Umschlags:** Man taucht Verbandsmull oder Watte in den Aufguss, legt dies auf die schmerzende Stelle und umwickelt alles mit einer Binde. Sobald der Umschlag ausgetrocknet ist, wird er erneut befeuchtet. Der Verband kann dabei am Körper bleiben, sollte aber auf jeden Fall luftdurchlässig sein. Also nie mit Plastik abdecken!

▶ **Anwendung der Kompresse:** Ein mit Mull umwickelter Wattebausch wird mit möglichst heißem Ringelblumenaufguss getränkt und fünf- bis 20mal auf das Furunkel gedrückt. Man setzt diese Behandlung mehrmals täglich so lange fort, bis das Furunkel sich öffnet und der Eiter abfließen kann.

Ringelblumen-Seifenbad

Ein Ringelblumen-Seifenbad wird bei einer Nagelbettentzündung angewendet, wenn der Patient gegen Arnika allergisch ist.

▶ **Zubereitung:** Ein Esslöffel Schmierseife wird in einem Viertelliter mäßig warmem Wasser aufgelöst, mit zwei gehäuften Teelöffeln Ringelblumenblüten versetzt und sollte etwa drei bis fünf Minuten kochen. Danach seiht man das Ganze ab.

▶ **Anwendung:** Man badet den entzündeten Finger zehn Minuten möglichst heiß.

Wundheilung nach Schorfbildung

Bei der Wundheilung handelt es sich um einen faszinierenden Erste-Hilfe-Fahrplan der Natur, der dafür sorgt, dass der Mensch an leichteren Verletzungen und kleineren Wunden nicht verbluten kann.

Das Blut, das aus der Wunde austritt, gerinnt und verschließt durch die Bildung von Schorf zunächst einmal provisorisch die offenen Gefäße der blutenden Wunde. Unter seinem Deckmantel beginnt dann die eigentliche Wundheilung. Das verletzte Körpergewebe muss in einem lang andauernden Prozess wieder zusammenwachsen, wobei Zelle für Zelle noch einem biologisch festgesetzten Plan wieder aufgebaut wird.

Sowohl die Schorfbildung als auch die anschließende Wundheilung lassen sich durch Naturheilmittel unterstützen. Damit der Prozess der Schorfbildung beschleunigt wird und sich die Wundränder rasch zusammenziehen, sollte man sich Tees aus folgenden Heilpflanzen zubereiten: Blutwurz, Eichenrinde, Heidelbeerblätter, Hirtentäschel, Nusslaub, Schafgarbe und Ulmenrinde.

▶ **Anwendung:** Man kocht den Tee asu den Kräutern, trinkt ihn und verwendet die abgekochten Kräuter, in Gaze eingewickelt, als Auflage auf die verletzte Körperstelle.

Den Vorgang der Wundheilung unterstützen folgende Heilpflanzen: Arnika, Dost, Ehrenpreis, Gänseblümchen, Hirtentäschelkraut, Kamille, Labkraut, Nusslaub, Ringelblumenblüten, Schafgarbe und Wegerich.

Honig

Bereits bei den Ärzten des alten Griechenland war eine Honigsalbe zur Wundheilung in Gebrauch. Honig enthält nämlich antiboitische und sekretionsfördernde Stoffe.

▶ **Anwendung:** Kleinere Schürfwunden werden mit Honig bestrichen und dann mit einem Pflaster abgedeckt.

Hausmittel für die Schönheit

Schönheitspflege half schon in der »guten alten Zeit«, die vorhandene Schönheit zu unterstreichen und zu bewahren. Damals ging man nicht einfach ins Geschäft und holte sich die Cremes und Salben, die man brauchte. Man stellte seine Kosmetik – ob pflegend oder dekorativ – selbst her. In der Natur – und in der Küche – fand sich ja alles, was man dazu brauchte.

Heute besinnen wir uns wieder auf die natürliche Kosmetik vergangener Tage. Nicht nur deshalb, weil Schönheitsmittel aus der Natur preiswerter sind als die teuren Cremetiegel der Kosmetikindustrie, sondern auch, weil man mit einfachen und natürlichen Mitteln auf gesunde Weise schön bleibt. Ebenso ist es mit der natürlichen Körperpflege: Mutter Natur hält in vielen Pflanzen, aber auch im Wasser und in anderen Substanzen allerlei Stoffe bereit, die – wenn man sie richtig aufbereitet und anwendet – eine sorgsame und natürliche Körperpflege unterstützen.

Pflanzenwirkstoffe

Für Kosmetik aus der Natur, so wie sie unsere Urgroßmütter selbst herstellten, sollten Sie nur solche Wirkstoffe verwenden, die Pflanzenextrakte sind bzw. aus Pflanzenextrakten oder aus Milch stammen. Nachfolgend stelle ich Ihnen die wichtigsten Pflanzenwirkstoffe für die natürliche Schönheit vor.

Allantoin

entsteht aus Abkochungen von Weizenkeimen, Rosskastanienrinde oder den Wurzeln des Beinwell. Es fördert die Regenerierung überbeanspruchter und angegriffener Haut. Allantoin macht die Haut wieder glatt und geschmeidig und normalisiert überempfindliche Haut. Man braucht es für Lotionen, Gesichtswasser und Cremes.

Aloe vera

gewinnt man aus dem Aloe-vera-Gel, das im schleimigen, farblosen Blattinneren der Aloe-Pflanze enthalten ist. Aloe vera hat eine natürliche Lichtschutzwirkung. Sie ist feuchtigkeitsspendend und -bindend, sie wirkt beruhigend, abschwellend, regenerierend, pflegt und schützt. Man findet Aloe vera in Lotionen, Gesichtswasser, in Feuchtigkeitscremes sowie Nachtcremes wie auch Packungen für die empfindliche und anspruchsvolle Haut.

Arnika

stammt aus den Blütenextrakten der Arnika (Arnica montana). Es wirkt entzündungshemmend und wird deshalb vor allem bei unreiner Haut und Akne angewendet. Arnikaextrakte nimmt man für Lotionen, Gesichtswasser und Cremes her.

Augentrost

wird aus dem Kraut der Pflanze (Euphrasia officinalis) gewonnen. Es wirkt entzündungshemmend und stärkend. Man nimmt es als Kompresse für müde Augen.

Baldrian

Den Pflanzenwirkstoff für natürliche Schönheit gewinnt man aus den Wurzeln der Pflanze (Valeriana officinalis). Bäder aus dem Pflanzenextrakt wirken beruhigend und schlaffördernd.

Birke

und die Extrakte ihrer Blätter (Betula pendula) sind ein seit langem bekanntes Haarpflegemittel. Sie fördern die Durchblutung, wirken kontraktil und desinfizierend. Birkenwirkstoffe wendet man bei fettigem Haar und Schuppenbildung an.

Brennnesseln

enthalten kosmetische Wirkstoffe. Die Extrakte werden aus allen oberirdischen Teilen der Brennnessel (Urtica urens) gewonnen. Sie helfen gegen Kopfschuppen bei Haarausfall und sind dann in Haarwässern und Haarpflegepräparaten enthalten. Man kann seine Haare sogar mit Brennnesseltee waschen. Die entzündungshemmenden Wirkstoffe der Brennnessel finden sich in Packungen für empfindliche Haut.

Brunnenkresse

wirkt klärend und straffend bei unreiner Haut. Sommersprossen und Altersflecken sollten bei Anwendung der Brunnenkresse-Extrakte (Nasturtium officinale) verschwinden. Sie sind in Gesichtswässern, Kompressen und Packungen enthalten.

Efeu

und die Wirkstoffe seiner Blätter sind durchblutungsfördernd, kontraktil, abschwellend und antibakteriell. Efeu (Hedera helix) nimmt man als Badezusatz z. B. bei Cellulite und als Haarpflegemittel (bei Schuppen).

Eibisch

Vor allem die Wurzeln der Pflanze (Althaea officinalis) soll beruhigen und lindern. In Gesichtsmasken wirkt Eibisch feuchtigkeitsspendend, in Haarspülungen verwendet man ihn gegen fettendes Haar.

Fenchel

ist nicht nur ein leckeres Gemüse, sondern enthält wichtige Wirkstoffe, die man für Augenkompressen (bei müden Augen), für Gesichts- und Haarwasser verwendet. Fenchel (Foeniculum vulgare) hat eine stärkende Wirkung, belebt die Augen und glättet sowohl Haut als auch Haar.

Gänseblümchen

findet man das ganze Jahr hindurch auf unseren Wiesen. Die Blüten (Bellis perennis) enthalten einen Wirkstoff, der die Talgproduktion der Haut herabsetzt. Bei fetter Haut wendet man deshalb Kompressen und Bäder an.

Hafer

kennen wir als Getreide und als Flocken zum Frühstück. Gemahlener Hafer (Avena sativa) jedoch wird ähnlich wie Mandelkleie für Peelings und Masken (oder auch Bäder) bei unreiner Haut verwendet.

Henna

ist ein bekanntes Haarpflegemittel. Es kräftigt das Haar, tönt es leicht rötlich. Henna wird aus den pulverisierten Blättern der Pflanze zubereitet.

Holunder

(Sambucus nigra) enthält einen Wirkstoff, der gegen unreine, großporige Haut hilft. Man verwendet die Blüten in Gesichtsdampfbädern und als Lotion.

Hopfen

wirkt durchblutungsfördernd, straffend und beruhigend auf die Haut. Die Pflanze (Humulus lupulus) wird in Kompressen und Badezusätzen verwendet.

Johanniskraut

gibt es nicht nur als Johanniskrautöl (siehe Seite 218). Die Pflanze (Hypericum perforatum) wird als Packung und Badezusatz bei unreiner Haut verwendet. Denn die Wirkstoffe heilen, beruhigen, sind antibakteriell und gelten als durchblutungsfördernd.

Kamille

ist besonders entzündungshemmend. Die Wirkstoffe der Kamille (Matricaria chamonilla) gewinnt man als Destillat aus den Blüten, das so genannte Kamillenblauöl, außerdem die Wirkstoffe Chamazulen und alpha-Bisabolol. Bei empfindlicher Haut ist Kamille ganz besonders wichtig; Kamille beruhigt außerdem sensible Haut. Die Kamillenwirkstoffe sind in Lotionen, Gesichtswässern, Cremes und Packungen enthalten. Außerdem kann man Waschungen und Kompressen mit Kamillentee machen.

Klettenwurzel

sind seit alters her ein Mittel zur Haarpflege. Die Wirkstoffe der Pflanze (Arctium tomentosum) sind antibakteriell und kräftigen auch das Haar. Auszüge der Klettenwurzel verwendet man als Einreibung gegen Schuppen und Haarspliss.

Kornblumen

fand man früher in jedem Getreidefeld, heute ist die Pflanze (Centaurea cyanus) seltener geworden. Die Blüten enthalten augenstärkende Wirkstoffe; sie sollen graues und weißes Haar leicht bläulich färben. Den Extrakt der Blüten nimmt man für Augenkompressen und Haarspülungen her.

Lavendel

(Lavandula angustifolia) enthält Stoffe, die beruhigend, entzündungshemmend, desinfizierend und entspannend wirken. Man nimmt Blätter und Blüten der Pflanze für Gesichtsdampfbäder, für Kompressen und Badezusätze.

Leinsamen

sind die Samenkörner des Leins (Linum usitatissimum), die Öl, Schleimstoffe, Linolsäure und Lecithin enthalten. Geschrotet verwendet man Leinsamen als Gesichtsmaske – sie hat eine heilende Wirkung bei unreiner und fettender Haut.

Lindenblüten

kann man nicht nur als Gesundheitstee, sondern auch als Schönheitsmittel anwenden. Die Extrakte der Pflanze (Tilia cordata) wirken durchblutungsfördernd, pflegend, befeuchtend für trockene Haut und trockenes Haar. Lindenblüten verwendet man in Gesichtswässer, in Cremes, in Badezusätzen und als Haarspülung.

Mandeln

(oder besser: Mandelkleie) wird aus fein gemahlenen Mandeln (Prunus dulcis) gewonnen oder aber aus den Rückständen, die bei der Mandelölpressung anfallen. Mandelkleie verwendet man als Peeling bei unreiner und fettender Haut.

Melisse

kennen viele nur als Tee, dabei ist die Pflanze (Melissa officinalis) auch ein Mittel für Kosmetik: Sie wirkt beruhigend bei trockener, sensibler Haut und entspannt als Badezusatz. Die Wirkstoffe der Melisseblätter findet man in Massageölen.

Pfefferminze

wirkt erfrischend und desinfizierend. Bei fettender, unreiner Haut und Schuppen verwendet man Pfefferminze (Mentha piperita) in Gesichtsdampfbädern, in Lotionen, als Badezusatz und in Haarwässer.

Rhabarber

(Rheum rhabarbarum) war bei unseren Großmüttern ein beliebtes Haarpflegemittel. Die pulverisierte Wurzel hat aufhellende, tönende und pflegende Wirkung auf blondes Haar.

Ringelblume

wirkt ebenfalls entzündungshemmend. Der Extrakt wird aus den Blütenständen der Ringelblume (Calendula officinalis) gewonnen. Bei kleineren Hautdefekten, bei Akne wirkt er regenerierend. Extrakte von Ringelblumen kommen in Lotionen, Gesichtswässern, Cremes für Haut- und Handpflege vor.

Rosmarin

und seine Blätter (Rosmarinus officinalis) ist nicht nur ein beliebtes Küchengewürz. Rosmarin enthält auch Wirkstoffe, die heilen und die Durchblutung fördern. Man findet den Extrakt der Blätter in Gesichtsdampfbädern, in Lotionen, Badezusätzen, Haar- und Rasierwässern.

Rosskastanie

Der Extrakt ihrer Früchte (Aesculus hippocastanum) wirkt straffend und durchblutungsfördernd; außerdem hat er eine leichte Sonnenschutzwirkung. Rosskastanie findet man in Badezusätzen, die gegen Cellulite helfen sollen.

Sandelholz

Besonders das rote Sandelholz wird gerne als tönende Haarspülung verwendet. Es färbt dunkles Haar rötlich.

Salbei

und seine Blätter (Salvia officinalis) enthält Stoffe, die aseptisch, heilend, schweißhemmend und kontraktil wirken. Man findet die Pflanzenextrakte in Cremes und Masken für fettende und unreine Haut, in Badezusätzen, in Deodorants und Haarspülungen.

Schafgarbe

Die Wirkstoffe der Pflanze (Achillea millefolium) sind in Kompressen, Haarpflegemitteln, Badezusätzen (für unreine, gerötete und gereizte Haut) enthalten. Die Extrakte sind nämlich entzündungshemmend, aseptisch, kontraktil, durchblutungsfördernd und heilend.

Schlüsselblumen

(Primula veris) stehen unter Naturschutz. Man darf sie deshalb nicht selbst sammeln. Die Extrakte aus den Wurzeln der Pflanze wirken bei unreiner Haut kontraktil, aseptisch und heilend.

Seifenkraut

und die Extrakte seiner Blätter (Saponaria officinalis) werden in Haarshampoos verwendet. Sie wirken antibakteriell und anregend.

Spitzwegerich

ist bei uns überall zu finden. Die Blätter der Pflanze wirken bei unreiner Haut antibakteriell. Die Wirkstoffe des Spitzwegerichs (Plantago lanceolata) findet man in Gesichtswässern, in Kompressen und Badezusätzen.

Stiefmütterchen

sind für Aknehaut gut geeignet, denn sie haben eine blutreinigende und heilende Wirkung. Der Extrakt der Blüten und Blätter der Pflanze (Viola tricolor) wird in Gesichtsdampfbädern, in Kompressen und Badezusätzen verwendet.

Thymian

kennen wir als Küchengewürz. Das Kraut (Thymus vulgaris) ist jedoch auch ein Schönheitsmittel: Es wirkt bei

Aknehaut aseptisch, durchblutungsfördernd und heilend. Thymian ist in Gesichtsdampfbädern, in Kompressen, Cremes und Badezusätzen enthalten.

Veilchenwurzel

oder eigentlich: Schwertlilienwurzel (Iris germanica) und ihre Extrakte riechen besonders angenehm. Man verwendet sie in Körperpuder.

Walnussschalen

stammen von den Früchten des Walnussbaums (Juglans regia). Sie färben Haare und Haut bräunlich und werden in Haarpflegemitteln, Ölen und Cremes verwendet.

Zaubernuss

oder Hamamelis (virginiana) sind Extrakte aus den Blättern und der Rinde dieser Pflanze. Sie enthalten Gerbstoffe und ätherische Öle, die kontraktil (astringierend), straffend und kräftigend wirken – vor allem bei fetter und unreiner Haut. Hamamelis ist in vielen Lotionen, Gesichtswässern und Cremes enthalten.

Zinnkraut

wird auch Ackerschachtelhalm (Equisetum arvense) genannt. Der Extrakt der Blätter wirkt kontraktil, entzündungshemmend, durchblutungsfördernd, festigt das Bindegewebe und kräftigt die Kopfhaut. Man verwendet es in Kompressen, in Badezusätzen und in Haarwässern.

Ätherische Öle

Natürlich gibt es noch viele andere Wirkstoffe aus der Natur, die wichtig sind, wenn man seine eigene Kosmetik herstellen und natürliche Körperpflege betreiben will.

Ätherische Öle kennen wir ja schon aus der Heilkunde. Sie sind aber auch für Körperpflege und Schönheit unerlässlich. Man sollte ätherische Öle immer nur tropfenweise verwenden, denn sie können bei zu starker Dosierung, bei manchen Menschen aber generell hautreizend wirken. Ätherische Öle aus z. B. folgenden Pflanzen kann man für die Kosmetik brauchen:

- Anis
- Bergamotte
- Geranium
- Lavendel
- Kamille
- Melisse
- Nelke
- Orangenblüte (Neroli)
- Patschuli
- Rosmarin
- Sandelholz
- Thymian
- Zimt
- Zitrone
- Zitronengras

Öle und Fette

Nicht nur ätherische Öle, auch andere Pflanzenöle benötigen Sie, wenn Sie im

Schatzkästchen Ihrer Großmutter kramen, dort einige Schönheitsmittel entdecken und diese dann selbst herstellen wollen. Hier eine kleine Auswahl der wichtigsten Öle und Fette, die bei unseren Schönheitsrezepten im nachfolgenden Kapitel unerlässlich sind:

Avocadoöl

stammt aus der Pressung der entkernten und getrockneten Avocadofrüchte. Das Öl schützt vor Austrocknung, es pflegt die trockene, die anspruchsvolle und die empfindliche Haut. Das Öl der Avocado findet man in Lotionen, in Reinigungsmilch, in Cremes, Packungen und in Massageprodukten.

Distelöl

ist hervorragend für Kosmetika geeignet. Man gewinnt es aus dem Samen der Färberdistel; es ist sehr vitaminreich und enthält viele essenzielle Fettsäuren.

Erdnussöl

ist sehr reich an essenziellen Fettsäuren und an Vitamin E. Es wird kaum ranzig und ist deshalb für Ölbäder und Packungen gut geeignet.

Johanniskrautöl

wird gewonnen, indem man die Blüten von Johanniskraut mit Öl übergießt und sie an der Sonne ausziehen lässt. Das Öl färbt sich rot durch den Stoff Hypericin. Johanniskrautöl wirkt entzündungshemmend und beruhigt die empfindliche Haut. Das Öl wird in Lotionen, in Cremes und in Massageölen verwendet.

Jojobaöl

wird aus den nussartigen Jojobasamen gepresst; eigentlich ist es ein Wachs. Damit wird erklärt, warum es für die Kosmetik so wichtig ist: Es wird nicht ranzig und ähnelt dem menschlichen Hauttalg. Jojobaöl wirkt hautschützend und bindet Feuchtigkeit. Bei normaler, anspruchsvoller Haut normalisiert es den Hydrolipidmantel. Es ist in Emulsionen, in Cremes und in Packungen enthalten.

Kakaobutter

wird aus der Kakaobohne gewonnen. Sie riecht leicht nach Schokolade, ist hellgelb und relativ stabil gegen Ranzigwerden. Sie lässt sich gut mit pflanzlichen Ölen mischen, zieht schnell ein und gibt trockener Haut ausreichend Fett.

Mandelöl

ist geruch- und geschmacklos und deshalb besonders gut als Schönheitsmittel geeignet. Es ist mild und pflegend für jeden Hauttyp, relativ gut haltbar und wird in der Kosmetik für Cremes, Lotionen und Badezusätze verwendet.

Reisöl

(oder besser: Reiskeimöl) ist ein pflanzliches Öl mit hohem Vitamin-E-Gehalt. Es ist sehr gut haltbar und gut hautverträglich.

Rizinusöl

ist in Alkohol löslich. Es gibt schönen Glanz, deshalb verwendet man es zur Wimpernpflege, für trockenes und splissiges Haar sowie für Lippenstifte.

Sesamöl

wird aus Sesamsamen gepresst und ist sehr hautfreundlich. Es weist eine gewisse Lichtschutzwirkung auf. Gegen Ranzigwerden ist es jedoch kaum stabil.

Sojaöl

enthält reichlich Lecithin und Vitamin E. Zur Herstellung von Cremes und Badeölen ist es somit gut geeignet.

Sonnenblumenöl

ist für kosmetische Zwecke gut verwendbar. Denn es enthält Lecithin und Vitamine.

Weizenkeimöl

ist ein Pressöl aus Weizenkeimen. Es enthält etwa 50 Prozent Linolsäuren (die dafür sorgt, dass die Haut nicht zu rasch verhornt und vor Infektionen und zu starker Lichteinwirkung geschützt ist). Weizenkeimöl ist das an Vitamin E reichste Öl. Es schützt die Haut vor Austrocknung und fördert – gerade bei trockener, anspruchsvoller Haut – die Regeneration, ebenso bei empfindlicher Haut. Weizenkeimöl dient bei Mischungen mit anderen Ölen zur Anreicherung mit Vitamin E. Es ist in Lotionen, Emulsionen, Cremes, Packungen und Massageölen enthalten.

Vitamine

Unerlässlich für eine schöne und gesunde Haut sind fett- und wasserlösliche Vitamine. Die folgenden Vitamine wirken von außen, aber auch »von innen«, d.h. man kann sie mit der täglichen Nahrung zu sich nehmen und somit schon etwas für die Schönheit tun.

Vitamin A

Vitamin A und seine Vorstufe Carotin ist fettlöslich. Es schützt die Oberhaut vor vorzeitiger Verhornung. Man wendet es bei trockener Haut an, bei fetter und unreiner Haut sowie bei Akne. Vitamin A wird direkt in die Haut aufgenommen. Es ist in allen roten und gelben Früchten und Wurzeln, in Butter und in Pflanzenöl sowie in Lebertran enthalten.

Vitamin D

Vitamin D ist ebenfalls ein fettlösliches Vitamin. Es unterstützt die Heilungstendenzen der Haut. Vitamin D entsteht aus der Vorstufe durch UV-Bestrahlung der Haut und ist in Butter und Pflanzenölen sowie Lebertran enthalten.

Vitamin E

Vitamin E ist ein fettlösliches Vitamin. Man findet es in Weizenkeimen, Weizenkeimöl und anderen Pflanzenölen. Es schützt fettsäurehaltige Öle vor dem Ranzigwerden. Vitamin E verbessert die Sauerstoffnutzung der Haut und den Stoffwechsel; es fördert nachhaltig die Durchblutung und damit die Ernährung der Haut, ist »mitverantwortlich« für ihre Elastizität und wird auch als »Anti-Alterungsvitamin« bezeichnet.

Vitamin B1

Vitamin B1 sowie der gesamte Vitamin-B-Komplex ist wasserlöslich. Man findet diese Vitamine in den Randschichten und Keimen von Getreide. Besonders reich an B-Vitaminen sind Weizenkeime und Hefe.

Vitamin C

Vitamin C ist ebenfalls wasserlöslich. Es ist in Zitrusfrüchten und einigen anderen Gemüsen und Obstsorten enthalten.

Gemüse und Obst

Grundstoffe für selbst hergestellte Schönheitsmittel können auch Gemüse und Obst (oder ihre Säfte) sein. Hier ein paar Beispiele:

Bananen

Bananen enthalten die »Hautvitamine« A, B und E, viele Mineralstoffe und Spurenelemente. Äußerlich wendet man Bananen als Gesichtsmaske, vor allem bei trockener Haut, an.

Gurke

Gurke enthält Schleimstoffe, Enzyme, Vitamine, Mineralstoffe und Spurenelemente, die glättend und straffend wirken. Gurkensaft wird bei fettender Haut verwendet; man kann aber auch frische Gurkenscheiben als Gesichtsmaske auflegen.

Als Masken sind besonders gut folgende Obstsorten geeignet:

- Avocado
- Apfel
- Papaya
- Pfirsich
- Erdbeeren (Vorsicht bei Allergien!)
- Zitrusfrüchte

Zitronen

Zitronen sind ein vielseitiges Hausmittel für die Schönheit. Als Zusatz zum Badewasser finden sie ebenso Verwendung wie als Gesichtswasserzusatz gegen fettende Haut, zu Reinigungslotionen und Handcremes und als neutralisierende Haarspülung.

Milch und Honig

Milch und Honig waren schon bekannte Schönheitsmittel im Altertum: Kleopatra soll in Milch gebadet haben, ebenso die römische Kaiserin Poppäa Sabina. Und dass Honig nicht nur zum Süßen verwendet wurde, zeigen zahlreiche uralte Schönheitsrezepte, in denen Honig (oder andere Produkte der Bienen wie Wachs oder Propolis) eine große Rolle spielen.

▶ **Achtung für Pollenallergiker:** *Honig und Honigprodukte können bei ihnen eine Allergie auslösen!*

Aus der Küche

Aus der Küche stammen noch so manch andere Grundstoffe für kosmetische Hausmittel, die man als solche gerne übersieht. Zum guten Schluss hier noch eine kleine Auswahl:

Agar-Agar

Agar-Agar ist ein Gel-Bildner, der aus Meeresalgen gewonnen wird. Es ist in Pulverform im Reformhaus oder Naturkostladen zu haben. Agar-Agar quillt in kaltem Wasser und geliert beim Erhitzen. Man braucht es für straffende Bäder z. B. bei Cellulite oder für Gesichtsmasken.

Bier

Bier ist nicht nur als Getränk zu genießen. Es enthält viel Protein und viel Vitamin B und ist ein bewährtes Haarpflegemittel. Bier hilft gegen übermäßige Talgproduktion und gibt dem Haar Festigkeit und Glanz.

Eigelb

Eigelb enthält neben Eiweißen, Fett und Kohlehydraten reichlich Lecithin, Vitamine und Mineralstoffe. Für frisch zubereitete Kosmetika (Gesichtsmasken, Haarpackungen) nimmt man gerne Eigelb.

Hefe

Hefe (frische Bäckerhefe) enthält besonders viel Vitamin B. Man nimmt Hefe für Masken und Packungen sowie als Badezusatz – sie bewirkt nämlich glatte und weiche Haut.

Meersalz

Meersalz enthält besonders viele Mineralstoffe und Spurenelemente (Eisen, Jod, Brom). Man verwendet es als durchblutungsfördernden Badezusatz zu Voll- und Fußbädern.

Pottasche

Pottasche kennt man vom Backen (Lebkuchen) her. Man braucht sie aber auch zur Shampooherstellung.

Obstessig

Obstessig wird durch Gärung aus Most gewonnen und äußerlich als Badezusatz und saure Spülung nach der Haarwäsche verwendet. Das Haar wird dann leichter frisierbar, Kalkrückstände werden aus dem Haar entfernt – das Haar glänzt.

Schwarzer Tee

Schwarzer Tee ist ein altes Hausmittel gegen großporige Haut und zur Farbauffrischung von dunklem Haar.

Stärke

Stärke (Kartoffel-Maisstärke) dient als Grundlage für kosmetische Puder.

Und nun ans Werk! Im nächsten Kapitel finden Sie bewährte Schönheitsrezepte für glatte Haut, glänzendes Haar, schöne Hände, Lippen und Zähne.

Bewährte Schönheitsrezepte

Bevor Sie sich in die alten Schönheitsmittel unserer Großmütter vertiefen, müssen Sie erst einmal feststellen, welchen Hauttyp Sie haben.

Diese Regel gilt von alters her:

Nur wer seinen Hauttyp kennt, kann auch gezielt Körperpflege betreiben.

Es wird zwischen folgenden Hauttypen unterschieden:

Normale Haut

Sie ist feinporig, glatt, rosig und glänzt matt. Feuchtigkeitshaushalt und Talgproduktion sind in Ordnung. Normale Haut findet man meist bei jungen Menschen. Denn mit zunehmendem Alter wird die Haut trockener.

Trockene Haut

Sie ist feinporig, oft spröde und ohne Glanz. Sie spannt leicht und neigt zu Rötungen. Sie produziert zu wenig Talg, deshalb speichert sie weniger Feuchtigkeit. Wenn trockene Haut außerdem auch noch dünn ist, so bringt sie frühzeitig schon die ersten Falten.

Fettende Haut

Sie hat große Poren, Mitesser und Pickel entstehen dadurch leichter. Diese Haut glänzt, weil übermäßig Talg produziert wird; sie scheint dicker, weil mehr Fett und Feuchtigkeit in ihr gespeichert sind. Doch fettende Haut hat einen Vorteil: Es bilden sich weniger Falten. Auch für fettende Haut gilt: Meist findet man sie bei jungen, aber auch bei korpulenten Menschen.

Mischhaut

Sie hat fettende Hautpartien an Stirn, Nase und Kinn. Die übrige Haut ist trocken.

Wie stellen Sie nun Ihren Hauttyp fest?

Schon unsere Großmütter hatten dafür einen ganz einfachen Test: Sie vermischten den Saft einer Zitrone, eine halbe Tasse destilliertes Wasser, einen Teelöffel Olivenöl und drei Eiswürfel. Sind die Eiswürfel geschmolzen, tragen Sie diese Mischung aufs gereinigte Gesicht auf und warten drei Stunden. Dann befeuchten Sie einen Wattebausch und reiben vorsichtig über die Stirn. Ein zweiter Wattebausch wird für die Nase, ein dritter fürs Kinn benutzt. Sind alle drei Wattebäusche sauber, so deutet dies auf trockene Haut. Werden sie dunkel, ist die Haut fettig. Sind die

Wattebäusche nur leicht beschmutzt, haben Sie eine Mischhaut.

Heute ist es viel einfacher:

Sie nehmen einfach ein Zellstofftuch (Papiertaschentuch). Abends waschen Sie Ihr Gesicht, ohne es danach einzucremen. Am nächsten Morgen drücken Sie das Zellstofftuch kurz aufs Gesicht. Halten Sie es danach gegen das Licht, können Sie an den sichtbaren Fettflecken feststellen, welcher Hauttyp Sie sind. Entdecken Sie dagegen keine Fettflecken, gehören Sie zu den Menschen mit trockener Haut.

Ist dieser kleine Test gemacht, können Sie anfangen, Schönheitsmittel aus der »guten alten Zeit« anzuwenden. Sie finden im folgenden eine ganze Reihe altbewährter Rezepte.

Glatte Haut

Das Wichtigste für Ihre Haut: Sie muss immer gut gereinigt werden. Wasser als einziges Hautreinigungsmittel reicht leider nicht aus, und Seife – gerade parfümierte Seife – ist im Gesicht absolut verboten! Trockene und empfindliche Haut trocknet nämlich sonst noch mehr aus; fettende und unreine Haut dagegen kann man mit einer milden Seife (am besten Naturseife ohne Zusätze) reinigen. Milder als Seife sind jedoch Reinigungsemulsion und Reinigungsmilch. Hier ein leicht herzustellendes Rezept, das für jeden Hauttyp gilt:

Zitronen-Buttermilch

100 ml Buttermilch, 1 Esslöffel frisch gepresster Zitronensaft und 1 Esslöffel Honig werden in einer Flasche gemischt und kräftig geschüttelt. Dann einen Wattebausch mit der Flüssigkeit tränken und Gesicht, Hals und Dekolletee großzügig damit reinigen. Ein paar Minuten einwirken lassen, dann mit lauwarmem Wasser abwaschen.

Bei trockener, anspruchsvoller Haut:
Weizenkeimöl-Lotion

1 Eigelb, 15 ml Obstessig, 1 Teelöffel Traubenzucker und 50 ml Weizenkeimöl, Eigelb, Obstessig und Traubenzucker verrühren, nach und nach das Öl zugeben, bis eine Majonäse-ähnliche Lotion entsteht. Abfüllen, kalt stellen. Die Haut mit leicht kreisenden Bewegungen damit reinigen, mit viel lauwarmem Wasser abwaschen.

Bei anspruchsvoller, alternder Haut:
Aloe-vera-Reinigungsöl

200 ml Aloe-vera-Gel, 80 ml Sesamöl, 4–5 Tropfen ätherisches Zitronenöl werden in einer Flasche vermischt und gut geschüttelt. Das Öl auftragen, ein paar Minuten einwirken lassen. Mit einem angefeuchteten Wattebausch abnehmen und lauwarm nachspülen.

Bei trockener, empfindlicher Haut:
Avocado-Reinigungsmilch

20 g Trockenmagermilch, 1 Esslöffel Honig, 100 ml Rosenwasser, 20 ml Avocadoöl, 20 ml Mandelöl

Die Trockenmagermilch und den flüssigen Honig im leicht erwärmten Rosenwasser auflösen. Die Öle hinzugeben, in eine Flasche füllen, gut schütteln. Kalt stellen. Die Haut damit einreiben, danach mit einem wassergetränkten Wattebausch abnehmen.

Bei Mischhaut und fettender Haut:
Mandelkleie-Waschpaste

125 ml Vollmilch, 1 Tasse Mandelkleie, 15 ml Mandelöl

Das Ganze wird zu einer streichfähigen Paste verrührt. Diese sofort aufs Gesicht auftragen (Nase, Stirn und Kinn – Augenpartie aussparen!). Mit leicht kreisenden Bewegungen einmassieren, mit reichlich lauwarmem Wasser abwaschen.

Gesichtswässer

Zur Nachreinigung der Haut kannten auch unsere Großmütter schon Gesichtswässer. Sie sind immer auch pflegend und für jeden Hauttyp unterschiedlich.

Bei trockener Haut:
Rosen-Gesichtswasser

30 ml Rosenwasser, 10 ml Orangenblütenwasser, 20 ml Fenchelaufguss, 20 ml Lindenblütenaufguss, 1 Teelöffel Honig, 5 ml Obstessig

Das Rosen- und das Orangenblütenwasser werden mit den beiden Aufgüssen leicht erwärmt, der Honig darin aufgelöst. Nach dem Abkühlen zusammen mit dem Essig in einer Flasche gut durchschütteln.

Bei fettender, unreiner und großporiger Haut:
Hamamelis-Gesichtswasser

100 ml Hamameliswasser, 1 Teelöffel Honig, 5 ml Kampferspiritus, 5 Tropfen ätherisches Melissenöl

Das Hamameliswasser wird leicht erwärmt, so dass sich der Honig darin auflöst. Abgekühlt gibt man diese Mischung dann zusammen mit den anderen Zutaten in eine Flasche. Kräftig schütteln.

Bei fettender und unreiner Haut:
Petersilien-Gesichtswasser

1 Hand voll frische Petersilie, 100 ml 70%iger Alkohol, 300 ml destilliertes Wasser

Die gewaschene, fein gewiegte Petersilie in einem Schraubdeckelglas mit dem Alkohol übergießen. Fest verschließen und ein bis zwei Wochen stehen lassen. Dann durch einen Papierfilter gießen und mit dem destillierten Wasser versetzen.

Bei Mischhaut und fettender Haut:
Salbei-Gesichtswasser

2 Esslöffel getrocknete Salbeiblätter, 100 ml entmineralisiertes Wasser, 20 ml 70%iger Alkohol, evtl. 1-2 Tropfen ätherisches Salbeiöl

Salbeiblätter mit kochendem Wasser übergießen, 8 bis 10 Minuten ziehen lassen, abfiltern und abkühlen lassen.

Diesen Aufguss mit Alkohol und Salbeiöl in einer Flasche gut schütteln.

▶ **Tipp:** Statt Salbeiblättern kann man auch Gänseblümchen (Blüten) oder Zinnkraut verwenden.

Bei normaler und fettender Haut:
Kräuter-Gesichtswasser

3 gehäufte Esslöffel gemischte getrocknete Kräuter (z.B. Kamille, Ringelblume, Johanniskraut), 100 ml destilliertes Wasser, 20 ml 70%iger Alkohol, 50 ml Rosenwasser, evtl. 15 ml Zitronensaft

Aus den Kräutern einen Kaltauszug herstellen: mit Wasser und Alkohol übergießen, in einem Schraubdeckelglas über Nacht ziehen lassen. Dann filtern, mit Rosenwasser (und evtl. Zitronensaft) vermengen. Kräftig schütteln.

Für jeden Hauttyp:
Honig-Gesichtswasser

100 ml destilliertes Wasser, 1 Esslöffel Honig, 15 ml Zitronensaft

Das Wasser leicht erwärmen, den Honig darin auflösen. Abkühlen lassen, mit dem Zitronensaft in eine Flasche geben und gut schütteln.

Bei strapazierter und unreiner Haut:
Beinwell-Gesichtswasser

200 ml destilliertes Wasser, 1 Esslöffel Honig, 10 ml Kamillenextrakt, 10 ml Allantoin (Beinwell)

Das Wasser wird leicht erwärmt, der Honig darin aufgelöst. Zusammen mit den anderen Zutaten in eine Flasche geben und gut durchschütteln.

Lotionen

Lotionen werden ebenfalls zur Reinigung verwendet. Sie sind meist schonender zur Haut als Gesichtswasser, denn sie enthalten keinen Alkohol.

Bei trockener Haut:
Orangenblüten-Lotion

50 ml Orangenblütenwasser, 50 ml destilliertes Wasser, 20 ml Glyzerin in einer Flasche gut durchschütteln.

Bei trockener, strapazierter Haut:
Gurken-Lotion

Je 1/2 Salatgurke und Zitrone, 60 ml Karottensaft, 30 ml Mandelöl

Die Gurke schälen und dann reiben. Diese Masse durch ein feines Sieb streichen, dann filtern. Mit den übrigen Zutaten gut mischen. Jeweils vor der Anwendung kräftig schütteln.

Bei fettender, unreiner Haut:
Walnussblätter-Lotion

1 Hand voll klein geschnittene Walnussblätter, 200 ml entmineralisiertes Wasser, 50 ml Hamameliswasser

Die Walnussblätter etwa eine halbe Stunde lang mit dem Wasser köcheln lassen, abfiltern und dann mit dem Hamameliswasser mischen.

Bei fettender, großporiger Haut:
Kornblumen-Lotion

2 Hand voll Kornblumenblüten, 250 ml entmineralisiertes Wasser, 25 ml Hamameliswasser

Aus Kornblumen und kochendem Wasser einen Aufguss herstellen, 8 bis 10 Minuten ziehen lassen und dann filtern. Erkaltet mit dem Hamameliswasser mischen.

Friktionen

Friktionen sind Abreibungen für den gesamten Körper. Auch dafür kannten unsere Großmütter so manches Rezept aus der Natur:

Bei normaler Haut: **Lavendelfriktion**

1 Hand voll getrocknete Lavendelblüten, 100 ml 50%iger Alkohol, 300 ml destilliertes Wasser, 1 Esslöffel Honig, evtl. 3 bis 4 Tropfen ätherisches Lavendelöl

Die Lavendelblüten mit dem Alkohol in einer Flasche (auf weiten Hals achten) verschlossen etwa vier Wochen im Dunklen ziehen lassen. Danach auspressen und filtern. Im leicht erwärmten Wasser den Honig auflösen (Lavendelöl zugeben). Alles gut mischen und dann abfüllen.

Bei normaler Haut: **Rosenfriktion**

150 ml Rosenwasser, 1 Esslöffel Honig, 100 ml 50%iger Alkohol, 15 ml Zitronensaft (oder 2 bis 3 Tropfen ätherisches Zitronenöl)

Den Honig im leicht erwärmten Rosenwasser auflösen. Abkühlen lassen und dann mit Alkohol und Zitronensaft (oder Zitronenöl) in einer Flasche gut durchschütteln.

Hautcremes

Hautcremes sind nicht leicht selbst herzustellen. Jedoch: Ein paar ganz einfache Rezepte kannte man früher auch schon. Immerhin fast 1800 Jahre alt ist die

Hautcreme nach dem römischen Rezept des Galenus

4 Esslöffel Olivenöl, stark duftende Rosenblüten, 1 Esslöffel Bienenwachs, destilliertes Wasser

Man erhitzt das Olivenöl im Wasserbad und gibt so viele Rosenblütenblätter wie möglich hinein. Zudecken und ein paar Tage ziehen lassen. Wenn das Öl den Duft der Rosen absorbiert hat, filtert man es und füllt es in ein Glas. Das Bienenwachs wird in einer Pfanne langsam erhitzt, bis es zähflüssig geworden ist. Dann gibt man das Rosenöl zu, nimmt die Pfanne vom Herd und rührt so lange, bis die Masse erkaltet ist. Nach und nach gibt man ein paar Tropfen des destillierten Wassers hinzu, bis die Hautcreme die richtige Beschaffenheit hat, und füllt sie dann in ein Glas.

Unsere Großmütter machten sich vielleicht nicht immer die Mühe, Cremes komplett selbst herzustellen. Aber sie verfeinerten ganz normale Hautcreme, in dem sie besondere Zutaten untermischten.

Belebend und glättend:
Hautcreme mit Früchten

- Eine halbe Aprikose, zerdrückt und unter die Hautcreme gemischt, soll die Haut beleben und glätten.
- Weiches Avocadofleisch, auf dieselbe Weise untergemischt, macht die Haut glatt, weich und samtig.
- Zwei bis drei Erdbeeren, zerdrückt und untergemischt, wirken kühlend und beruhigend.

Für alternde Haut:
Bienencreme

10 Gramm Bienenwachs schmelzen und drei Esslöffel Bienenhonig unterrühren. Erkalten lassen und anschließend auftragen.

Hautunreinheiten kennt man nicht erst in unserer Zeit. Man verwendete auch früher schon dagegen besondere Schönheitsmittel. Aus der Überlieferung unserer Großmütter stammen folgende Hausrezepte gegen Pickel, Sommersprossen, Hautschäden, Flecken und Falten:

- Bei spröder, rissiger Haut helfen Waschungen mit Honigwasser (ein bis zwei Esslöffel Honig auf einen Liter Wasser).
- Großporigen Teint wasche man mit heißer Milch.
- Oder man reibe das Gesicht nach dem Waschen hin und wieder mit Zitronensaft ab.
- Bei spröder Haut setze man dem Waschwasser etwas Milch zu.
- Die Haut wird klar und weich, wenn man das Gesicht mit Schafgarbentee wäscht.
- Schönen Teint bekommt man, wenn man sich täglich mit schwarzem Tee abreibt.
- Zart und rosig wird die Haut, wenn man sie mit dem Inneren einer Melonenschale abreibt.
- Straff und erfrischt wird die Haut, wenn man sie regelmäßig mit Brennnesseltee wäscht.
- Falten verschwinden, wenn man sich einmal täglich das Gesicht mit Buttermilch wäscht.
- Kocht man die grünen Zapfen einer Edeltanne aus und wäscht sich mit dem dann gefilterten Wasser, vergehen Falten im Gesicht.
- Gesichtsröte schwindet, wenn man sich morgens und abends mit roher Milch wäscht.
- Der Saft einer frischen grünen Gurke, abends vor dem Schlafengehen aufgetragen, lässt Gesichtsröte verschwinden.
- Zehn Gramm Borax in 150 Gramm Rosenwasser lässt Sommersprossen verblassen.
- Regelmäßiges Betupfen der Sommersprossen mit Zitronensaft soll sie unsichtbar machen.
- Ebenfalls ein Rezept gegen Sommersprossen aus Großmutters Zeiten: grüne Sellerieblätter mit kochendem Wasser übergießen; die Blätter nach dem Abkühlen für zehn Minuten aufs Gesicht legen.

- Pigmentflecken auf der Haut verschwinden, wenn man sie mit Ringelblumensalbe behandelt.
- Geschälte Rosskastanien, gerieben und dann dem Waschwasser zugesetzt, bringen besonders reine Haut.
- Waldbeerenbrei lässt Hautmale und Flecken verschwinden.
- Gegen Pickel hilft eine Kompresse mit dem Sud aus Klettenwurzeln.
- Pickel heilen schneller ab, wenn man sie mit Zitronensaft betupft.
- Auch das Betupfen mit einer angeschnittenen Knoblauchzehe soll helfen.
- Unreine Hautpartien werden klar und rein, wenn man sie mit einem Aufguss aus Gänseblümchen (Blättern und Blüten) behandelt.
- Mitesser vertreibt man durch Gesichtsdampfbäder und Einreiben mit Zitronensaft.
- Glatte Haut erhält man, wenn man sie mit rohen Kartoffelstücken abreibt.
- Eine rohe Sauerkrautauflage (15 Minuten) hilft gegen fettige Haut.

Packungen, Masken und Kompressen

Packungen, Masken und Kompressen sind eine Wohltat für die Haut im Gesicht, am Hals und am Dekolleté. Sie sollen erfrischen, straffen, klären, durchbluten und beruhigen. Und das je nach Hautzustand und Hauttyp.

- Packungen sind meist geschmeidig und wirken besonders pflegend und beruhigend.
- Masken haben dagegen – durch ihre leicht verfestigende Beschaffenheit – eher eine straffende und die Durchblutung steigernde Wirkung.
- Kompressen und Gesichtbäder erfrischen, reinigen und pflegen zugleich.

Sowohl Masken und Packungen als auch Kompressen und Gesichtsbäder werden immer nur bei frisch gereinigter Haut angewendet. Wenn nichts anderes angegeben ist, werden Masken und Packungen immer mit lauwarmem Wasser abgewaschen.

Bei normaler und trockener Haut:
Sahne-Honig-Maske

2 Esslöffel saure Sahne, 1 Esslöffel Honig, Weizenkeimflocken

Sahne und Honig mischen. So viele Weizenkeimflocken zufügen, dass ein dickflüssiger Brei entsteht. 15 Minuten einwirken lassen.

Bananen-Quark-Packung

2 gestrichene Esslöffel Quark, 1 Esslöffel Sahne, 1 kleine Banane, 1 Eigelb

Alles mischen und schaumig rühren, auf Gesicht und Hals auftragen und eine halbe Stunde einwirken lassen.

Karottenmaske

2 Karotten, 1/2 Eigelb, 2 Tropfen Öl

Die Karotten raspeln und auspressen (oder, falls vorhanden, in den Entsafter geben). Dann mit Eigelb und Öl vermischen, einreiben und 15 Minuten einwirken lassen.

Mandelmilchpackung

20 Gramm blanchierte, geschälte Mandeln, 125 ml Vollmilch, einige Tropfen ätherisches Rosen- oder Rosmarinöl

Die Mandeln sehr fein mahlen, mit Milch und Öl vermischen, auftragen und anschließend 20 Minuten einwirken lassen.

Öl-Ei-Packung

1 Eigelb, 5 ml Weizenkeimöl, 125 ml Rosmarinaufguss

Eigelb und Öl verrühren und auf das Gesicht auftragen. 20 Minuten einwirken lassen, dabei mit einer warmen Rosmarinkompresse abdecken.

Quark-Petersilien-Packung

3 Esslöffel Quark, 1 Bund fein gehackte Petersilie

Quark cremig rühren, mit der Petersilie vermischen, auftragen. Eine halbe Stunde einwirken lassen.

Bei fettender, grobporiger und unreiner Haut:

Jogurtmaske

75 ml Vollmilch-Jogurt, 125 ml Vollmilch

Den Jogurt auf das Gesicht tupfen und antrocknen lassen. Dann mit der lauwarmen Vollmilch abwaschen und mit kaltem Wasser erfrischen.

Brennnesselmaske

2 gestrichene Esslöffel Heilerde, 125 ml Brennnesselaufguss, einige Tropfen Arnikatinktur

Die Heilerde mit dem noch warmen Brennnesselaufguss und der Arnikatinktur verrühren, auf das Gesicht auftragen und anschließend 20 Minuten einwirken lassen.

Bei akuter Akne zweimal wöchentlich anwenden.

Papayamaske

Eine reife Papaya und 2 bis 3 Esslöffel Sahne miteinander vermischen, auftragen und etwa 30 Minuten einwirken lassen.

Leinsamenmaske

2 gestrichene Esslöffel frisch geschroteter Leinsamen, destilliertes Wasser, 125 ml Gänseblümchenaufguss

Den Leinsamen im Wasser anrühren und quellen lassen. Auftragen und etwa 15 bis 20 Minuten einwirken lassen. Dabei mit einer Kompresse aus Gänseblümchenaufguss bedecken.

Bierhefemaske

4 gestrichene Esslöffel Bierhefe, 1 Teelöffel Honig, destilliertes Wasser

Die Bierhefe mit dem flüssigen Honig und so viel Wasser verrühren, dass eine streichfähige Paste entsteht. Auftragen und etwa 10 bis 15 Minuten einwirken lassen.

Eiweiß-Honig-Maske

1 Eiweiß, 2 Teelöffel Honig

Beide Zutaten locker miteinander mischen und auftragen. 25 Minuten einwirken lassen.

Apfelmaske

1 Apfel, 1 Esslöffel Honig

Den geschälten Apfel reiben, mit flüssigem Honig verrühren, auftragen und 20 Minuten einwirken lassen.

Bei müder oder faltiger, reifer Haut:
Aufbaupackung

3 gestrichene Esslöffel Quark, 1 Eigelb, 1 geschlagenes Eiweiß, 1 Esslöffel Traubenzucker, frisch gepresster Saft von einer halben Zitrone oder einer kleinen Orange

Alles gut vermischen, auftragen und 30 Minuten einwirken lassen. Nach dem lauwarmen Abwaschen kalt nachspülen.

Gurkenmaske mit Aloe

1/2 Salatgurke, 2 bis 3 Esslöffel Sahne, 2 Esslöffel Aloe-vera-Gel

Alle Zutaten miteinander vermischen, auftragen und etwa 15 Minuten auflegen. Dann mit klarem, kaltem Wasser abwaschen.

Für jeden Hauttyp:
Quark-Honig-Packung

1 Esslöffel Quark, 1 Eigelb, einen halben Teelöffel Honig,, 1 Teelöffel Weizenkeimflocken, einen halben Teelöffel Zitronensaft, 1 Teelöffel Sahne

Alle Zutaten gut vermischen, auftragen und 20 Minuten einwirken lassen.

Kieselerdemaske

1 Eigelb, 4 Esslöffel Vollmilch, 1 Teelöffel Honig, Kieselerde

Eigelb, Milch und Honig verrühren, mit so viel Kieselerde vermengen, dass ein streichfähiger Brei entsteht. 15 Minuten einwirken lassen.

Zur Erfrischung und Straffung:
Gurkenpackung

2 gestrichene Esslöffel Quark, 1/4 Salatgurke

Den Quark und die gewaschene, mit der Schale pürierte Gurke vermischen, auf Gesicht und Hals streichen. 20 Minuten einwirken lassen und mit kaltem Wasser abwaschen.

Straffungsmaske

1 Ei, 1 Messerspitze Agar-Agar, 1/2 Teelöffel Honig

Ei und Agar-Agar klümpchenfrei verrühren, flüssigen Honig untermengen. Auftragen, 20 Minuten einwirken lassen. Dann mit einer feuchtwarmen Kompresse aufweichen und lauwarm abwaschen.

Kräuterkompressen

Kräuterkompressen kann man aus fast allen Heilpflanzen herstellen. Dazu nimmt man:

2 Esslöffel getrocknete Kräuter oder Blüten, einen halben Liter Wasser

Pflanzenteile mit kochendem Wasser übergießen, 10 bis 15 Minuten ziehen lassen, abseihen, dabei alles gut ausdrücken. Eine Stoffserviette (aus Leinen oder Baumwolle) mit dem warmen Aufguss tränken, fünf bis 15 Minuten auf das vorher gereinigte Gesicht legen.

Danach für drei bis fünf Minuten ein in kaltes Wasser getauchtes und ausgedrücktes Tuch auflegen. Trocken tupfen und dann eincremen.

Kräuter bei unreiner und fettender Haut sind:

- Arnika
- Gänseblümchen
- Johanniskraut
- Kamille
- Lindenblüten
- Ringelblume
- Salbei
- Schafgarbe
- Thymian
- Zinnkraut

Kräuter bei schlaffer Haut und roten Äderchen sind:

- Birkenblätter
- Feigwurz
- Thymian
- Zinnkraut

Kräuter bei müder, schlecht durchbluteter Haut sind:

- Efeu
- Kornblumen
- Rosmarin
- Thymian
- Zinnkraut

Kräuter bei trockener Haut sind:

- Kamillenblüten
- Lavendelblüten
- Lindenblüten
- Ringelblumen
- Rosenblüten

Kräuteröle

Nicht nur im Gesicht, am ganzen Körper muss man die Haut pflegen. Vor allem dann, wenn man unter trockener Haut leidet: Da muss nach jedem Vollbad, nach jeder Dusche, nach jedem Saunabesuch der Körper mit einem Körperöl oder einer Emulsion gepflegt werden. Es gibt auch Kräuteröle, die gegen so manchen Schönheitsfehler helfen sollen.

Bei normaler und trockener Haut:
Sesam-Massageöl

50 ml Sesamöl, 25 ml Rizinusöl, 10 ml Weizenkeimöl, 3 bis 4 Tropfen ätherisches Duftöl (je nach Geschmack)

Alle Öle in einer Flasche gut durchschütteln. Nach dem Baden den Körper damit massieren.

Für müde, schlecht durchblutete Haut:
Arnika-Körperöl

2 gehäufte Esslöffel getrocknete Arnikablüten, 100 ml Distelöl, 100 ml Mandelöl

Die Arnikablüten mit dem Öl in einer Flasche mischen und etwa zwei Wochen verschlossen an einem warmen Platz ohne direkt Lichteinstrahlung stehen lassen. Täglich kräftig schütteln. Dann auspressen, filtern und mit dem Mandelöl mischen. Neu abfüllen.

▶ **Achtung:** *Arnika kann Allergien verursachen. Deshalb sollten Sie die Reaktion Ihrer Haut vorher mit geringen Dosen testen!*

Gegen Cellulite:

Algengel

1 Hand voll getrocknetes Zinnkraut, 250 ml entmineralisiertes Wasser, 1/2 Päckchen (etwa 3 Gramm) Agar-Agar-Pulver

Das Zinnkraut mit kochendem Wasser übergießen und ziehen lassen (etwa 10 Minuten). Filtern, dann das Agar-Agar-Pulver zugeben. Alles nochmals erhitzen und dann abfüllen. Etwa zehn Minuten vor dem Duschen auf den Körper, besonders auf die Problemzonen auftragen. Anschließend lauwarm abduschen.

Efeuöl

eine Hand voll frische Efeublätter, 200 ml Weizenkeimöl, 2 Tropfen ätherisches Rosmarinöl

Die Efeublätter in einem Schraubdeckelglas mit dem Öl übergießen und etwa zwei Wochen verschlossen an einem warmen Platz stehen lassen. Abfiltern und mit dem Rosmarinöl versetzen. Mit kreisenden Bewegungen in die Problemzonen für Cellulite einmassieren.

Bei strapazierter, müder und alternder Haut:

Busenlotion mit Jojoba

50 ml Weizenkeimöl, 20 ml Jojobaöl, 20 ml 70%iger Alkohol, 10 Tropfen ätherisches Geraniumöl

Alle Zutaten in einer Flasche kräftig schütteln. Dekolleté und Busen damit massieren.

Busenlotion mit Aloe vera

Saft von einer halben Zitrone, 30 ml Avocado- oder Mandelöl, 10 ml Aloe-vera-Gel

Alle Zutaten in einer Flasche gut mischen. Vor Gebrauch jeweils kräftig schütteln. Busen und Dekolleté damit massieren.

Bäder

Bäder dienen nicht nur der Entspannung nach einem anstrengenden Tag, sondern natürlich auch der Schönheit. Im alten Hausschatz aus Großmutters Zeiten haben wir folgende Naturrezepte gefunden:

- Gegen Hautunreinheiten hilft ein Weizenkleiebad: Eine Hand voll Weizenkleie in einem Leinenbeutel unter den Warmwasserhahn hängen. In diesem Wasser dann 15 Minuten baden – nicht abtrocknen.
- Zitronenbäder machen die Haut zart: In Scheiben geschnittene Zitronen einige Stunden in einen Topf mit Wasser legen und anschließend ins Badewasser abseihen.

Bei trockener Haut:

Rosen-Gesichtswasser

30 ml Rosenwasser, 10 ml Orangenblütenwasser, 20 ml Fenchelaufguss, 20 ml Lindenblütenaufguss, 1 Teelöffel Honig, 5 ml Obstessig

Das Rosen- und das Orangenblütenwasser werden mit den Aufgüssen leicht erwärmt, der Honig darin aufgelöst.

Nach dem Abkühlen zusammen mit dem Essig in einer Flasche gut durchschütteln.

Nicht nur Kleopatra badete in Milch – auch unseren Großmüttern war dieses probate Schönheitsmittel noch bekannt. Bäder in Milch machen die Haut zart und geschmeidig, glatt und schön; Hautreizungen klingen ab, Hautunreinheiten verheilen.

Buttermilchbad

2 bis 3 Liter Buttermilch werden zunächst in die Wanne gegossen. Darauf sollte man das Wasser mit steigender Temperatur laufen lassen. Die Buttermilch sollte nicht flockig werden. Nach dem Baden nicht duschen, sondern nur trocken tupfen.

Für jeden Hauttyp: Milch-Honig-Bad

1 Tasse Honig, 2 Liter Vollmilch

Den Honig zunächst in der warmen Milch auflösen und dann alles ins Badewasser geben.

Bei trockener und Mischhaut: Mandelmilchbad

2 Esslöffel sehr fein gemahlene Mandeln, 125 ml Vollmilch, 15 ml Mandelöl

Mandelmehl mit Milch und Öl vermischen und ins Badewasser geben.

Bei unreiner, leicht gereizter Haut: Kleiebad

250 Gramm Weizenkleie, 3 Liter Milch

Beide Zutaten miteinander kochen und dann die Flüssigkeit durch ein Mulltuch ins Badewasser pressen. Etwa 20 Minuten baden.

Hefebad

80 Gramm Bäckerhefe, ein Achtelliter Milch, 1 Teelöffel Zucker

Die Zutaten zum Gären bringen und dann ins Badewasser geben. Etwa 15 Minuten darin baden.

Molkebad

2 bis 3 Liter Molke ins Badewasser gießen.

Kräuter- und Blütenbäder

Kräuter- und Blütenbäder sind ebenfalls schon von alters her bekannt und beliebt. Man gibt dem Badewasser dabei duftende und heilende Kräuter- und Blütenauszüge bei.

Kamillenbad

150 Gramm getrocknete Kamillenblüten, 50 Gramm getrocknete Lindenblüten, evtl. noch zusätzlich 50 Gramm getrocknete Lavendelblüten

Die Blüten in ein Stoffsäckchen (das man sich aus Leinen oder Baumwolle selbst herstellen kann) geben. Das Säckchen anschließend in die Badewanne legen, etwas heißes Wasser darauf laufen lassen und dann 15 Minuten ziehen lassen. Erst dann das restliche Badewasser einlaufen lassen und kurz vor dem Bad das Kräutersäckchen gründlich ausdrücken.

Blütenbäder kann man mit folgenden Pflanzen machen (jeweils 150 bis 200 Gramm Kräuter oder Blüten):

- Heublumen
- Hopfen
- Lavendel
- Malve
- Melisse
- Pfefferminze
- Rose
- Rosmarin
- Salbei

- Intensiver wird das Kräuter- oder Blütenbad, wenn man zusätzlich noch ein paar Tropfen des entsprechenden ätherischen Öls beimischt.
- Man kann auch zunächst einen starken Sud aus den Pflanzen machen und diesen dann zum Badewasser geben (20 Minuten köcheln lassen).
- Trockene Haut wird besonders zart, wenn man ins Kräuterbad etwas Honig gibt.

Ringelblumenbad

50 Gramm getrocknete Ringelblumen, einen halben Liter Wasser, 3 Esslöffel Honig

Die Blüten mit kochendem Wasser übergießen, 20 Minuten ziehen lassen. Filtern, den Sud mit dem Honig vermischen und dann den Aufguss ins Badewasser geben.

Malven-Kleie-Bad

je eine Hand voll Malvenblüten und Weizenkleie (etwa 100 Gramm)

Die Kräuter in ein Säckchen geben und für eine Viertelstunde ins heiße Badewasser hängen.

Badesalze haben unsere Großeltern ebenfalls selbst zubereitet. Das ist gar nicht schwer:

Lavendel-Badesalz

1 Hand voll getrocknete Lavendelblüten, 500 Gramm Meersalz

Lavendelblüten und Salz in einem fest verschließbaren Gefäß gut mischen und eine Woche stehen lassen. Dann in ein Säckchen füllen und für eine Viertelstunde ins Badewasser hängen. Diese Mischung reicht für fünf bis sechs Wannenbäder. Danach muss man sich gut abduschen.

Sonnenschutz

Zwar wird das Thema Sonnenschutz bzw. Sonnenbrand auch im vierten Kapitel – als medizinisches Problem – behandelt. Wir möchten Ihnen aber trotzdem noch ein paar alte Hausmittel präsentieren:

- Man viertle vier grüne Walnüsse, gebe sie zusammen mit einem halben Liter Olivenöl in eine Glasflasche und lasse diese zwei bis drei Wochen in der Sonne stehen. Dann erhält man ein Nussöl als Sonnenöl.
- Einen braunen Teint erhält man, wenn man sich täglich mit Karottensaft abreibt. So kann man sich auch seine Urlaubbräune erhalten.

- Frische Erdbeeren wirken bei Sonnenbrand beruhigend und kühlend. Zwei bis drei Erdbeeren mit einer Gabel zerdrücken, mit etwas Zitronensaft verrühren und dann auf dem Gesicht etwa eine Viertelstunde einwirken lassen.
- Buttermilch oder mit kühlem Kamillentee getränkte Wattebäusche lindern ebenfalls den Sonnenbrand. Etwa eine halbe Stunde einwirken lassen.
- Ein Absud aus Quittenkernen (ein Suppenlöffel Kerne auf eine Glas Wasser, eine Viertelstunde kochen lassen!) lindert – als Kompresse aufgelegt – den Sonnenbrand.
- Eine Maske aus Papaya lindert von der Sonne gestresste Haut: Eine Papaya zerdrücken, auf die Haut auftragen, zehn Minuten einwirken lassen. Lauwarm abwaschen.
- Eine kühlende Maske aus Buttermilch, Quark oder Jogurt über aufgetragenem Zitronensaft hilft ebenfalls gegen Sonnenbrand.

Glänzendes Haar

Glänzendes Haar war der Stolz unserer Großmütter. Sie gingen ja nicht regelmäßig zum Friseur, sondern pflegten ihre Haarpracht selbst.

Von der österreichischen Kaiserin Elisabeth (»Sisi«) ist bekannt, dass sie um ihr prachtvolles Haar, das ihr bis zu den Fersen reichte, einen wahren Kult trieb. Zwar wurde es – wie in der damaligen Zeit üblich – nur alle drei Wochen gewaschen, dann aber mit immer neuen, kostbaren Essenzen. Doch auf ein altes Hausmittel schwor die Kaiserin von Österreich: Cognac und Ei als Mischung erzielte einen ganz besonderen Glanz.

Shampoos

Schon seit vielen Jahrhunderten werden pflanzliche Produkte – wie beispielsweise Kamillenblüten, Birkenblätter, Henna oder Klettenwurzeln – zur Haarpflege eingesetzt. So manches Geheimrezept stammt aus alten Überlieferungen. Allerdings: Das Haarshampoo stellte man auch früher in den seltensten Fällen selbst her. Unsere Urgroßmütter kannten allerdings dieses Grundrezept:

Grundrezept

50 Gramm feste Seife (Kernseife), 750 ml destilliertes Wasser (oder Kräutersud), 10 Gramm Pottasche

Die Seife wird in dem siedenden Wasser (oder Kräutersud) gelöst. Dann die Pottasche zugeben und etwa eine halbe Stunde im offenen Topf köcheln lassen.

Wenn alles abgekühlt ist, ist das Shampoo gebrauchsfertig.

Kräutersud

Einen Kräutersud stellt man folgendermaßen her:

1 Hand voll Kräuter (Brennnessel, Kamillenblüten, Lindenblüten, Ringelblume, Rosmarin oder Salbei) mit

750 ml Wasser etwa zehn Minuten sieden, dann weitere zehn Minuten ziehen lassen und abseihen.

Man kann das Shampoo auch noch mit ein paar Tropfen ätherischen Öls der entsprechenden Pflanze aromatisieren. Pflegende Wirkung hat außerdem die Zugabe von zehn bis fünfzehn Milliliter Aloe-vera-Gel.

Bewährt hat es sich auch, bestimmte Pflanzen je nach Haarfarbe zu verwenden:

- für blondes Haar Kamillenblüten- oder Rhabarberwurzel-Auszug, Zitronensaft
- für dunkles Haar: Rosmarin- oder Birkenblättertee, Obstessig
- für graues Haar: Kornblumentee, Obstessig.

Schönes, gepflegtes Haar war schon immer ein anziehender Blickfang, den man auch in früheren Zeiten gerne einsetzte. Aus Großmutters Hausschatz stammen auch folgende Haarwaschmittel:

Für schönen Glanz:
Zitrusshampoo

2 Esslöffel Seifenkraut, ein halber Liter Wasser, 2 Esslöffel Zitronen- oder Orangensaft, 2 Eigelb, 2 Tropfen ätherisches Zitronen- oder Orangenöl

Das Seifenkraut wird mit dem Wasser aufgekocht und die übrigen Zutaten untergeschlagen. Zehn Minuten ziehen lassen, dann abfüllen.

Bei trockenem Haar:
Eishampoo

2 Eigelb, ein Eiweiß, ein Teelöffel Honig, Saft von einer Zitrone, 5-10 ml Pflanzenöl (z. B. Weizenkeim- oder Sonnenblumenöl)

Alle Zutaten gut vermischen, Haar und Kopfhaut damit massieren und gründlich ausspülen.

Zur Kräftigung:
Hennashampoo

1 Ei, 1 Esslöffel Rum, 125 ml destilliertes Wasser, 1 Esslöffel neutrales (farbloses) Henna

Alle Zutaten gut vermischen. Das Haar damit einreiben und dann gut ausspülen.

Spülungen

Spülungen sollen das Haar von Kalkrückständen aus dem Wasser befreien und es nochmals – vor allem nach einer Haarwäsche mit Seifenshampoos – pflegen.

Grundrezept

1 Esslöffel getrocknete Kräuter oder Blüten, 100 ml Wasser, 60 ml Zitronensaft (oder Obstessig)

Die Kräuter oder Blüten mit dem kochenden Wasser übergießen, 10 Minuten ziehen lassen, abfiltern. Dann mit Obstessig bzw. Zitronensaft mischen. Nach der Haarwäsche gibt man diese Spülung ins Haar und wäscht sie nicht aus.

Kräuterspülungen

Kräuterspülungen gibt es

für fettendes Haar:

je 1 Teelöffel Thymian, Zinnkraut, Salbei und Rosmarin

für feines, blondes Haar:

je 1 gehäufter Teelöffel Brennnesselblätter und Rosmarin, 1 Teelöffel Kamillenblüten

für alle Haartypen, belebend und kräftigend:

je 2 Teelöffel getrocknete Birkenblätter und Lavendelblüten, 1 l Obstessig, einige Tropfen ätherisches Lavendelöl

Kräuter und Essig in eine Flasche füllen, verschließen und eine Woche ziehen lassen. Dann abfiltern und das Lavendelöl zugeben. Bei jeder Anwendung mischt man 1 Teil dieser Spülung mit 2 Teilen Wasser und massiert damit Haar und Kopfhaut. Die Spülung wird nicht ausgewaschen.

für glänzendes Haar:

Brennnessel-Essig

1 Hand voll frische Brennnesselblätter, ein halber Liter Wasser, ein Viertelliter Obstessig

Die Brennnesselblätter mit dem kochenden Wasser überbrühen, drei Stunden zugedeckt ziehen lassen. Abseihen. Dann den Sud mit dem Essig mischen und in eine Flasche füllen. Nach jeder Haarwäsche das Haar gründlich mit diesem Aufguss spülen, die Kopfhaut einige Minuten massieren. Die Spülung wird nicht ausgewaschen.

Für besseren Haarwuchs und glänzendes Haar:

Bier-Spülung

125 ml Bier

Die Hälfte dieser Biermenge nach dem Waschen im Haar verteilen, ein paar Minuten einwirken lassen. Dann das Haar nochmals waschen, das restliche Bier einmassieren und nicht mehr ausspülen.

Für weiches, seidiges Haar:

Milch-Spülung

125 ml Vollmilch

Die Milch mit einem Frottier-Waschlappen ins Haar reiben und eine Viertelstunde einwirken lassen. Dann mit Wasser ausspülen.

Festiger

Nicht nur in unserer modernen Zeit benötigt man Haarfestiger. Man verteilt sie vor dem Einlegen oder Fönen im trocken frottierten, aber noch feuchten Haar. Auch wenn unsere Urgroßmütter noch keinen Haarfön kannten – sie wussten um ein paar Hausmittel, die das Haar besser frisierbar machten.

Honigfestiger

1 Esslöffel Honig, 250 ml destilliertes Wasser, 1 Teelöffel Obstessig

Der Honig wird im warmen Wasser aufgelöst, dann gibt man den Essig zu.

Bierfestiger

125 bis 250 ml Bier

Bier ist von alters her ein beliebtes Mittel, um der Frisur mehr Halt zu verleihen. Der Geruch verfliegt nach kürzester Zeit. Das Bier wird einfach nach der Wäsche im Haar verteilt und nicht ausgespült.

Sogar farblich tönende Haarfestiger kannte man früher schon.

- Für helles Haar nahm man statt des destillierten Wassers einen Kamillenblüten- oder Rhabarberwurzel-Auszug.
- Für dunkles und rotes Haar löste man einen Esslöffel rotfärbendes Henna im destillierten Wasser auf und ließ es etwa zehn Minuten köcheln (nicht kochen!), gab danach den Honig zu.

Färben und Tönen

Von alters her kannte man auch genügend Rezepte, um die Haarfarbe zu verändern. Mit ganz natürlichen Mitteln aus dem Pflanzenreich tönte man sein Haar intensiver. Eines der ältesten Haarfärbemittel ist Henna: Es war schon im Altertum beliebt, wurde damals nicht nur fürs Haar verwendet, sondern auch für Fuß- und Fingernägel. Henna gibt dem Haar nicht nur Farbe, sondern auch Glanz. Und es kräftigt das Haar.

Altbewährt ist folgendes Rezept:

- Das Haar nach der Wäsche gut ausspülen.
- Eine Tasse Hennapulver mit 60 Grad Celsius heißem Wasser oder Rotwein zu einem streichfähigen Brei verrühren.
- Bei trockenem Haar kann man noch einen Esslöffel Olivenöl oder ein Eigelb darunter mischen.
- Diesen Brei einige Zeit anziehen lassen.
- Mit einem flachen Pinsel auf das Haar auftragen. Zum Schutz vor der Farbe sollte man unbedingt Handschuhe tragen!
- In Wärme (Sonne, Plastik- oder Trockenhaube) einwirken lassen.
- Je nach gewünschter Farbintensität eine halbe Stunde bis drei Stunden einwirken lassen.
- Gründlich ausspülen.

Auch diverse andere Haarfärbemittel waren schon unseren Großmüttern bekannt:

Bei blondem Haar:
Tönen mit Rhabarberwurzel

- Eine Tasse Rhabarberwurzel (in der Kaffeemühle gemahlen oder fertig gekauft) wird mit heißem Wasser und etwas Zitronensaft zu einem streichfähigen Brei angerührt.
- Bei trockenem Haar kann man ebenfalls Öl und/oder Eigelb zumischen.
- Mit dem Pinsel auftragen.
- Zehn Minuten anziehen lassen.
- In Wärme einwirken lassen.
- Dann 30 bis 60 Minuten einziehen lassen.
- Gründlich ausspülen.

Aufhellend wirkt eine Spülung aus dem Sud der römischen Kamille (zwei Hand voll Kamillenblüten auf einen Liter Wasser).

Bei braunem Haar:
Tönen mit Walnussschalen

- Für eine Farbspülung rechnet man eine halbe Tasse pulverisierte Walnussschalen auf einen halben Liter Wasser.
- Für eine Färbung nimmt man die Menge von ein bis zwei Tassen auf dieselbe Menge Wasser.
- Mit einem Esslöffel Öl dann zu einem streichfähigen Brei verrühren.
- Sonst genauso wie Henna anwenden.
- Die Walnussschalenmischung je nach gewünschter Farbintensität 20 bis 40 Minuten einwirken lassen.
- Schwarzes Haar bekommt durch die Walnussschalen einen wärmeren Farbton.
- Braunes Haar kann man farblich auch durch eine Spülung mit schwarzem Tee auffrischen.

Haarwässer

Haarwasser soll erfrischen und desinfizieren. Wenn man es einmassiert, wird die Kopfhaut besser durchblutet. Es verändern aber nichts an der Haarstruktur und am Haarwuchs.

- Haarwasser besteht meist aus geruchslosem Alkohol und Kräuterzusätzen.
- Man kann Haarwässer aus Birkenblättern und -knospen, aus Brennnesselblättern, Fenchelsamen, Kamillenblüten, Klettenwurzel, Lavendelblüten, Rosmarin, Thymian oder Zinnkraut herstellen.
- Menthol erhöht die erfrischende Wirkung eines Haarwassers.
- Haarwasser hat eine gute Haltbarkeit, man kann es auf Vorrat herstellen.

Grundrezepte

Unsere Großmütter kannten diese beiden Grundrezepte:

- 200 ml 50%iger Alkohol, 20 ml Kräutertinktur, evtl. 1 bis 2 Kristalle Menthol oder 2 bis 3 Tropfen ätherisches Blütenöl

Alle Zutaten durch Schütteln gut vermischen und dann abfüllen.

- 150 ml Kräutersud, 50 ml 70%iger Alkohol, evtl. 2 bis 3 Tropfen ätherisches Blütenöl

Alle Zutaten durch Schütteln gut vermischen und dann abfüllen.

Gegen Haarausfall, fettende Kopfhaut und Schuppen:
Hamamelis-Haarwasser

3 Tropfen ätherisches Melissenöl, 20 ml Birkenblätter-Tinktur, 80 ml Hamameliswasser

Das Melissenöl wird in der Birkenblätter-Tinktur aufgelöst. Dann fügt man das Hamameliswasser hinzu, mischt alles gut durch und füllt es in eine Flasche (am besten mit Spritzverschluss) ab. Zwei Wochen lang wird dieses Haarwasser morgens und abends jeweils fünf Minuten in die Kopfhaut einmassiert.

Packungen und Kuren

Haarpackungen und Haarkuren sollen die Haarstruktur entscheidend verbessern: Sie bekämpfen spröde und gespaltene Haarspitzen, geben dem Haar mehr Glanz, machen es leichter frisierbar. Man wendet Haarkuren und -packungen zwischen der ersten und zweiten Haarwäsche an, massiert sie leicht ein und lässt sie dann unter einem warmen Tuch (oder der Sonne bzw. einer Plastik- oder Trockenhaube) von einer Viertelstunde bis zu einer Stunde lang einwirken.

Aus altem Hausmittelschatz stammen folgende Rezepte:

Bei sprödem Haar:
Ölpackung

1 bis 2 Esslöffel Öl (Mandel-, Oliven-, Avocado- Rizinus- oder Karotinöl)

Das erwärmte Öl wird im nassen Haar verteilt und sollte eine Stunde einwirken. Dann gut auswaschen.

Bei angegriffenem, glanzlosem Haar:
Öl-Zitronen-Kur

30 ml Olivenöl, 30 ml Zitronensaft

Das angewärmte Öl und der Zitronensaft werden vermischt und im nassen Haar verteilt. Eine Stunde einwirken lassen, anschließend gründlich auswaschen.

Bei dünnem, brüchigem Haar:
Ei-Bier-Packung

1 Ei, 30 ml Bier

Ei und Bier vermischen, im nassen Haar verteilen, mindestens eine Viertelstunde einwirken lassen. Dann gut auswaschen.

Bei stumpfem Haar:
Ei-Aloe-Kur

1 Eigelb, 1 Teelöffel Aloe-vera-Gel, 1 Glas Kornschnaps

Alle Zutaten vermischen, ins nasse Haar geben und eine halbe Stunde einwirken lassen. Gut auswaschen.

Bei trockenem, sprödem Haar:
Öl-Henna-Packung

1 Esslöffel Avocadoöl (oder anderes Pflanzenöl), 1 Esslöffel farbloses, neutrales Henna, evtl. 1 Eigelb

Alle Zutaten zu einem Brei verrühren und im nassen Haar (vor allem in den Spitzen) verteilen. Eine halbe bis eine Stunde einwirken lassen. Dann gut auswaschen.

Bei strohigem Haar:
Klettenwurzel-Kur

1 Eigelb, 1 Esslöffel Klettenwurzelöl, 2 Esslöffel Zitronensaft

Eigelb und Öl (tropfenweise zugeben!) mischen. Dann – nachdem eine mayonnaiseähnliche Creme entstanden ist – den Zitronensaft zugeben. Ins nasse Haar, besonders die Spitzen, einmassieren. Eine halbe Stunde einwirken lassen. Gut auswaschen.

Für weiches, geschmeidiges Haar: **Glyzerin-Ei-Packung**

1 Esslöffel Glyzerin, 1 Esslöffel Weizenkeimöl, 2 Esslöffel Vollmilch, 1 Eigelb, 2 Esslöffel Zitronensaft, evtl. etwas destilliertes Wasser

Alle Zutaten zusammenrühren, evtl. mit dem destillierten Wasser verdünnen. Eine Stunde lang einwirken lassen und dann gut auswaschen.

Gegen strapaziertes Haar: **Kräuter-Öl-Packung**

60 ml Olivenöl (oder ein anderes Pflanzenöl), je ein Teelöffel getrocknete Kamillenblüten, Brennnessel und Birkenblätter, 1 Eigelb, 1 Esslöffel Honig, 1 Teelöffel Zitronensaft, 2 bis 3 Tropfen ätherisches Rosmarinöl

Das Olivenöl wird im Wasserbad erwärmt; dann gibt man die Kräuter zu und lässt sie darin eine halbe Stunde ziehen. Filtern und danach Eigelb, Honig und Zitronensaft sowie das Rosmarinöl zugeben, wenn das Olivenöl fast abgekühlt ist. Die Kräuter-Öl-Packung wird dann im nassen Haar und auf der Kopfhaut verteilt und soll eine Stunde einwirken. Gut auswaschen.

Glänzendes Haar – wir erwähnten es schon – war der ganze Stolz unserer Großmütter. Was Wunder, dass es im alten Hausmittelschatz noch eine ganze Menge Tipps für die Haarpflege gibt:

- Beim Haarewaschen nie zu heißes Wasser verwenden. Es laugt das Haar nur aus.
- Zu kaltes Wasser ist ebenfalls schädlich: Es regt die Talgdrüsen noch mehr an – das Haar fettet schneller.
- Bürsten und Kämme sollte man waschen können. Beim Kauf darauf achten.
- Bei Haarausfall hilft Pferdemark: Nach dem Waschen einmassieren und einige Stunden einwirken lassen. Dann auswaschen.
- Auch Schwedenkräuter helfen gegen Haarausfall.
- Oder eine Einreibung des Haarbodens mit Kochsalz – zweimal wöchentlich.
- Haare werden nicht so schnell grau, wenn man sie regelmäßig mit verdünntem Apfelessig einreibt.
- Gegen Kopfschuppen hilft eine Waschung mit Lindenblütentee.

Schöne Hände

Die Hände sind unsere wichtigsten »Werkzeuge«. Sie geben Auskunft über unser Alter. Und: Man kann sie nicht »liften« lassen. Deshalb sollte man seine Hände ganz besonders gut pflegen.

- Gerade weil man die Hände oft wäscht, sollte man eine besonders milde Seife benutzen.
- Das Eincremen nach dem Waschen nie vergessen.
- Einmal die Woche dürfen auch die Hände mit einer Spezialbehandlung verwöhnt werden: zunächst mit einem Peeling, dann mit einer wohltuenden Handmaske.

- Das Peeling kann man als Enzympackung (gibt es zu kaufen) machen. Das Pulver anrühren und den Brei auf die Hände auftragen.
- Auch eine Packung aus warmem Kartoffelbrei erfüllt diesen Zweck.
- Oder ein Brei aus zwei Esslöffeln Weizenkleie, vermischt mit fünf bis acht Esslöffeln Buttermilch.
- Dazu zieht man Baumwollhandschuhe an, die man mit einer Mischung aus Weizenkeimöl, Maiskeimöl und Avocadoöl getränkt hat.
- Zwanzig Minuten einwirken lassen.

Aus Großmutters Hausschatz stammen folgende Pflegetipps:

- Gegen spröde Hände hilft ein lauwarmes Olivenölbad einmal wöchentlich.
- Warme Milchbäder (zwei- bis dreimal in der Woche) lassen Rötungen auf den Händen verschwinden.
- Melkfett ist gegen raue Hände ein bewährtes Mittel.
- Oder ein Bad in Haferflocken, die man mit kochendem Wasser übergießt.
- Hände, die vom Kartoffelschälen schmutzig geworden sind, reinigt man durch Abreiben mit saurem Obst, mit Essig oder Zitronensaft.
- Nikotinflecken an den Händen verschwinden, wenn man etwas Puderzucker mit Zitronensaft durchfeuchtet und die Hände mit dieser Mischung abreibt.
- Bevor man Zwiebeln, Rotkohl oder Ähnliches schneidet, sollte man die Hände mit Olivenöl einreiben. Dann nehmen sie den Geruch nicht an.
- Gegen Zwiebel- oder Fischgeruch an den Händen hilft auch eine Abreibung mit feuchtem Salz.
- Gegen Handschweiß sind Waschungen mit Kampferspiritus geeignet.
- Einige Körnchen Alaun in lauwarmem Wasser aufgelöst helfen ebenfalls gegen Schweißhände.
- Weiße, gepflegte Hände erhält man, wenn man sie abends mit Glyzerin einreibt und für die Nacht Waschlederhandschuhe anzieht.
- Rote Hände werden weiß, wenn man sie oft mit dem Brei mehliger Kartoffeln einreibt.

Feste Fingernägel gehören zu einer gepflegten Hand. Genauso sollte man darauf achten, dass die Hände feine Haut haben, ohne Risse, Schwielen und eingerissene Nagelhaut. Es gibt viele alte Hausmittel dafür:

- Bei spröden, brüchigen Fingernägeln sollte man die Hände in mit Mandelkleie versetztem Wasser baden. Die Hände anschließend abtrocknen und sie mit lanolinhaltiger Handcreme eincremen.
- Eichenrindentee, in dem man die Fingernägel badet, hilft gegen brüchige Nägel.
- Rissige Nagelhaut verschwindet, wenn man die Fingerspitzen zehn Minuten lang in warmem Mandel- oder Olivenöl badet. Danach das Öl einmassieren.

- Brüchige Fingernägel werden wieder fest, wenn man sie mehrmals mit einer aufgeschnittenen Zwiebel einreibt.
- Beim Zurückschieben der Nagelhaut immer nur einen Holzstab verwenden.
- Die Nagelhaut niemals schneiden!
- Arg verschmutzte Fingernägel reinigt man in warmem Wasser, dem man etwas Haarshampoo oder Wollwaschmittel zugesetzt hat.

Handcreme

Natürlich kann man sich auch eine Handcreme selbst herstellen:

Handcreme aus Ringelblumen

1 Hand voll getrocknete Ringelblumenblüten, 100 ml Olivenöl, 20 Gramm Bienenwachs. evtl. 3 bis 4 Tropfen ätherisches Melissenöl

Die Blüten etwa 20 Minuten im Olivenöl kochen lassen, dann herausfiltern. Bienenwachs zum Öl geben, unter vorsichtigem Erwärmen schmelzen. Vom Herd nehmen und kalt rühren, dabei eventuell das ätherische Öl zugeben. Abfüllen. Handcreme aus Ringelblumen hält sich kühl gelagert etwa ein halbes Jahr.

Glänzende Augen

Die Augen sind der »Spiegel der Seele«, und deshalb sollten sie immer strahlend sein. Aus den Überlieferungen unserer Großmütter stammen dazu folgende Ratschläge:

- Strahlende Augen bekommt man, wenn man einen Gazebeutel (heute geht auch ein Teebeutel) mit gekochter Kamille – nicht zu heiß – für zehn Minuten auf die geschlossenen Augen legt.
- Wäscht man die Augen mit schwarzem Tee, werden sie schön glänzend.
- Lange Wimpern erhält man, wenn man sie jeden Abend mit Rizinusöl bestreicht.
- Kompressen aus lauwarmer Milch sorgen für schöne, wache Augen. Zehn Minuten auflegen, dann mit Wasser abspülen.
- Bei überanstrengten Augen nützen Kompressen mit Borwasser.
- Gegen unschöne Tränensäcke hilft eine Mischung aus Eischnee mit etwas Kaffeesatz. Auftragen, einwirken lassen, mit lauwarmem Wasser abwaschen.
- Ringe unter den Augen lindert man mit einer Scheibe Salatgurke, die man auf jedes Auge legt.
- Kornblumenwasser (eine Hand voll Kornblumenblüten auf einen halben Liter kochendes Wasser, zehn Minuten ziehen lassen, filtern) pflegt die Augen ebenfalls.

Anti-Falten-Augengel

Ein wirkungsvolles Anti-Falten-Augengel ist ohne großen Aufwand selbst herzustellen:

je ein Teelöffel getrockneter Fenchel, Efeublätter, Kornblumenblüten, 100 ml destilliertes Wasser, 30 ml Rosenwasser, 3 Gramm Agar-Agar-Pulver

Die Pflanzenteile mit dem kochenden Wasser übergießen, zwei Stunden ziehen lassen und dann filtern. Das Rosenwasser erwärmen und das Agar-Agar-Pulver darin erhitzen. Mit dem Aufguss verrühren, abfüllen und anschließend kalt stellen.

Schöne Lippen und Zähne

Auf Lippen und Zähne schaut man im Gesicht seines Gegenübers ganz besonders. Denn ein strahlendes Lächeln wirkt noch mehr auf den Beschauer, wenn die Zähne gepflegt und strahlend weiß sind. So sind die letzten Schönheitsrezepte in diesem Buch diesem Thema gewidmet:

- Aufgesprungene Lippen bestreicht man mit Sahne oder mit ungesalzener Butter.
- Gegen rissige, raue Lippen ist Kakaobutter ein bewährtes Mittel.
- Spröde Lippen sollte man täglich – am besten abends – mit Honig bestreichen.
- Schöne rote Lippen bekommt man, wenn man sie öfter mit einer Zahnbürste und Salz massiert. Auf jeden Fall nachher eincremen.
- Schöne Zähne bekommt man durch Zähneputzen mit warmem Salbeitee. Er festigt auch das Zahnfleisch.
- Blendend weiß werden die Zähne, wenn man sie gelegentlich mit Kochsalz putzt.
- Erdbeeren verhelfen zu strahlend weißen Zähnen: eine Erdbeere zerdrücken, auf die Zahnbürste streichen und die Zähne damit putzen.
- Alte Hausmittel sind außerdem das Putzen mit Zitronensaft, Backpulver oder Soda.

Frischer Atem

Gegen Mundgeruch ist so manches Kraut gewachsen. Großmutter kannte die folgenden Tricks:

- Stark abgekochtes Zinnkraut nimmt man als Mundspülung gegen übelriechenden Atem.
- Oder man isst einen Apfel vor dem Schlafengehen.
- Bei Mundgeruch nach dem Genuss von Knoblauch soll das Kauen von Aniskörner helfen.
- Dagegen hilft ebenfalls das Kauen von frischer Petersilie.
- Bei Mundgeruch aufgrund von Verdauungsbeschwerden hilft das Kauen von Anis-, Fenchel oder Kümmelsamen.
- Dann nützt auch 1 Teelöffel Heilerde morgens auf nüchternen Magen in einem Glas Wasser eingenommen.
- Oder das Gurgeln mit ein paar Tropfen Nelken-, Kümmel oder Fenchelöl in einem Glas Wasser.

Mundwässer

Mundwässer, die gegen Mundgeruch wirken und somit zu frischem Atem verhelfen, kann man leicht selbst herstellen – aus Kräutern und Heilpflanzen.

Gegen Entzündungen im Mundbereich:

Quitten-Mundwasser

2 Esslöffel Quittensamen, 1,1 Liter kochendes Wasser, 1 Esslöffel Sherry

Den Quittensamen mit dem kochenden Wasser erhitzen, etwa zehn Minuten köcheln lassen. Vom Herd nehmen, erkalten lassen und dann den Sherry zufügen. In ein Glas füllen.

Rosmarin-Minze-Mundwasser

2 Teelöffel Rosmarin, 2 Teelöffel Minze, 570 ml kochendes Wasser, 1 Teelöffel Myrrhetinktur

Die Kräuter mit kochendem Wasser übergießen, zehn Minuten ziehen lassen. Anschließend abseihen und nach dem Erkalten die Myrrhetinktur zugeben. In ein Glas füllen, vor Gebrauch gut schütteln.

Kornblumenmundwasser

eine Hand voll Kornblumenblüten, ein Teelöffel Myrrhetinktur, 1,7 Liter kochendes Wasser

Die Blüten in einer Pfanne mit kochendem Wasser übergießen, zudecken und zwei Stunden ziehen lassen. Nach dem Erkalten filtern, die Myrrhetinktur zugeben und dann in ein Glas umfüllen.

Hamamelis-Mundwasser

15 Esslöffel Wasser, 3 Esslöffel Hamameliswasser

Die Zutaten mischen und dann in eine Flasche abfüllen.

Die »grüne Apotheke« Küchenkräuter und Gewürze von A bis Z

»Grüne Apotheke« – das hat nichts mit Politik zu tun, sondern so nennt man Küchenkräuter und Gewürze. Die »Küchenmedizin« ist eine sehr alte Wissenschaft. Wissenschaftler meinen, dass schon der Urmensch mit Kräutern hantiert hat. Die Erkenntnisse wurden von Generation zu Generation weitergereicht – bis in unsere moderne Zeit. Für viele Jahre allerdings waren sie beinahe in Vergessenheit geraten und wurden nur im Geheimen weitergegeben.

Das Wissen um die Heilkraft der Küchenkräuter wurde zu bestimmten Zeiten bei Obrigkeit und Kirche mit größten Misstrauen betrachtet: Die so genannten weisen Frauen wurden vom ausgehenden Mittelalter (etwa ab 1500) bis zur Mitte des 18. Jahrhunderts wegen ihrer Kenntnisse auf diesem Gebiet erbarmungslos verfolgt und als Hexen auf dem Scheiterhaufen verbrannt.

Küchenkräuter verleihen unserem Essen nicht nur Geschmack, sondern sie sorgen auch dafür, dass wir gesund bleiben oder genesen. Sie werden heutzutage meist getrocknet im Supermarkt gekauft. Sie sollten jedoch – wenn Sie auch nur ein bisschen Spaß am Gärtnern haben – Ihre eigenen Kräuter auf der Fensterbank, auf dem Balkon oder im Garten ziehen. Das ist wirklich keine Kunst – und Sie haben zum Kochen immer frischen Nachschub.

Außerdem haben Sie dann immer auch das passende »Kräutlein« parat, wenn Sie selbst oder ein Familienmitglied sich nicht wohl fühlen, wenn man unter bestimmten Beschwerden leidet. Denn Gewürze und Küchenkräuter helfen gegen vielerlei Zipperlein:

- Sie sind appetitanregend.
- Sie machen manche schwer verdauliche Speisen bekömmlicher.
- Sie regen die Produktion der Verdauungssäfte an.
- Sie unterstützen das Herz-Kreislauf-System.
- Sie wirken gegen zu hohen Blutdruck.
- Sie beugen Arteriosklerose vor.
- Sie erleichtern die Atmung.
- Sie lindern (durch Einreibungen) rheumatische und neuralgische Schmerzen.
- Sie beruhigen, entspannen oder regen an.
- Sie pflegen unseren Körper.

Wenn Sie mit Kräutern kochen, können Sie Salz sparen. Denn Kräuter unterstützen den Eigengeschmack der Speisen, ohne ihn entscheidend zu verändern. Außerdem sollten Sie wenn möglich frische Kräuter gebrauchen. Am besten eben aus »eigener Zucht«. Und noch etwas sollten Sie beherzigen: Besser als getrocknete Kräuter sind auf jeden Fall solche aus der Tiefkühltruhe.

- Frische Kräuter halten sich im Kühlschrank zwei bis drei Tage. Dazu einfach waschen, trocken schütteln und die Blättchen locker in einen Frischhaltebeutel geben. Gut verschließen und dann ins Gemüsefach legen.
- Wenn Sie einfrieren, nehmen Sie die gehackten Kräuter, füllen diese in den Eiswürfelbehälter, geben etwas kaltes Wasser oder kalte Brühe hinzu und frieren dann ein.
- Kräuter werden stets mit einem scharfen Messer zerkleinert und sofort zu den Speisen gegeben. Meist kocht man sie nicht mit, denn sie enthalten viel Vitamin C – und das ist bekanntlich hitzeempfindlich. Auch die ätherischen Öle, die in den Gewürzkräutern enthalten sind, verfliegen beim Kochen.

Unsere Tabelle zeigt Ihnen an, welche Kräuter wofür gut sind und wie man sie am besten im Garten oder auf dem Balkon zieht:

NAME LAT. BEZEICHNUNG	WIRKT	EXTRA-INFO	ANBAU IM GARTEN
Anis (Pimpinella anisum)	gegen Schlaflosigkeit und gegen Blähungen; außerdem gegen Husten	kann man in süßen und pikanten Speisen verwenden.	einjährige Pflanze (Doldenblütler). Steht gerne warm und sonnig. Kalkhaltiger Boden, nur wenig Düngen.
Baldrian (Valeriana officinalis)	beruhigend. Verstärkt aber auch die Sinneseindrücke.	Wer Baldrian als Mittel vor Prüfungen etc. anwenden will, muss die Wirkung unbedingt vor dem »Ernstfall« probieren: Es kann zu Rauschzuständen kommen.	Baldriangewächs und ausdauernde Pflanze. Idealer Standort: neben dem Gartenteich, im Halbschatten oder in der Sonne.
Barbarakraut (Barbarea officinalis)	zur Vorbeugung gegen Erkältungen	enthält viel Vitamin C; man verwendet das frische Kraut. Wird auch »Winterkresse« genannt, denn man kann sie im August aussäen und im Dezember ernten.	Kreuzblütler; Aussaat im Frühling oder August im lockeren, nahrhaften Gartenboden.

NAME LAT. BEZEICHNUNG	WIRKT	EXTRA-INFO	ANBAU IM GARTEN
Basilikum **(Ocimum basilicum)**	appetitanregend, magenberuhigend, fördert Verdauung und Stoffwechsel.	empfindlich! Blättchen erst kurz vor Gebrauch zupfen. Nicht mitkochen, nur erwärmen!	Lippenblütler, einjährige Pflanze. Sehr kälteempfindlich, deshalb an geschütztem Standort ziehen. Leichter Gartenboden oder im Topf auf der südlichen Fensterbank.
Beifuß **(Artemisia vulgaris)**	magenstärkend und regt die Galleproduktion an.	kann Allergien auslösen! Beifuß wird stets mitgekocht.	Korbblütler, ausdauernde Pflanze. Liebt sonnige, trockene Plätze.
Bohnenkraut **(Satureja hortensis)**	bei Magen- und Darmverstimmung; verdauungsfördernd.	lässt sich gut trocknen. Gegen unreine Haut: 1 EL Kraut auf 1/2 l heißes Wasser, ziehen lassen, auf Kompressen träufeln und Haut damit betupfen.	Lippenblütler, einjährige Pflanze. Braucht lockeren, warmen Boden, viel Sonne und wenig Wasser.
Borretsch **(Borago officinalis)**	antidepressiv; blutreinigend, gut für den Stoffwechsel.	nicht mitkochen, nur kurz erwärmen; kann in Essig oder Öl eingelegt werden.	Raublattgewächs, einjährige Pflanze. Braucht durchlässigen, nahrhaften Boden, viel Wasser und Sonne. Borretsch vermehrt sich nach einmaliger Aussaat im Garten selbst.
Brennessel **(Urtica diooica)**	harntreibend, blutreinigend.	Klein gewiegte Blätter, ins Tierfutter gemischt, sorgen für glänzendes Fell bei Hund und Katze.	Wächst praktisch überall im Garten; man sollte neben dem Kompost stets ein paar Pflanzen dulden.
Brunnenkresse **(Nasturtium officinale)**	stärkt den Magen, regt Galleproduktion, Nieren und Leber an; gegen Blutarmut und Arteriosklerose.	Frischer Saft soll gegen Pickel helfen. Gegen Altersflecken: Saft mit Honig mischen, auftragen, 1 Stunde einwirken lassen.	Kreuzblütler, ausdauernde Pflanze. Braucht sehr nasse, kalkreiche Erde. Gut im Topf oder Container zu ziehen.
Dill **(Anethum graveolens)**	gegen Blähungen; gutes Nervenmittel, gegen Schlafstörungen.	Nie mitkochen! Roh gekaut hilft Dill gegen Knoblauchatem. Gut einzufrieren.	Doldenblütler, einjährige Pflanze. Feucht halten, aber sonniger Standplatz in lockerem Boden. Besonders gut zur Mischkultur mit Zwiebeln, Gurken oder Salat geeignet.

NAME LAT. BEZEICHNUNG	WIRKT	EXTRA-INFO	ANBAU IM GARTEN
Dost **(Origanum vulgare)**	gegen Blähungen, Durchfall, aber auch zur Vorbeugung von Erkältungskrankheiten.	frisch oder getrocknet zu verwenden. Bei Erkältung: 100 Gramm getrockneten Oregano mit 1 Liter Wasser aufkochen, 15 Minuten ziehen lassen, dem Badewasser zugeben.	Lippenblütler, ausdauernde Pflanze. Warm und sonnig.
Estragon **(Artemisia dracunculus)**	appetitanregend, magenberuhigend, entkrampfend, entwässernd.	immer frisch verwenden, welkt schnell. Stiele mitkochen, Blätter nur kurz erwärmen. Russischer Estragon hat relativ schwaches Aroma.	Es gibt zwei Sorten dieses Korbblütlers: den robusten Russischen und den kälteempfindlichen Französischen Estragon. Beide mögen geschützte, feuchte Standorte, lassen sich gut im Topf ziehen und sollten nicht austrocknen.
Fenchel **(Foeniculum vulgare)**	gegen Blähungen und Erkältungen. »Kindertee« aus Fenchel hilft gegen Husten.	Blätter lassen sich frisch gut einfrieren. Die Früchte vor Gebrauch anquetschen.	Doldenblütler, zwei- oder mehrjährige Pflanze. Braucht viel Platz im Garten.
Johanniskraut **(Hypericum perforatum)**	gegen Depressionen, Stress, Herzbeschwerden.	Achtung: Johanniskraut und Sonnenbäder vertragen sich nicht!	Hartheugewächs, ausdauernde Pflanze. Ideal in ungedüngter Gartenwiese oder im Steingarten. Samen und Jungpflanzen gibt's im Heilkräuter-Fachhandel.
Kamille **(Matricaria chamonilla)**	entzündungshemmend, krampflösend, beruhigend.	zum Inhalieren und für Umschläge, zum Trinken bei Magenbeschwerden. Wirkt sehr stark, deshalb vorsichtig anwenden!	Korbblütler, einjährige Pflanze. Fühlt sich in der Sonne wohl und wächst auch in anspruchlosem Boden.
Kerbel **(Anthriscus cerefolium)**	blutbildend, blutreinigend, stoffwechselfördernd, entwässernd.	welkt schnell, rasch verwenden; nicht mitkochen, verliert sonst das Aroma.	Doldenblütler, einjährige Pflanze. Unempfindlich gegen Kälte, kann schon 6 bis 8 Wochen nach der Aussaat geschnitten werden.

NAME LAT. BEZEICHNUNG	WIRKT	EXTRA-INFO	ANBAU IM GARTEN
Knoblauch (Allium sativum)	blutdrucksenkend, kreislaufverbessernd, senkt auch Cholesterin- und Blutfettspiegel; desinfizierend, entzündungshemmend.	stets frischen Knoblauch verwenden – er hat die beste Wirkung.	Liliengewächs, einjährige Pflanze. Braucht ein warmes Beet, Mischkultur mit Erdbeeren, Petersilie oder Möhren ist optimal.
Koriander (Coriandrum sativum)	gegen Magen-Darm-Störungen und Völlegefühl, auch zur Schleimlösung bei Brochialhusten.	möglichst frisch verwenden (nicht gemahlen), sonst verliert Koriander sein Aroma.	Doldenblütler, einjährige Pflanze. Möglichst viel Sonne und lockerer Boden.
Kresse (Lepidium sativum)	zur Stärkung der Abwehrkräfte.	Kresse sollte man niemals erhitzen, nicht einmal hacken: nur dann bleibt die Würzigkeit erhalten.	Kreuzblütler, kurzlebige Pflanze. Gut im Topf zu ziehen. Auf Halbschatten achten.
Kümmel (Carum carvi)	gegen Blähungen und Völlegefühl.	Kümmelkörner immer ganz aufbewahren, erst kurz vor Gebrauch quetschen oder zerdrücken.	Doldenblütler, zweijährige Pflanze. Gedeiht gut im Garten an sonnigen Plätzen. Verträgt sich nicht mit anderen Doldenblütlern.
Lavendel (Lavandula angustifolia)	reguliert Störungen des vegetativen Nervensystems, hilft bei Herz-Kreislauf-Beschwerden.	Blüten und Blätter erntet man am besten vormittags nach dem Abtrocknen des Taus, aber nicht in der prallen Sonne.	Lippenblütler, ausdauernde Pflanze. Lässt sich gut im Topf auf dem sonnigen Balkon ziehen. Im Winter vor Kälte mit Fichtenreisig schützen.
Liebstöckel (Levisticum officinale)	entwässernd, krampflösend, blähungsfördernd; außerdem magenstärkend und appetitanregend.	kann man mitkochen – sparsam einsetzen: Sein Aroma ist vordringlich. Gut auch getrocknet zu verwenden.	Doldenblütler, ausdauernde Pflanze. Fühlt sich in Sonne oder Halbschatten wohl und gedeiht auch gut im Topf auf dem Balkon.
Lorbeer (Laurus nobilis)	galleproduktionsfördernd, appetitanregend, auch gegen Druck- und Völlegefühl im Magen.	nur helle, grüne Blätter verwenden, mitkochen. Vorrat nur für 1 Jahr, danach verlieren sie an Aroma.	Gibt es als Topfpflanze im Gartenfachhandel zu kaufen.
Majoran (Majorana hortensis)	appetitanregend, beruhigend, kurbelt den Fettabbau an, macht Fettes leichter verdaulich.	darf mitkochen. Vorsicht: sehr intensiv! Gut einzufrieren und zu trocknen.	Lippenblütler, einjährige Pflanze. Lässt sich an sonnigen, warmen Plätzen gut im Topf ziehen.

NAME **LAT. BEZEICHNUNG**	**WIRKT**	**EXTRA-INFO**	**ANBAU IM GARTEN**
Petersilie **(Petroselinum crispum)**	Entwässernd.	galt als magische Pflanze; soll ein Liebeskraut sein.	Ein- bis zweijährige Pflanze, die sich sowohl im Garten, aber auch im Topf auf Balkon, Terrasse oder Fensterbank ziehen lässt.
Pfefferminze **(Mentha piperita)**	erfrischend-kühlend, magenberuhigend, lindert Kopfweh.	mit 1 Prise Zucker noch aromatischer, kann man mitkochen. Vorsicht: sehr intensiv!	Mehrjährige Pflanze, die man im Garten gut selbst ziehen kann.
Pimpernelle **(Pimpinella saxifraga)**	bei Erkältungen; regt Gallenblase, Leber und Nieren an.	entfaltet das Aroma besonders gut in Weinessig, deshalb darin ziehen lassen! Pimpernelle kann man nicht trocknen, deshalb am besten einfrieren!	An einem sonnigen Platz, im Topf auch auf Terrasse oder Balkon zu ziehen.
Rosmarin **(Rosmarinus officinalis)**	beruhigend, lindert Kopfweh, stärkt Herz und Kreislauf und die Nerven.	kann mitgekocht, -gebraten und -gegrillt werden.	Immergrüne, mehrjährige Pflanze, die sich gut im Garten oder auf der Terrasse, sogar im Blumentopf ziehen lässt.
Salbei **(Salvia officinalis)**	entzündungshemmend, verdauungsfördernd, magenberuhigend.	Aroma entfaltet sich in Fett oder beim Mitkochen. Wenig verwenden – wird bitter!	Lässt sich gut im Garten, auf Balkon oder Terrasse ziehen.
Schnittlauch **(Allium schoenoprasum)**	harntreibend, fördert die Verdauung.	nicht mitkochen, nur erwärmen. Nicht tiefgefrieren – besser immer frisch von der Fensterbank.	Leicht im Garten oder im Balkonkasten zu ziehen
Thymian **(Thymus vulgaris)**	beruhigend, entwässernd, fiebersenkend, macht Fettes bekömmlicher. Fördert die Verdauung!	mitkochen und mitschmoren. Vorsicht beim Würzen – sehr intensiv! Lässt sich gut trocknen.	Halbstrauch, der sich in Garten, auf Terrasse oder Balkon auch gut im Topf ziehen lässt.
Zitronenmelisse **(Melissa officinalis)**	belebend, entspannend, magenberuhigend.	nur frisch verwenden. Nicht zu fein schneiden. Aroma verfliegt schnell. Nicht mitkochen!	Ausdauernde Pflanze, die sich gut im Garten, auf Terrasse und Balkon auch im Topf ziehen lässt.

Die folgende kleine Übersicht fasst noch einmal die wichtigsten Küchenkräuter und Gewürze zusammen und führt auf, wofür sie gut sind:

Barbarakraut wirkt vorbeugend gegen Erkältungen.

Basilikum ist appetitanregend, magenberuhigend, fördert Verdauung und Stoffwechsel.

Beifuß wirkt magenverstärkend.

Bohnenkraut hilft bei Magen- und Darmverstimmung und ist verdauungsfördernd.

Borretsch wirkt antidepressiv, ist blutreinigend und zudem gut für den Stoffwechsel.

Brennnessel wirkt harntreibend und blutreinigend.

Brunnenkresse stärkt den Magen, regt Galleproduktion, Nieren und Leber an und wirkt Blutarmut und Arteriosklerose entgegen.

Dill hilft bei Blähungen und ist ein gutes Nervenmittel; es soll auch gegen Schlafstörungen wirken.

Dost hilft gegen Blähungen und Durchfall und beugt Erkältungskrankheiten vor.

Estragon gilt als appetitanregend, magenberuhigend, entkrampfend und entwässernd.

Kerbel wirkt blutbildend und blutreinigend sowie stoffwechselfördernd und entwässernd.

Knoblauch wirkt blutdrucksenkend, unterstützt das Herz-Kreislauf-System, senkt den Cholesterin- und Blutfettspiegel, wirkt zudem desinfizierend und entzündungshemmend.

Koriander hilft gegen Magen-Darm-Störungen und Völlegefühl, dient auch zur Schleimlösung bei Bronchialhusten.

Kresse dient zur Stärkung der allgemeinen Abwehrkräfte.

Kümmel hilft gegen Blähungen und Völlegefühl.

Liebstöckel wirkt entwässernd, krampflösend, blähungsfördernd, außerdem magenstärkend und appetitanregend.

Lorbeer regt die Produktion der Galle an, wirkt appetitanregend und hilft gegen Druck- und Völlegefühl im Magen.

Majoran ist appetitanregend, beruhigend und kurbelt den Fettabbau an. Es macht Fettes leichter verdaulich.

Petersilie ist ein Allroundgewürz. Es wirkt stark entwässernd.

Pfefferminze ist erfrischend-kühlend und magenberuhigend; es lindert Kopfweh.

Pimpernelle hilft bei Erkältungen und regt die Galleproduktion, Leber und Nieren an.

Rosmarin ist beruhigend, lindert Kopfweh, stärkt Herz und Kreislauf und die Nerven.

Salbei ist entzündungshemmend, verdauungsfördernd sowie magenberuhigend.

Schnittlauch wirkt harntreibend und fördert die Verdauung

Thymian ist beruhigend, entwässernd, fiebersenkend und macht Fettes bekömmlicher. Er fördert die Verdauung.

Zitronenmelisse wirkt belebend, entspannend, appetitanregend und magenberuhigend.

Wen Sie selbst Kräuter im Garten, auf dem Balkon oder auf der Küchenfensterbank ziehen wollen, müssen Sie außer der sorgsamen Wahl des Standorts noch beachten, dass manche Pflanzen nicht »miteinander können«. Sie sollten sie deshalb nicht nebeneinander pflanzen oder aufbewahren:

- Kümmel nicht mit Koriander
- Salbei nicht mit Sellerie
- Beifuß und Liebstöckel sollten stets alleine stehen.

Diese Pflanzen vertragen sich ebenfalls nicht:

- Bohnen und Zwiebeln
- Kohl und Zwiebeln
- Kartoffeln und Zwiebeln
- Blaukraut und Tomaten
- Petersilie und Kopfsalat
- Rote Bete und Tomaten
- Tomaten und Erbsen
- Erbsen und Bohnen

Heilweine und Heilschnäpse

Rotwein ist nicht nur für alte Knaben, sondern durchaus auch für junge Männer, junge Frauen oder ältere Damen. So schreibt schon Wilhelm Busch in seiner »Frommen Helene«: »Es ist ein Brauch von alters her: Wer Sorgen hat, hat auch Likör.« Allerdings muss man dazusagen: Bei Wilhelm Busch nimmt das mit dem »Schnapseln« im Alter ein böses Ende …

Weine, Schnäpse und Liköre können jedoch – wenn man sie mit den richtigen Kräutern und Gewürzen »zusammenbringt« – eine natürlich heilende Wirkung entfalten. Dazu schmecken sie in den meisten Fällen auch noch ausgesprochen lecker.

Die besten Rezepte aus Großmutters Hausapotheke finden Sie in der nachfolgenden Auflistung:

Die besten Weinmischungen für die Gesundheit

Baldrian-Wein wirkt gegen nervöse Unruhe und bei Schlafstörungen. Man kann eine ähnlich beruhigende Wirkung auch mit Melissen- oder Hopfenwein erzielen.

▶ **So wird's gemacht:** Ein Liter Weißwein wird mit 30 Gramm fein geschnittener Baldrianwurzel versetzt und sollte dann gut verschlossen etwa zwei Wochen bei Zimmertemperatur ziehen können. Danach seiht man das Ganze durch ein Tuch oder Filterpapier ab.

▶ **So wird's getrunken:** täglich zwei- bis dreimal ein Likörgläschen voll zu sich nehmen.

Brennnesselsamen-Wein ist als sofort wirkendes Entlastungsmittel nicht jedem bekannt.

▶ **So wird's gemacht:** 50 Gramm Brennnesselsamen im Mörser zerstoßen und dann mit einem Dreiviertelliter naturreinem Weißwein übergießen.

Man lässt diese Mischung etwa zehn Tage lang stehen und schüttelt sie immer wieder kräftig durch. Danach seiht man den Wein ab (am besten durch einen Kaffeefilter oder einige Lagen Mull oder Leinen), denn Pflanzenteile trüben den Wein leicht ein. Wird diese Mischung tatsächlich trübe, so kann man sie nochmals sofort aufkochen und erneut abfiltern. Die Flaschen spült man dann vorher mit heißem Wasser aus, dem man einen Teelöffel Zitronensäure – auf einen halben Liter Spülwasser – zugesetzt hat, und gibt noch 100 Gramm reinen Bienenhonig oder Fruchtzucker dazu. Gut verschlossen im Kühlschrank aufbewahren, dann hält sich der Brennnesselsamen-Wein etwa einen Monat lang.

▶ **So wird's getrunken:** täglich ein bis drei Likörgläser.

Frauenwein hilft allen Frauen, die an starker Regelblutung leiden.

▶ **So wird's gemacht:** Man mischt 50 Gramm Gänsefingerkraut und 50 Gramm Blutwurzel mit je 20 Gramm Hirtentäschelkraut und Schafgarbe (mit Blüte) sowie je 60 Gramm Frauenmantel mit Blüte und Angelikawurzel. Von den getrockneten Zutaten nimmt man drei Esslöffel auf einen Dreiviertelliter naturreinen Wein. Korpulente, dunkelhäutige Frauen sollten einen leichten Weißwein wählen; schlanke, blasse Frauen einen Spätburgunder. Die Kräuter-Wein-Mischung wird vorsichtig im Wasserbad erwärmt und sollte dann etwa 1/2 Stunde köcheln. Im Kochwasser kocht man Leinenstreifchen mit – man braucht sie, um die Flasche mit einem Leinenpfropf zu verschließen. Der Frauenwein soll eine Woche im Licht stehend ruhen, danach wird er sorgfältig gefiltert, damit keine Pflanzenreste darin schwimmen. Man erhitzt den Wein nochmals im Wasserbad und verschließt ihn dann endgültig (z. B. mit Gummikappen, die man auch für Fruchtsäfte verwendet).

▶ **So wird's getrunken:** morgens und abends ein Likörglas, jeweils nach dem Essen.

Honig-Petersilie-Wein ist ein Medizinwein, den schon Hildegard von Bingen im 12. Jahrhundert hergestellt und bekannt gemacht hat. Er wirkt mehr oder weniger stark entwässernd.

▶ **So wird's gemacht:** 19 Stängel frische Petersilie mit Blättern werden mit zwei Esslöffeln Weinessig etwa fünf Minuten lang aufgekocht. Danach gibt man 80 bis 150 Gramm Honig oder Fruchtzucker (ganz nach Geschmack) hinzu sowie einen Liter naturreinen Wein. Alles muss noch fünf Minuten weiter kochen. Dieser »Herzwein« wird dann abgeschäumt, durch einen Kaffeefilter abgeseiht und in Flaschen gefüllt. Man kann die Wirkung des Weins noch verstärken, wenn man eine Petersilienwurzel mitkocht.

▶ **So wird's getrunken:** dreimal täglich ein Likörgläschen, und zwar immer nach dem Essen.

Männerwein soll gegen Beschwerden im sexuellen Bereich helfen.

▶ **So wird's gemacht:** Man mischt 80 Gramm Damianablätter, 40 Gramm Walnussblätter, 50 Gramm Weidenröschenkraut und 30 Gramm Brennnesselblätter. Drei gehäufte Blätter dieser getrockneten Zutaten gibt man zu einem Dreiviertelliter naturreinem, trockenem Weißwein, lässt alles zwölf Minuten kochen und seiht dann ab.

▶ **So wird's getrunken:** frisch und warm mehrmals täglich ein Likörglas voll; oder dieselbe Menge gut gekühlt.

Melissen-Wein spielte schon früher in der Volksmedizin eine wichtige Rolle. Als beruhigender Medizinalwein kann man ihn bei nervöser Unruhe und bei Schlafstörungen einnehmen.

▶ **So wird's gemacht:** Ein Liter Weißwein wird mit 500 Gramm Melissenblättern versetzt und sollte gut verschlossen zwei Wochen bei Zimmertemperatur ziehen. Danach seiht man ihn durch ein Tuch oder einen Papierfilter ab.

▶ **So wird's getrunken:** täglich zwei- bis dreimal ein Likörglas.

Quittenwein hilft bei Heiserkeit.

▶ **So wird's gemacht:** Zwei reife Quitten werden klein geschnitten und mit je einem Zweig Rosmarin und Thymian sowie zwei Gewürznelken in einen Tontopf gelegt. Man bringt einen Liter herben, naturreinen Weißwein mit der Quitten-Gewürz-Mischung zum Kochen (z.B. im Backofen). Nach dem Abkühlen soll der Topf unberührt eine Woche lang ruhen. Dann gibt man zwei Esslöffel Honig oder Fruchtzucker zu und erhitzt den Topf nochmals auf 180 Grad Celsius. Nach zehn weiteren Tagen in einem kühlen Keller oder im Kühlschrank kann man den Wein abseihen. Ist er eingetrübt, muss man nochmals erhitzen und abfiltern, bis der Quittenwein klar bleibt.

▶ **So wird's getrunken:** dreimal täglich einen Esslöffel davon einnehmen.

Rosmarin-Wein wirkt bei nervösen Herzbeschwerden und Herzklopfen. Auch gegen zu niedrigen Blutdruck soll der Wein helfen. Man kann ihn fertig in der Apotheke kaufen, aber auch selbst herstellen.

▶ **So wird's gemacht:** zehn bis 20 Gramm Rosmarinblätter in einer Flasche mit einem Dreiviertelliter leichtem Moselwein übergießen. Die Mischung muss fünf Tage ziehen und wird dann abgeseiht.

▶ **So wird's getrunken:** täglich zwei- bis dreimal täglich ein Likörglas.

Rotwein mit Zusätzen ist oft ein besonders wirksamer Schlummertrunk.

▶ **So wird's gemacht:** Man zerstößt jeweils zehn Gramm Baldrianwurzel, Hopfenblüten, Melissenblätter und Johanniskraut sowie fünf Gramm Lavendelblüten sehr fein in einem Mörser. Die Kräuter gibt man in eine Literflasche Rotwein, die dann noch mit einem mittelschweren Rotwein aufgefüllt wird. Man schüttelt alles gut durch, gibt noch eine Stange Zimt dazu und lässt die Mischung zehn Tage lang ziehen. Zwischendurch schüttelt man die Flasche gut durch und seiht den Wein anschließend ab.

▶ **So wird's getrunken:** vor dem Zubettgehen jeweils ein Likörglas.

Weißwein mit Zusätzen kann sehr appetitanregend wirken. Man kann den Weißwein mit Wermut, Tausendgüldenkraut oder Beifuß versetzen.

▶ **So wird's gemacht:** Man gibt je 20 Gramm der Heilpflanze in eine Flasche und füllt mit einem Liter guten Weißweins auf. Das Ganze muss etwa acht Tage verschlossen ziehen und wird dann abgeseiht.

▶ **So wird's getrunken:** vor dem Essen jeweils ein Likörglas.

Wermutwein ist ein uraltes Rezept gegen Entzündungen der Gallenwege. Es stammt wie z. B. der Honig-Petersilie-Wein aus den überlieferten Rezepten der Hildegard von Bingen.

▶ **So wird's gemacht:** Man siedet einen Liter Weißwein, gibt dann 40 ml Wermutfrühlingssaft hinzu und süßt das Ganze mit 150 Gramm Honig. Der Wein muss dann sofort vom Herd genommen, abgeseiht und noch heiß abgefüllt werden.

▶ **So wird's getrunken:** jeden zweiten Tag auf nüchternen Magen morgens vor dem Frühstück ein Likörglas.

Die feinsten Elixiere

Früchte-Elixier gehört zu den altbewährten Rezepten aus Großmutters Hausschatz.

▶ **So wird's gemacht:** Man mischt zehn Gramm gedörrte Heidelbeeren, zehn Gramm Hagebutten sowie zehn Gramm Kressesamen und lässt alles für drei Minuten in einem Liter herben, naturreinen Weißwein aufkochen. Danach wird abgeseiht und 20 Gramm Alantwurzel für einen Tag lang in diese Weinmischung eingelegt. Man seiht nochmals ab und füllt das Früchte-Elixier dann ab.

▶ **So wird's getrunken:** dreimal täglich ein Likörglas vor und nach dem Essen, und dies über einen Zeitraum von zwei bis drei Wochen.

Heckenrosen-Elixier stammt schon aus dem Mittelalter.

▶ **So wird's gemacht:** 75 Gramm Heckenrosenzweige mit Blättern und Früchten werden mit 150 Gramm abgeschäumtem Honig oder der entsprechenden Menge Fruchtzucker sowie 1 Liter naturreinem Frankenwein fünf Minuten aufgekocht, abgeschäumt und dann abgeseiht. Man muss das Elixier innerhalb von vier Wochen lang dreimal so »behandeln«.

▶ **So wird's getrunken:** täglich zweimal je ein Likörglas (oder bis zu einer halben Tasse).

Muskatellersalbei-Elixier schmeckt sehr gut und ist nicht nur bei Appetitlosigkeit hilfreich, sondern auch bei allgemeinen Verdauungsstörungen.

▶ **So wird's gemacht:** Zehn Gramm Muskatellersalbeiblätter werden mit sechs Gramm Poleiminze und zwei Gramm Fenchelsamen in einem Liter naturreinem Weißwein gekocht. Man gibt nach und nach 50 Gramm Honig oder Fruchtzucker hinzu. Das Ganze sollte etwa drei bis fünf Minuten kochen, wird dann abgeseiht und steril abgefüllt.

▶ **So wird's getrunken:** nach dem Mittag- und dem Abendessen jeweils ein bis zwei Likörgläschen.

Rosmarin-Salbei-Rotwein-Elixier ist nur eines von vielen altbewährten Rotweinrezepten, die der allgemeinen Stärkung dienen.

▶ **So wird's gemacht:** Je eine Hand voll frischer Rosmarin und Salbeiblätter mischen und in einem Tontopf mit einem Liter herbem naturreinem Rotwein übergießen. Gut zugedeckt soll alles gut zwölf Stunden ziehen und wird dann – im Tontopf und im Wasserbad – erhitzt. 1/2 Stunde lang unter dem Siedepunkt ziehen und dann auf Körpertemperatur abkühlen lassen. Man rührt einen Esslöffel Fruchtzucker unter und lässt die Mischung nochmals eine Stunde zugedeckt stehen, bevor man sie durch ein Mulltuch abseiht und dann in eine dunkle Glasflasche füllt.

▶ **So wird's getrunken:** zweimal täglich vor dem Mittag- und Abendessen ein Likörglas.

Schnaps und Kräuterbier

Man kann sehr viele Obstsorten zur eigenen Schnapsherstellung verwenden. Am besten nehmen Sie jeweils einen relativ geschmacksneutralen Obstler als Basis; manchmal schmeckt aber auch Gin (z.B. zu Johannisbeeren) oder Wodka (mit Zitronensaft). Ebenfalls empfehlenswert: ein feiner Kornschnaps.

Beerenschnaps kann man auf vielerlei Arten herstellen – ganz nach Geschmack.

▶ **So wird's gemacht:** 1/2 Kilo zerdrückte Schwarze Johannisbeeren, 1/2 Kilo entsteinte Weichseln oder 1/2 Kilo geraspelte rohe Quitten (oder 1/2 Liter gekochten Quittensaft) und einen Dreiviertelliter Obstschnaps.

Die jeweiligen Früchte werden zusammen mit dem Obstschnaps in ein weithalsiges Glas gegeben und sollten dann etwa sechs Wochen an der Sonne stehen. Danach presst man den Saft ab, erst in ein Sieb, dann durch ein Tuch. Dann lässt man – ganz nach Geschmack – etwa 1/2 bis 1/2 Kilo Zucker mit 1/8 bis 3/8 Liter Wasser spinnen und fügt dieser Zuckerlösung dann dem Alkohol bei. Bei den Quitten setzt man noch etwas Zitronensaft zu. Die Flüssigkeit noch etwa vier Wochen stehen lassen.

▶ **So wird's getrunken:** Ein bis zwei Schnapsgläschen werden über den ganzen Tag verteilt.

Kümmelschnaps eignet sich hervorragend zur Linderung von Blähungen. Man darf aber zur Herstellung keinen Kümmellikör verwenden, sondern muss sich den Schnaps selbst mit hochprozentigem Alkohol herstellen.

▶ **So wird's gemacht:** 50 Gramm zerstoßener Kümmel werden mit einem Dreiviertelliter Kornschnaps (mindestens 35 % Alkohol) übergossen, sollen dann zehn Tage ziehen und werden abgeseiht.

▶ **So wird's getrunken:** bei Blähungen oder Völlegefühl ein Likörglas voll, und zwar möglichst kalt.

Kräuterbier ist eine besondere Leckerei für alle Bierfreunde. Es soll dafür sorgen, dass man sich jung und voller Spannkraft fühlt.

▶ **So wird's gemacht:** Je eine Hand voll süße Engelsüß-Wurzeln, Waldsalbei, Fenchelwurz, Ysop und Erdefeu sowie ein Liter Bier werden einige Minuten lang in dem Bier gekocht (wenn möglich, verwenden Sie ungehopftes Bier). Anschließend seiht man alles durch ein Tuch ab.

▶ **So wird's getrunken:** Morgens, mittags und abends je ein Likörgläschen voll.

Impressum

ISBN 978-3-8094-2146-7

Umschlaggestaltung: Atelier Versen, Bad Aibling
Layout: Dr. Alex Klubertanz, München
Satz: Matthias Liesendahl, Berlin
Redaktion: Christine E. Gangl, München

Druck: GGP Media GmbH, Pößneck

Printed in Germany

15620104X817 2635 4453 6271

Register